Jean Carper
Jungbrunnen Nahrung

Jean Carper

Jungbrunnen Nahrung

Mit der richtigen Ernährung jung, fit und gesund bleiben

Deutsch von Gerhard Beckmann und Giuliana Broggi Beckmann

ECON

Titel der amerikanischen Originalausgabe:
Stop Aging Now!
Originalverlag: Harper Collins Publishers, New York
Übersetzt von: Gerhard Beckmann und Giuliana Broggi Beckmann

Die Deutsche Bibliothek – CIP-Einheitsaufnahme

Carper, Jean:
Jungbrunnen Nahrung: Mit der richtigen Ernährung jung, fit und gesund bleiben / Jean Carper. Dt. von Gerhard Beckmann und Giuliana Broggi Beckmann. – Düsseldorf: ECON, 1996
Einheitssacht.: Stop aging now! ‹dt.›
ISBN 3-430-11742-9

Umschlaggestaltung; Theodor Bayer-Eynck, Coesfeld
Umschlagabbildung: Bavaria Bildagentur
Gesetzt aus der Times und der Imago der Fa. Berthold
Satz: Dörlemann Satz, Lemförde
Papier: Papierfabrik Schleipen GmbH, Bad Dürkheim
Druck und Bindearbeiten: Ebner Ulm
Printed in Germany
ISBN 3-430-11742-9

Für
Joan, Judy, Larry, Bob,
Natella, Thea

Dieses Buch behandelt das Phänomen des Alterns und schlägt eine Reihe von diätetischen Strategien vor, die wissenschaftlichen Forschungen zufolge die Wirkungen des Alterns verzögern könnten. Unser Wissen über das Altern ist noch unsicher und in ständiger Änderung begriffen. Zum gegenwärtigen Zeitpunkt weiß niemand Antwort auf alle Fragen – auch die Verfasserin dieses Buch nicht, die weder Ärztin noch Wissenschaftlerin ist. Es wird empfohlen, daß Leser, die unter akuten Krankheiten leiden oder in medizinischer Behandlung sind, sich bei einem qualifizierten Facharzt Rat holen, bevor sie irgendeine der in diesem Buch erwähnten Nahrungsergänzungen einnehmen. Die Informationen in diesem Buch sind außerdem für Erwachsene bestimmt und nicht – bzw. nur bei explizitem Hinweis – für Kinder. Autorin und Verlag lehnen hiermit ausdrücklich jegliche Verantwortung für schädliche Auswirkungen ab, die aus dem Gebrauch oder der Verwendung von in diesem Buch beschriebenen Informationen entstehen.

Inhalt

Einleitung

Jungbrunnen Nahrung – profitieren auch Sie vom Wunderelixier der Natur

Altern – die nachteiligen Veränderungen, die eintreten, wenn man älter wird – ist wirklich zum großen Teil eine kolossale progressive Mangelkrankheit. Sie setzt ein, wenn man erwachsen geworden ist, beschleunigt sich in den mittleren Jahren und macht einen gewaltigen Sprung nach dem fünfzigsten Lebensjahr. Man kann sie in erstaunlich hohem Maße verhindern und korrigieren, indem man seine Jugend und Kraft erhält und zurückgewinnt und so die Lebensspanne verlängert.

Gäbe es einen Zaubertrank, um die Jugend zu bewahren – welcher Mensch würde ihn nicht trinken? Aber die Aussicht auf solche Jugendelixiere ist gar nicht mehr fern. In Wirklichkeit gibt es bereits heute solche ehrfurchteinflößenden Kräfte. Die erstaunliche Wahrheit ist, daß Wissenschaftler bereits eine Reihe von Substanzen ausfindig gemacht haben, die den Kern des Alterungsprozesses dadurch treffen, daß sie den Zerfall verlangsamen und sogar umkehren, den wir heute als die normale Form des Alterns betrachten. Und obwohl Sie es vielleicht noch nicht erkannt haben, befinden sich praktisch all diese Jugendelixiere in Ihrer Reichweite.

Die unglaublichen Kräfte all dieser alternshemmenden Elixiere werden tagtäglich auf der ganzen Welt in renommierten Laboratorien entdeckt. Sie sind leicht erhältlich und bemerkenswert ungefährlich. Sie befinden sich in Ihrer Nahrung, in Vitaminkapseln, im Bioladen und im Reformhaus. Und sie sind auch überhaupt nicht teuer, vor allem im Vergleich zu den immensen Kosten, die dann entstehen, wenn man sie *nicht* nutzt.

So unvorstellbar es auch scheinen mag – es steht in Ihrer Macht, die Fähigkeiten und das generelle Wohlbefinden zu erhalten oder wiederzugewinnen, die dem Menschen herkömmlich mit dem Altern entgleiten. Zum ersten Mal in der Geschichte der Medizin konzentrieren sich die Forscher nicht einfach mehr nur auf die Behandlung einzelner Krankheiten, sondern auf den Gesamtprozeß des

Alterns und das, was er in Wirklichkeit darstellt: nämlich eine von Augenblick zu Augenblick fortschreitende Zerstörung geschwächter, schutzloser Körperzellen, die, wenn sie massive Formen annimmt, zu einer bedauerlichen und furchterregenden totalen Degenerierung von Körper und Geist führt.

Ein solches Altern ist jedoch, wie die Wissenschaft mittlerweile annimmt, keineswegs unvermeidlich und nicht einmal natürlich. Ganz im Gegenteil handelt es sich um eine unnatürliche menschliche Befindlichkeit, die sich in einem beachtlichen Maße verhüten und behandeln läßt.

Zahlreiche führende Forscher betrachten das Altern heute nicht als eine unvermeidliche Zeitnebenwirkung, sondern als eine besondere Krankheit - die letztliche Sammelkrankheit als Folgeerscheinung von lebenslangen Umweltattacken auf Zellen, die zu einem allmählichen Verfall des Körpers insgesamt führen und in vielfältigen Zusammenbrüchen von Körperfunktionen (die wir bisher als chronische Krankheiten bezeichnen) gipfeln. Wie alle Krankheitsprozesse kann auch der Prozeß des Alterns verlangsamt und manchmal sogar rückgängig gemacht werden. Es gibt zunehmend Beweise dafür, daß man den Verfallsprozeß in allen Altersstufen hemmen und beeinflussen kann. Es ist nie zu spät oder zu früh für Bemühungen, diesen Prozeß zu unterbrechen.

Die Herausforderung des Alterns

Die Implikationen der rasant wachsenden Untersuchungen von Ursachen und Heilmethoden sind atemberaubend, doch im allgemeinen bislang noch nicht erkannt worden. Heute können Wissenschaftler wahrheitsgemäß verkünden, daß sie - nachdem die Menschheit jahrhundertelang vergeblich nach dem Jungbrunnen suchte - einen Teil des Geheimnisses des Alterns im genetischen Aufbau der Körperzellen lokalisiert haben. Viele Forscher sind der Überzeugung, daß im DNS eine Hauptursache des Alterns ruht und auch ein Ansatz zur möglichen Verlangsamung dieses Prozesses. Ihre Entdeckung könnte für Leben und Langlebigkeit des Menschen von umwälzender Bedeutung werden.

So haben zum Beispiel die »antioxydierend wirkenden Vitamine«, von denen Sie oft hören, weil sie Krebs, Herzkrankheiten, Arthritis und neurologische Krankheiten abwenden helfen, einen gemeinsamen Grundmechanismus, der das durch Schäden bedingte Altern in Körperzellen erstickt. Kurz gesagt, Nahrungsmittel und Kräuter bekämpfen Krebs und sonstige chronische Erkrankungen oft dadurch, daß sie das Altern bekämpfen. Aus diesem Grund konzentriert sich der größte Teil der nahrungsbezogenen Forschung von Heilungsmöglichkeiten auf ein einziges Ziel - der Degeneration des Körpers vorzubeugen, die wir gemeinhin als Altern bezeichnen. Dank ihrer tiefgreifenden molekularbiologischen Erforschung der Körperzellen sind die Wissenschaftler auf dem Weg, die Steuerungsmechanismen des menschlichen Körpers zu entdecken und damit auch Möglichkeiten, wie sich die Entwicklung des Alterns bremsen läßt, indem man die Wirkstoffe der Natur selbst nutzt, welche in Nahrungsmitteln und Pflanzen in so reichem Maße vorhanden sind.

Im Septemberheft (1993) der *Proceedings of the National Academy of Sciences* hat ein wegweisender Spezialist - Dr. Bruce N. Ames von der University of California, Berkeley - die Theorie in einem Bericht mit dem Titel »Oxidants, Antioxidants and the Degenerative Diseases of Aging« dargelegt. Seine Kernaussage lautet: Die oxydativen Schäden am genetischen DNS der Zellen akkumulieren mit dem Alter und sind wesentlich Mitverursacher des Alterns und der Degenerationskrankheiten des Alterns einschließlich Krebs, Herz- und Gefäßkrankheiten, Immunschwächen sowie von Funktionsstörungen des Gehirns und des Nervensystems wie etwa die Parkinsonsche Krankheit, die Lou-Gehrig-Krankheit und jene Gehirngefäßveränderungen, die uns unter dem Begriff der »Senilität« vertraut sind. Die erstaunliche Neuigkeit, so sagt er, ist die, daß diese DNS-Mutationen, die sich mit dem Alter häufen, teilweise dadurch abgeblockt werden können, indem man die in Nahrungsmitteln enthaltenen richtigen Antioxydierungsstoffe einnimmt und so auf vielfache Weise den Prozeß des Verfalls verlangsamt.

Außerdem haben Wissenschaftler an Universitäten - darunter auch einige an Altersforschungszentren wie dem der Tufts University, die mit Geldern der US-Bundesregierung gefördert werden - viele altersgebundene körperliche Veränderungen identifiziert, die Krankheiten ankündigen. Mit den Jahren macht Ihr Körper verschiedene biochemische Änderungen durch, die bisher fälschlicherweise als unvermeidliche Konsequenzen des Alterns aufgefaßt wurden; statt dessen sind sie Anzeichen von Gesundheitsverschlechterung und Krankheiten, die manchmal schon durch eine bescheidene Dosis von ganz gewöhnlichen Nahrungsstoffen spürbar umgekehrt werden können.

So neigt der Mensch mit fortschreitendem Alter beispielsweise zur höheren Produktion einer Substanz namens Homozystein im Blut, die zu einer leichteren Blutgerinnung tendiert, was wiederum Herzinfarkte auslöst. Es ist tatsächlich so, daß viele Herzinfarktpatienten zwar einen ganz normalen Cholesterinspiegel, aber hohe Homocysteinwerte haben. Erstaunlicherweise wird Homocystein rasch durch Folsäure - reichlich enthalten in Nahrungsmitteln wie etwa Spinat - und Vitamin-B_6-Dosierungen verringert, die den »Faktor des Alterns« und damit logischerweise auch die Gefahr von Herzkrankheiten zum Teil beseitigen.

Es ist ebenso wohlbekannt, daß die Immunfunktionen zusammenbrechen, wenn wir älter werden, und man sieht darin einen Hauptgrund für häufigere Infektionen wie auch für Krebserkrankungen unter älteren Menschen. Doch eine neue bahnbrechende Studie des führenden Immunologen Ranjit K. Chandra an der Memorial University of Newfoundland hat ergeben, daß die zusätzliche Einnahme einer bescheidenen Dosis von achtzehn ganz gewöhnlichen Vitaminen und Mineralien bei einer Gruppe älterer Menschen die Immunfunktionen drastisch steigerte und das Vorkommen von infektiösen Krankheiten halbierte. Seine Ergebnisse werden in der Schulmedizin als ein wesentlicher Durchbruch anerkannt.

Ähnlich ein anderer Fall: In den mittleren Lebensjahren setzt ein dramatisches Schrumpfen der Thymusdrüse ein, die für das Funktionieren des Immunsystems von großer Bedeutung ist. Infolgedessen produziert der Körper weniger Thymulin, ein Hormon, das krankheitsbekämpfende T-Zellen erzeugt. Doch nach verschiedenen Studien führt bei Menschen über sechzig Jahre die Einnahme von nur 30 Milligramm Zink täglich zu einer erneut funktionierenden Thymusdrüse, so daß der Ausstoß an Thymulin und die Erzeugung von T-Zellen wieder den Werten bei zwanzig Jahre jüngeren Menschen entsprechen.

Noch erstaunlicher ist die Umkehrung von altersbezogenen Gehirnstörungen. Der Verlust geistiger Fähigkeiten bei zunehmendem Alter ist eine ebenso häufige wie betrübliche Tatsache. Wie neue Forschungen zeigen, lassen sich Gedächtnisverlust, Konzentrationsmangel und geistige Verwirrung oft auf einen Vitaminmangel zurückführen, insbesonders von B-Vitaminen wie B_{12}, B_6 und Folsäure. Mehrere Studien haben ergeben, daß bei nicht weniger als 20 bis 30 Prozent von Patienten mit einer Diagnose von Alzheimerscher Krankheit oder anderen Formen von Dementia ein Mangel an Vitamin B_{12} festgestellt wurde. Bei Zufuhr dieses Vitamins erlangten sie ihre geistige Fähigkeiten wieder zurück. Zahlreiche Spezialisten empfehlen, daß alle mutmaßlichen Fälle von nachlassenden geistigen Fähigkeiten auf einen Vitamin-B_{12}-Mangel untersucht werden sollten. Mit dem Altwerden endet bei vielen Menschen die Erzeugung eines Magenenzyms, das der Körper für die Aufnahme des Vitamins B_{12} in Nährstoffen benötigt, so daß seine zusätzliche Einnahme erforderlich wird. Die Verschlechterung des geistigen Zustands, die mit dem Alterungsprozeß in Verbindung gebracht wird, kann zu einem großen Teil durch Vitaminzufuhr verhindert oder rückgängig gemacht werden – so Dr. Irwin H. Rosenberg vom U. S. Department of Agriculture's Human Nutrition Research Center an der Tufts University.

Im übrigen haben Ärzte in Europa eine spektakuläre Verjüngung des Erinnerungsvermögens und der allgemeinen geistigen Kompetenz bei älteren Leuten nachgewiesen, welche die Blätter eines Ginkgo-Baums zur Stimulierung des Blutkreislaufs im Gehirn genutzt haben.

In diesem Buch werden Sie alle wissenschaftlich gültigen Nahrungssubstanzen mitsamt der nötigen Dosierung kennenlernen, um während Ihres ganzen Lebens dem Altwerden vorbeugen zu können.

All das bedeutet keineswegs, daß Sie immer leben oder Unsterblichkeit erreichen werden. Die meisten Wissenschaftler sind davon überzeugt, daß die Natur für alle Säugetiere einschließlich der Menschen eine maximale Lebensspanne vorgesehen hat, die nicht überschritten werden kann. (120 Jahre ist, wie viele meinen, unsere letzte Grenze.) Sie dürfen jedoch nach dem hochbegehrten Zustand streben, so spät wie möglich jung zu sterben, um das zu vermeiden, was Charles de Gaulle den »Schiffbruch hohen Alters« nannte. Oder wie George Burns einmal sagte: »Wir können nichts dagegen tun, daß wir älter werden, aber alt werden muß man nicht.« Wir müssen heute nicht unbedingt mehr Shakespeares »siebente Lebensperiode« - zahn- und haarlos, ohne alles - als unumgängliche Strafe für langes Leben hinnehmen.

Die Revolte gegen das Altern hat schon begonnen

Durch aktive Maßnahmen zur Verlangsamung des eigenen Alterns nehmen Sie teil an einer wunderbaren, revolutionären Wende in der Medizin, die sich vorrangig dem Verhüten von Krankheiten widmet statt, wie bisher, Krankheiten erst dann zu behandeln, wenn sie eingetreten sind. Es ist eine unumkehrbare Tatsache, daß die Menschen heute länger leben; es ist aber für uns alle von entscheidender Bedeutung, wie wir damit umgehen. Man kann das Altern als unausweichliches Schicksal der Menschheit betrachten und es untätig hinnehmen, daß der Körper zerfällt. Oder man kann aktiv werden und handeln, indem man die biochemische Vitalität nicht einfach dahinschwinden läßt, sondern sie sich erhält und auffüllt. Wenn der Körper nun einmal mehr Antioxydierungsstoffe und andere Substanzen benötigt, um die wegen erhöhten Bedarfs im Alter schwindenden Vorräte aufzustocken - warum sollten wir ihn nicht sofort damit versorgen?

Zugegeben, manche Ärzte raten, damit zu warten. Sie wenden ein, daß es noch zu früh ist, die neu entdeckten Jungbrunnen auszuprobieren, weil die Wissenschaft noch keine völlig sichere Erkenntnis darüber hat, wie gut sie wirken. Manche Wissenschaftler meinen, sie dürften ihren guten Ruf nicht aufs Spiel setzen, indem sie der Öffentlichkeit Wirkstoffe gegen Altern empfehlen, bevor auch das letzte wissenschaftliche I-Tüpfelchen richtig sitzt, bevor diese Wirkstoffe auf genau die gleiche Weise wie starke pharmazeutische Mittel durch willkürlich selektierte Doppelblindversuche mit Menschen getestet worden sind. Das könnte zehn bis zwanzig Jahre beanspruchen und wird wahrscheinlich nie geschehen. Trotzdem nehmen mittlerweile viele Wissenschaftler persönlich Megadosen von Vitaminen und sonstigen Elixieren gegen das Altern ein, um den Prozeß bei sich selbst zu minimieren. Auf der anderen Seite stehen freimütige Wissenschaftler wie Dr. Gladys Block, eine berühmte Forscherin der University of California, die der Auffassung sind, daß solche für Pharmazeutika verwendeten klinischen Tests irrelevant sind, wenn es darum geht, vorbeugende Antioxydierungsvitamine zu bewerten; außerdem würden solche Untersuchungen sowieso nie die ganze Wahrheit enthüllen. Und Dr. Jeffrey Blumberg von der Tufts University merkt an, daß ganze Generationen von Menschen dahinschneiden könnten, bevor solche Testversuche zuverlässige Ergebnisse bringen.

Von größter Bedeutung ist folgende Frage: Könnte die Einnahme von zusätzlichen Wirkstoffmengen gefährlich sein? Die meisten Wissenschaftler sehen keine Gefahr. Viele teilen die Meinung von Dr. Walter Willett von der Harvard University, der es für töricht hält zu warten, wenn bei einem solch niedrigen Risiko so viel zu gewinnen wäre. »Ich halte es für völlig vernünftig, die Zusatzmengen schon jetzt zu nehmen, weil die Chancen, daß sie helfen, groß sind und es anscheinend keine Gefahren gibt.«

»Die Nebenwirkungen (bei Mega-Dosierungen von antioxydierend wirkenden Vitaminen) sind gleich Null. Es geht um ein Glücksspiel, bei dem man nicht verlieren kann«, argumentiert Dr. Steven Harris vom Forschungsinstitut für Pathologie an der UCLA, der offen erklärt, daß er Vitamin E und Vitamin C einnimmt und »gerade genug Beta-Carotin, daß sich meine Fußsohlen gelb färben«.

Ein Hinauszögern könnte geradezu tragische Folgen haben. Man erinnere sich nur an das Beispiel von Skorbut, eine der besonders gefährlichen Geißeln des Mittelalters. Zwei Jahrhunderte lang hegten Wissenschaftler die Vermutung, daß Obst mit hohem Vitamin-C-Gehalt Skorbut verhindert – eine Vermutung, die Mitte des 18. Jahrhunderts sogar durch wissenschaftlichen Nachweis zweifelsfrei bestätigt wurde. Selbst danach ließ die britische Regierung ein halbes Jahrhundert verstreichen, bis sie die Versorgung von Seeleuten auf hoher See mit Zitronen und Limonen zur Pflicht machte. In der Zwischenzeit starben über 200 000 britische Seeleute an Skorbut.

So mancher vertritt die Auffassung, daß wir uns bezüglich der Gegen- und Heilmittel fürs Altern heute in einem vergleichbaren wissenschaftlichen Wartespiel befinden. Wenn dem aber so ist, stellt sich die Frage: Wie lang soll man warten, bis man handelt – und wann ist es zu spät? Die Frage muß jeder für sich selbst beantworten.

Manche Wissenschaftler haben die Haltung angenommen: »Man wird ja sehen, warten wir's ab.« Wenn man zu lange wartet, wird man natürlich nicht mehr sehen. –
Dr. Roy Walford, Professor für Pathologie an der University of California at Los Angeles Medical School

Wir befinden uns in einem Krieg. Es ist ein Kampf des Lebens gegen den Tod, und wir alle befinden uns in der Frontzone des Alterungsprozesses. Nichts tun bedeutet ausradiert werden. –
Dr. Ward Dean, ein klinischer Gerontologe in Florida, zitiert in *Life*, Oktober 1992

Amerikaner sterben vorzeitig an Herzkrankheiten und Krebs. Sind wir uns in unserem Wissen so unsicher, daß wir ganz bewußt von Nahrungsergänzungen abraten wollen? Es könnten Generationen vergehen, bevor wir eine vollständige Antwort auf unsere Fragen gefunden haben. –
Dr. Jeffrey Blumberg, Tufts University, 1994

Des Rätsels Lösung: Warum wir altern und wie man den Alterungsprozeß aufhalten kann

Wenn Sie wissen, wie Freie Radikale entstehen und wie sie teilweise gezähmt werden können, dann verstehen Sie die Regeln im Spiel des Alterns und die einfachen Schritte, die Sie unternehmen können, um sich gegen ein vorzeitiges und verheerendes Altern zu helfen.

Der Mensch altert, so wie alle anderen Lebewesen auch. Das ist Teil des kosmischen Plans. Altern ist so universell wie der Tod. Was aber nicht universell gleich verläuft, ist das Tempo des Alterns, genausowenig wie die individuelle Lebensdauer. Diese zwei Dinge - die Geschwindigkeit, mit der Sie altern, und die Zeit, die Ihnen auf Erden vergönnt ist - liegen weitaus mehr in Ihrer eigenen Macht, als Sie sich vielleicht träumen lassen, weitaus mehr auch, als es sich Wissenschaftler bis vor kurzem vorstellten.

Die rasant zunehmende Erforschung des Alterns und damit verbundener Krankheiten eröffnet plötzlich eindrucksvolle Aussichten. Jüngste Entdeckungen verschlagen den Wissenschaftlern - und auch uns - den Atem, da sie bislang nie erkundetes Gebiet betreten und den letzten biologischen Rätseln von Leben und Tod immer näher kommen. Diese neuen Forschungen verheißen - erstmals in der Geschichte der Menschheit - Möglichkeiten, unser sterbliches Dasein zu verlängern und den Fluch hohen Alters zu meiden, indem sie es uns erlauben, bis ans Ende unserer Tage im Vollbesitz unserer Fähigkeiten zu leben.

Freie Radikale verursachen Altern

Es ist nicht verwunderlich, daß die Geheimnisse des Alterns in der Molekularbiologie einzelner Zellen verborgen liegen. Zugegeben, es gibt mehrere unterschiedliche Theorien über das Altern; unter ihnen hat sich jedoch eine als die zwingendste und angesichts beeindruckenden neuen Beweismaterials die haltbarste ergeben. Das heißt keineswegs, daß diese Theorie notwendigerweise sämtliche altersmäßigen Veränderungen erklärt. Nach Auffassung vieler führender Fachleute erklärt sie aber einen großen Teil. Es handelt sich um die sogenannte Theorie vom Altern durch Freie Radikale, und diese besagt folgendes: Der Prozeß des Alterns tritt ein, wenn Zellen durch fortwährende Angriffe seitens der als Freie Radikale bezeichneten chemischen Partikel dauerhaft geschädigt sind. Der Zellschaden häuft sich einfach mit den Jahren, bis die Zerstörung insgesamt einen Punkt erreicht, daß sie nicht mehr umkehrbar ist - eine Kombination von Krankheiten gegen Lebensende und zu guter Letzt der Tod. Und in ebendiesem ständigen, aber vergeblichen Kampf einzelner Körperzellen gegen den chemischen Zerfall, um lebendig zu bleiben und normal zu funktionieren, liegt die Genese des Alterns mit allen seinen Folgen begründet.

Die erstaunlichen Fakten

- Die Kenntnisse sind jetzt vorhanden. Sie können den Prozeß des Alterns und seine Konsequenzen einigermaßen verlangsamen - ganz gleich, wie alt oder wie jung Sie sind.
- Betrachten Sie das Altern und die Folgekrankheiten als eine bisher noch nicht erkannte und behandelte »Mangelkrankheit« von beachtlichen Ausmaßen. Und dann behandeln Sie sie.
- Die bisher nicht erkannte Wahrheit lautet, daß sehr viele Altersveränderungen nicht notwendig und daß sie reversibel sind.
- Wir stellen uns einen Krankheitserreger als eine Bakterie oder einen Virus vor, der unsere Gesundheit zerstört. Doch der größte Krankheitserreger überhaupt ist die Zeit.

Diese bahnbrechende Erkenntnis kam dem Pionier Dr. Denham Harman - heute emeritierter Professor für Medizin am University of Nebraska College of Medicine - blitzartig im Jahre 1954. Sie blieb jedoch, wie viele kühne Ideen, weitgehend unbeachtet, bis sie, nach zahlreichen aufsehenerregenden Experimenten Dr. Harmans, von den späten sechziger Jahren an durch eine Fülle neuer Forschungen auf geradezu überwältigende Weise bestätigt wurde. Heute wird diese Einsicht als Durchbruch in der wissenschaftlichen Erforschung des Alterns anerkannt. Sie führt der Wissenschaft Milliarden von Dollar zu, und zwar nicht nur zur Erforschung des Alterns an sich, sondern auch der Alterskrankheiten wie Krebs und Herzerkrankungen, deren Entstehung offenbar auf einen gemeinsamen Erreger zurückgeht - die Freien Radikale.

In der Tat, die Theorie von den Freien Radikalen als Ursache des Alterns ist so gewaltig und umfassend, daß sie praktisch alle mit dem Alter aufkommenden Krankheiten einschließt, die man sich denken kann. Auf diese Weise wird das Altern überhaupt zur primären und einzigen Krankheit, um welche die meisten von uns sich sorgen müssen. Wie Dr. Harman bemerkt, haben wir die Lebensspanne so weit in die Länge gedehnt, wie das ohne einen Angriff auf die Kernelemente des Alterns überhaupt möglich ist. Wir haben, so betont Dr. Harman, den Punkt der Erkenntnis erreicht, daß heute »die Haupttodesgefahr für alle Amerikaner im Alter von etwa 28 Jahren das Altern ist!«

Nach Dr. Harman sind die Degenerationskrankheiten wie Krebs, Herzkrankheiten, Arthritis, Lou-Gehrig-Krankheit und Alzheimer keine getrennten, isolierbaren Phänomene. Sie sind vielmehr bloß, verursacht von genetischen und umweltbedingten Einflüssen, verschiedene Ausdrucksformen der Grundtatsache, daß uns der durch die Freien Radikale ausgelöste Alterungsprozeß eingeholt hat. Nach Schätzung einiger Experten haben tatsächlich 80 bis 90 Prozent aller Degenerationskrankheiten mit Freien Radikalen zu tun. Solche Krankheiten für sich zu betrachten ist so oberflächlich wie das Einnehmen von Aspirin, um das Fieber bei einer Infektion zu senken, wenn man die Bakterien mit einem Antibiotikum abtöten sollte. Auf diese Weise wird das Problem verfehlt. Kurzum, alle unsere Krankheiten sind in Wirklichkeit Symptome von »beschleunigtem Altern«. Verlangsamen Sie das Altern, und Sie eliminieren die Probleme oder zögern sie hinaus.

Die Gefahr liegt in der Luft

Alles dreht sich um den Sauerstoff. Es entbehrt nicht der Ironie, daß der Stoff, der uns Leben gibt, es schließlich erstickt. Die grundlegende Lebenskraft liegt in winzigen Zell-Energiefabriken, den sogenannten Mitochondrien, die fast den gesamten Sauerstoff verbrennen, den wir einatmen. Aber das Atmen hat seinen Preis. Das Verbrennen von Sauerstoff, das uns am Leben und aktiv hält, wirft Nebenprodukte ab, die Freien Radikale des Sauerstoffs. Sie haben ein Janusgesicht wie Dr. Jekyll und Mr. Hyde. Einerseits garantieren sie unser Überleben. So erzeugt der Körper beispielsweise, wenn er zur Bekämpfung von Infektionserregern mobil macht, einen Ausstoß von Freien Radikalen, um die Invasoren gründlichst zu vernichten. Andererseits schwärmen Freie Radikale – einschließlich der alles durchdringenden Superoxyde, die durch die Atmung entstehen – wild und unkontrolliert durch den Körper, greifen Körperzellen an, machen deren Fett ranzig und ihre Proteine rostig, durchstechen die Zellmembrane und verderben ihren genetischen Code, bis die Funktion der Zellen gestört wird und diese manchmal aufgeben und sterben. Diese wilden Radikale, die sowohl als Schützer wie als Racheengel dem Leben des Körpers innewohnen, sind die mächtigen Verursacher des Alterns.

Außerdem beschleunigen wir unser Hinscheiden, indem wir Freie Radikale in uns aufnehmen, die außerhalb unseres Körpers entstehen. Das Rauchen füllt den Körper mit Freien Radikalen. Ebenso Umweltschadstoffe. Aufenthalt im Sonnenschein und direkter Strahleneinfluß gleichermaßen. Kurzum, wir werden unser Leben lang von drinnen und draußen von diesen gleichzeitig lebenerhaltenden und lebenzerstörenden Freien Radikalen bombardiert. Ohne sie könnten wir nicht überleben; wenn sie jedoch in großer Zahl Amok laufen, machen sie uns vorzeitig alt und bringen uns früher oder später um.

Geheimrezepte der Experten gegen Altern

Dr. Denham Harman: Der Pionier
Emeritus-Professor der Medizin
University of Nebraska College of Medicine

Dr. Harman hat als erster die Theorie entwickelt, daß Altern durch Freie Radikale verursacht wird. Das war 1954, doch seine Theorie wurde während der nächsten Jahrzehnte kaum beachtet. Harman ließ sich nicht in seinem Kampf beirren und führte an der Universität von Nebraska, wo er heute, 78jährig, als emeritierter Professor der Medizin lebt, viele einschlägige Tierversuche durch.

Um das Altern hinauszuzögern, nimmt Dr. Harman täglich folgende Substanzen ein:

- Vitamin E – 150 bis 300 Internationale Einheiten (IE)
- Vitamin C – 2000 Milligramm insgesamt, in einer 500-Milligramm-Dosis viermal täglich
- Beta-Carotin – 25 000 IE (15 Milligramm an jedem zweiten Tag)
- Co-Enzym Q-10 – 30 Milligramm insgesamt, in einer 10-Milligramm-Dosis dreimal täglich
- Selen – 100 Mikrogramm insgesamt, in einer 50-Mikrogramm-Dosis zweimal täglich
- Zink – 30 Milligramm an jedem zweiten Tag
- Magnesium – 250 Milligramm
- Eine gering dosierte Multivitamintablette *ohne Eisen*

Chemisch sind Freie Radikale einfach Moleküle, denen ein Elektron fehlt, weshalb sie verzweifelt versuchen, irgendeinem anderen Molekül eins wegzuschnappen. Dadurch werden sie zu Molekular-Terroristen. Sie können durch Antioxydanzien neutralisiert werden – Verbindungen, die eins ihrer Elektronen abgeben und somit den Freien Radikalen ihre Normalität zurückerstatten und deren Zellenmassaker beenden.

Die Lösung durch Antioxydierung

Glücklicherweise unterwirft der Körper sich nicht so leicht solchen Bombardements von Freien Radikalen. Zu seiner Verteidigung reagiert er mit dem Aufbau eines ganzen Arsenals von Enzymen und sonstigen chemischen Stoffen unter dem Namen Antioxydanzien. Wenn die Freien Radikale die Raubmörder des Körpers sind, dann sind die Antioxydanzien die Polizei. Sie haben die richtige chemische Struktur, um die zerstörerischen Freien Radikale zu entschärfen. Und das leisten sie, indem sie deren Entstehung stoppen, sie auslöschen und den gefährlichen Schaden reparieren, den sie überall bereits angerichtet haben. So laufen beispielsweise tagtäglich eine Milliarde Sauerstoffmoleküle durch jede Körperzelle, die den Genen oder dem Träger der genetischen Information (DNS) der Zelle 100 000 freiradikale Schläge oder Wunden zufügen, wie der Genetiker Bruce Ames von der University of California in Berkeley schätzt. Die gute Nachricht lautet: Patrouillierende antioxydierende Enzyme stürmen los, um die schadhaften Gene abzutrennen und zu reparieren. Auf die Weise machen sie, wie Ames gezeigt hat, 99 bis 99,9 Prozent des Schadens wieder gut. Die schlechte Nachricht lautet: Damit bleiben täglich immer noch eintausend neue Wunden unrepariert, und dieser Schaden häuft sich unweigerlich ständig an. »So kommt es, daß man im Alter ein paar Millionen Läsionen (Verletzungen) pro Zelle aufweist«, sagt Ames. Und es ist diese Akkumulation von Zellschäden oder -abfall durch unvollständige Reparaturen, die den Prozeß des Alterns in Gang setzt und das Risiko von Erkrankung und Tod erhöht.

Man hat geschätzt, daß mit dem fünfzigsten Lebensjahr ungefähr 30 Prozent des Zellproteins durch die Attacken Freier Radikale zu unbrauchbarem Abfall geworden sind. Besonders verletzlich sind auch fette Moleküle, die in den empfindlichen Strukturmembranen der Zellen und im Blut reichlich vorhanden sind. Die Angriffe der Freien Radikale oxydieren dieses Fett; danach ist es verdorben – so, wie Butter außerhalb des Kühlschranks ranzig wird. Man hat es einmal so formuliert: Wenn wir älter werden, sind wir chemisch gewissermaßen einem Stück Fleisch vergleichbar, das zu lange in frischer Luft und Sonnenschein gelegen hat.

Aufgrund der Reaktionen Freier Radikale in unserem Körper ist es so, als ob wir ständig auf niedrigem Niveau bestrahlt würden. Sie schinden uns. –
Lester Packer, Biochemiker an der University of California in Berkeley, der die Freien Radikale seit den siebziger Jahren erforscht

Warum wir nicht ewig leben können

Wir können dem Altern nicht entkommen, behaupten die einen. Dies ist nach dem Plan der Natur in unseren Genen so angelegt. Die Natur gibt wenig auf uns, wenn wir über vierzig oder fünfzig Jahre alt sind, wenn wir unsere Pflicht zur Fortpflanzung erfüllt und frische Genpools für die weitere Evolution geliefert haben. Es wird mit der Zeit schwerer, die Freien Radikale abzuwehren, die uns die Jugend rauben.

In der natürlichen universalen Weltordnung kommt es mit dem Älterwerden bei uns in biologischer Hinsicht zu zwei kritischen Entwicklungen, die den Prozeß des Alterns beschleunigen. Die Steigerungsrate der zellschädigenden Aktivitäten von Freien Radikalen nimmt dramatisch zu. Was noch schlimmer ist: Die angeborenen Fähigkeiten des Menschen, den Schaden durch Freie Radikale zu entschärfen und zu reparieren - die Entgiftungsfunktionen -, verlieren gleichzeitig an Kraft. Das heißt: Je älter Sie werden, desto mehr Schaden akkumuliert sich in den Zellen und um so rascher vollzieht sich der Prozeß des Alterns.

Das bedeutet: Das Älterwerden bringt uns in die unumgängliche Situation, in vergeblichen Bemühungen das Unbesiegbare zu besiegen, immer stärkere Verteidigungskräfte gegen Freie Radikale aufbauen zu müssen. Letztlich verliert natürlich jeder von uns gegen das eine oder andere früher oder später die Schlacht. Welche Krankheit Sie am tiefsten und zu guter Letzt tödlich verwundet, hängt stark von dem Wurf der genetischen Würfel und Ihren individuellen Verwundbarkeiten ab.

Dr. Harman drückt es so aus: »Wie das Leben zu Ende kommt, ist fast Glückssache. Wenn beispielsweise ein Organismus nicht an Krebs stirbt, wird er bald an einer anderen, sich rasch entwickelnden Krankheit - etwa des Gefäßsystems - sterben.«

Altern ist eine Krankheit. Die menschliche Lebensdauer spiegelt einfach das Niveau von oxydativem Schaden durch Freie Radikale, der in Körperzellen akkumuliert. Wenn sich ein hoher Schaden akkumuliert hat, können die Zellen nicht mehr richtig weiterleben und geben einfach auf. –
Earl R. Stadtman, Altersforscher, National Institutes of Health

Wir werden es den Menschen schließlich ermöglichen, viel länger zu leben, als man sich heute vorstellen kann. –
Dr. Bruce N. Ames, Genetiker an der University of California

Wie man den Reigen der Zerstörung abbrechen kann

Nun ist heute eines klar: Da die Verwüstungen durch Freie Radikale, die das Altern fördern, sich stoppen, unterbrechen oder reparieren lassen, sollte man sinnvollerweise eine Menge von Antioxydanzien in den Körperzellen herumschwirren haben. Je mehr - unterhalb des toxischen Limits - vorhanden sind, um die empfindlichen Membrane, Proteine und das genetische DNS der Zellen zu schützen, desto weniger sind die Freien Radikale imstande, zuzuschlagen und Schaden zu verursachen. Und je geringer die Schäden, desto weniger ist mit den verräterischen Symptomen des Alterns und dem finalen Zusammenbruch des Körpers zu rechnen. Was man braucht, ist ein feines Gleichgewicht - hinreichend viele Antioxydanzien, um die Freien Radikale unter Kontrolle zu halten, damit sie den Körper nicht überwältigen und kein Chaos verursachen können. Falls Sie erheblich mehr Freie Radikale in Ihrem Organismus haben als Antioxydanzien, befinden Sie sich in Schwierigkeiten; dann leiden Sie unter einer Überlastung mit Oxydationsmitteln - ein anderer Ausdruck für Freie Radikale - oder Streß. Solch ein Ungleichgewicht beeinträchtigt die Zellen und schafft die Voraussetzungen für die Akkumulation von Schäden, die schließlich so gravierend werden, daß wir sie als Symptome der einen oder anderen Krankheit und insgesamt als Altern erleben.

Ein starkes Altern läßt sich also auf einen generellen Mangel an Antioxydanzien zurückführen - auf eine äußere und innere Umwelt, die reich ist an Freien Radikalen.

Sie haben ganz richtig verstanden. Und jetzt verlieren Sie keine Zeit, beeilen Sie sich, damit Ihr Körper mehr Antioxydanzien bekommt, wenn Sie diese wüsten Freien Radikale bekämpfen wollen, die Ihnen die Jugend stehlen.

Sofort greifbar sind drei wichtige Möglichkeiten, mit denen Sie Ihr Arsenal an Antioxydanzien gegen den Prozeß des Alterns aufstocken können.

- Die erste augenfällige Verteidigung besteht darin, viele Antioxydanzien zu essen und so Ihren Blutkreislauf und damit Ihre Körperzellen mit den Kräften anzureichern, die Freie Radikale neutralisieren. Dazu gehören die mächtigen großen drei Antioxydanzien Vitamin E, Beta-Carotin und Vitamin C sowie auch exotischere Antioxydanzien in Zusatzpräparaten, Kräutern und Nahrungsmitteln wie Knoblauch, Brokkoli, Tee und Tomaten.
- Zweitens können Sie Nahrungsmittel meiden, die leicht oxydieren – das heißt, sich durch den allgegenwärtigen Sauerstoff chemisch verändern, so daß sie in Ihren Körperzellen Freie Radikale erzeugen. Einige wichtige Beispiele für derartige Nahrungsmittel sind Mais- und Färberdistelöl, Margarine und getrocknete Eier, die in vielen haltbar gemachten Lebensmitteln verarbeitet sind.
- Eine dritte Strategie besteht darin, Supplemente, Kräuter, Vitamine und andere Nahrungsbestandteile einzunehmen, die indirekt Enzyme dazu anregen, die Entgiftungsfunktionen des Körpers zu beschleunigen, welche Freie Radikale vernichten. Zu nennen ist da vor allem Brokkoli, das Sulphoraphan enthält. Dieser chemische Stoff stimuliert Mechanismen, welche bestimmte Freie Radikale vernichten. Diese neue Entdeckung verdanken wir Forschern an der Johns-Hopkins-Universität.

Mit Antioxydanzien verabreichen Sie Ihren Körperzellen ein starkes Jugendelixier.

Ein chemisches Drama in Ihren Körperzellen

Was ist das, ein Freies Radikal? Es ist ein Molekül, das einen lebenswichtigen Bestandteil verloren hat – eins von seinen elektrisch geladenen Elektronen, die in Zweiergruppen den Kern umkreisen. Um sein Gleichgewicht wiederherzustellen, stiehlt das Radikal ein Elektron von nahen Molekülen, oder es gibt sein ungepaartes Elektron weg. Damit löst es ein molekulares Chaos aus, weil das Elektron auf Proteine, Fette und genetisches DNS von Zellen losschießt, sie entstellt und korrodiert. Falls es sich bei der Zielscheibe um Fette handelt, so kann das Radikal destruktive Kettenreaktionen auslösen: Die Membrane zerreißen, so daß die Zellen hinterher zerfallen. Trifft das Radikal auf Proteine, so reißt es möglicherweise Teile weg und zerstört damit deren Funktionsfähigkeit. Wenn der Angriff aber dem DNS gilt - und da insbesondere den winzigen Kraftwerken der Zellen namens Mitochondrien -, dann finden Mutationen statt, die Zellen zu abnormalem Verhalten anregen. Mit der Zeit fordern solche destruktiven Aktionen Freier Radikale ihren Tribut: Der Körper ist gealtert und krank.

Und nun die Retter - Antioxydanzien. Einfach ausgedrückt, ist ein Antioxydans ein chemischer Stoff, der einem Freien Radikal das gesuchte Elektron spenden kann, ohne daß es danach selber gefährlich wird. Auf diese Weise beendet das Zusammentreffen eines Antioxydans mit einem Radikal das zerstörerische Wüten des Freien Radikals gegen Zellen und Körper - ebenjene langsame Degeneration, die man als Altern bezeichnet.

Die lebenslustigen alten Fruchtfliegen

Wieso sind die Wissenschaftler davon überzeugt, daß Antioxydanzien das Altern aufhalten können?

Bislang gibt es für diese These keinen absolut sicheren Beweis, weil die Theorie nicht über Generationen an Menschen getestet worden ist, was vermutlich auch nie möglich sein wird. Doch viele Experimente mit Körperzellen von Menschen und anderen Spezies zeigen, daß die Theorie biologisch Gültigkeit hat. Nehmen Sie zum Beispiel ein aufregendes Experiment aus jüngster Zeit mit Fruchtfliegen, das einigen Forschern als umfassender Beweis der Theorie vom Altern als Folge der Tätigkeit von Freien Radikalen dienen kann.

Wenn es Fruchtfliegen widerfahren kann, kann es auch uns widerfahren.

Angenommen, Sie ändern ein Lebewesen genetisch, so daß es mehr Antioxydans-Enzyme produziert, um mit Freien Radikalen aufzuräumen. Und angenommen, daß diese Lebewesen daraufhin länger leben und jünger bleiben als gleichartige Lebewesen, denen ohne Genbehandlung nicht mehr Antioxydanzien beschert wurden. Das wäre doch wohl ein ziemlich starker Beweis, daß die Freien Radikale das Altern fördern und daß stärkere Antioxydans-Kräfte als Verteidigung das Altern verlangsamen. Dies meint Earl Stadtman, der Leiter des Laboratoriums für Biochemie an dem amerikanischen National Institute of Health und auf diesem Gebiet eine wissenschaftliche Autorität.

Und genau das hat sich an Fruchtfliegen in bahnbrechenden Experimenten gezeigt, die 1994 von den Genetikern William Ort und Rajindar Sohal an der Southern Methodist University in Dallas durchgeführt wurden. Fruchtfliegen, die genetisch auf vermehrte Antioxydans-Tätigkeit programmiert worden waren, steigerten die normale Lebensspanne ihrer Spezies um ein Drittel! Manche Tiere lebten sogar 93 Tage und stellten damit einen nie für möglich gehaltenen Lebensdauerrekord für Fruchtfliegen auf.

Und - was noch viel aufregender scheint - sie bewahrten ihre jugendliche Vitalität bis ins hohe Alter. Die Forscher, welche die kleinen Fliegen unter der Lupe beobachteten, vermochten sofort zu erkennen, welche Tierchen die Antioxydans produzierenden Gene bekommen hatten, weil sie »so viel kräftiger« waren. Diese Tiere liefen 10 bis 20 Prozent schneller als gewöhnliche Fliegen ihres Alters. In der Mitte ihrer Lebensspanne konnten die meisten von ihnen einen Zentimeter pro Sekunde zurücklegen - was auch für eine junge Fruchtfliege ein flottes Tempo bedeutet. »Mit andern Worten, diese Fliegen hatten eine bessere Lebensqualität. Sie waren physiologisch kräftiger«, stellte Dr. Sohal fest.

Damit soll keineswegs gesagt sein, daß die Zeit gekommen ist, um Menschen derartige Gene einzufügen. Das Experiment beweist aber nachdrücklich prinzipiell eines: daß eine überreichliche Versorgung mit Antioxydanzien das Leben im Körper verlängert und die Lebenskräfte steigert. Vorläufig müssen Sie sich Antioxydanzien mittels Nahrung beschaffen. Aber wie auch immer diese in die Zellen Ihres Körpers gelangen, sind sie in der Lage, das Altern zu verhindern und das Leben zu verlängern. Es ist nun einmal so, wie Dr. Harman betont, daß alles Leben nach den gleichen Grundprinzipien funktioniert. Wenn Antioxydanzien Fruchtfliegen vor einem früheren Tod und vor Altersschwäche retten, dann spricht alles für die Annahme, daß sie das gleiche auch für Sie zu leisten vermögen.

Es sei nebenbei bemerkt, daß Sie die geriatrische Medizin der Fruchtfliegen nicht einfach so einnehmen können. Das erwähnte Experiment beschleunigte bei den Fliegen die Produktion der Superoxyde Dismutase und Katalase, wichtige Enzyme, die den Antioxydierungsmechanismus in die Höhe jagen. Beides - superoxyde Dismutase und Katalase - wird in amerikanischen Reformhäusern verkauft. Im Unterschied zu Antioxydanzien, die in der Nahrung enthalten sind, leisten sie aber, wenn sie unmittelbar für sich genossen werden, nicht das mindeste; sie werden vom Körper nicht absorbiert, sondern von den Magensäften zerstört.

Neues Erinnerungsvermögen für greise Wüstenspringmäuse

Ein anderes wegweisendes Experiment - von John Carney an der Kentucky University und Robert Floyd an der Oklahoma Medical Research Foundation - hat gezeigt, daß Antioxydanzien bei alternden Wüstenspringmäusen Gehirnschäden rückgängig machen und sogar das Kurzzeitgedächtnis wiederherstellen können, dessen Verlust vorher als ein unwiderrufliches Alterssymptom galt. Zunächst machten sehr alte Wüstenspringmäuse bei Versuchen, aus einem Labyrinth herauszukommen, doppelt so viele Fehler wie junge Wüstenspringmäuse. Die jungen Tiere kamen durchschnittlich auf rund vier Fehler, die alten auf zehn. Nach Injektionen mit dem chemischen Stoff Phenylbutylnitron - oder PBN -, der Freie Radikale blockiert, gelang den greisen Wüstenspringmäusen jedoch ein spektakuläres Comeback. Sie machten nur noch vier Fehler, das heißt nicht mehr als die jungen Mäuse. Gehirnuntersuchungen bei den Wüstenspringmäusen lieferten außerdem auch noch einen biologischen Grund für das wiedergewonnene Erinnerungsvermögen der Alten: Die von Freien Radikalen den Gehirnproteinen zugefügten Schäden waren wesentlich reduziert!

Daran zeigt sich, daß für den Gedächtnisverlust die durch Freie Radikale bewirkten Schäden verantwortlich waren und daß diese Schäden durch Gegner der Freien Radikale rückgängig gemacht wurden. Und das verspricht nach Meinung Dr. Carneys Gutes für Menschen, weil sich bei Autopsien nämlich herausgestellt hat, daß gealterte Menschenhirne - wie die Gehirne alter Wüstenspringmäuse - viel mehr oxydierte, beschädigte Proteine haben als die Gehirne junger Menschen.

Bei den National Institutes of Health äußerte sich Earl Stadtman begeistert: »Das Experiment hat erstmals belegt, daß eine physiologische Funktion - die zurückgewonnenen chemischen Eigenschaften des jungen Gehirns und die Wiederherstellung des Kurzzeitgedächtnisses - in einem klaren Zusammenhang steht mit dem Pegel an oxydiertem Zellenprotein. Der altersbedingte Gedächtnisverlust kann anscheinend überwunden werden.«

Dr. Carney vermutet, daß das PBN eine Funktion verjüngt, die in unseren jungen Jahren normalerweise vorhanden ist, sich jedoch zunehmend verschlechtert, wenn wir älter werden. Damit deutet sich aber die aufregende Möglichkeit an, daß die richtigen Antioxydanzien nicht bloß ein Nachlassen des Erinnerungsvermögens verhüten, sondern auch ein verlorenes Gedächtnis zurückbringen können. Dr. Carney machte noch eine weitere Entdeckung: Mit PBN versorgte Tiere liefen weniger Gefahr, nach einem Schlaganfall Gehirnschäden zu erleiden.

Dr. Richard Cutler, Forschungschemiker am National Institute on Aging's Gerontology Research Center in Baltimore, verwendete das gleiche PBN in einem Experiment mit gewöhnlichen Mäusen und verlängerte die Lebenspanne von älteren Mäusen dadurch um zirka 20 Prozent – eine Zeitspanne, die bei 75jährigen Menschen mit anderthalb Jahrzehnten vergleichbar ist. »Es scheint nicht nur den Prozeß des Alterns zu verlangsamen, sondern ihn sogar umzukehren. Für mich eine unglaubliche Erkenntnis«, betonte Cutler.

Dr. Stadtman wies jedoch darauf hin, daß die Verjüngung des Gehirns leider nicht von Dauer war. Als die Injektionen mit dem antioxydierenden PBN abgesetzt wurden, stellten sich bei den alten Wüstenspringmäusen das nachlassende Erinnerungsvermögen und die schlechten Leistungen beim Entkommen aus dem Labyrinth von neuem ein. Demnach könnte die Wirkung von Antioxydanzien bei älteren Menschen – möglicherweise bei Menschen generell – auf ähnliche Weise funktionieren wie Insulin bei Diabetikern. Es gibt kein einmaliges, anhaltendes Heilmittel gegen das Altern. Sie müssen Ihre Zellen kontinuierlich mit beträchtlichen Mengen von Antioxydanzien versorgen, wenn Sie sich darum bemühen wollen, daß die biologische Uhr so langsam wie möglich fortschreitet.

Eines ist gewiß: Sie können den Prozeß des Alterns nicht gänzlich überlisten, um Unsterblichkeit zu gewinnen oder auch nur die genetisch programmierten Grenzen der Lebensdauer unserer Spezies zu übersteigen. Es wäre im übrigen auch nicht sehr klug, länger leben zu wollen, als man das Leben genießen könnte. Es geht ja nicht darum, die Lebensdauer an und für sich zu verlängern, sondern die »funktionelle« Lebensspanne bzw. die »Gesundheitsspanne« zu steigern, in welcher der Geist noch wach und der Körper aktiv ist. Dank der Wissenschaft rückt eine solche Aussicht näher als in allen bisherigen Epochen der Menschheitsgeschichte.

Wir könnten Milliarden Dollar sparen, wenn wir dahin kämen, das Einsetzen chronischer Krankheiten nur um zehn Jahre hinauszuschieben. –

Dr. Jeffrey Blumberg von der Tufts University, der erwachsenen Menschen das Einnehmen von zusätzlichen Mengen antioxydierender Vitamine empfiehlt

Was Sie für Ihre Verjüngungskur unbedingt brauchen

Starke Elixiere aus dem Jungbrunnen

Hier ist die Gleichung, die es Ihnen erlaubt, Ihre Fähigkeit, das Altern zu bekämpfen, um Quantensprünge zu verbessern.

- ▶ **Freie Radikale beschädigen die Zellen und verursachen so den Prozeß des Alterns.**
- ▶ **Antioxydanzien blocken den Schaden durch Freie Radikale ab.**
- ▶ **Auf diese Weise helfen Antioxydanzien, den Prozeß des Alterns abzublocken.**

Wenn Sie das einmal verstandesmäßig begriffen haben, ist alles Weitere klar und deutlich:

- ▶ **Finden Sie die Antioxydanzien.**
- ▶ **Nutzen Sie sie.**
- ▶ **Beenden Sie den Prozeß des Alterns.**
- ▶ **Bleiben Sie jung.**
- ▶ **Leben Sie länger.**

Es gibt im Universum viel mehr Wirkstoffe gegen das Altern, als Sie sich träumen lassen, und wahrscheinlich auch mehr, als die Wissenschaft in den nächsten hundert Jahren entdecken kann. Doch viele solcher Hemmblöcke gegen das Altern sind schon heute greifbar – sie liegen vor unseren Augen, in Form von Vitaminen, Mineralien, natürlichen Enzymen und Aminosäuren, Kräutern, Pflanzen und anderen natürlichen Substanzen.

Mit stetig wachsendem Beweismaterial wird ersichtlich, auf welche Weise Sie das Altern bekämpfen können. Angesehene medizinische Zeitschriften sind voll mit Berichten, wie man sie sich vor zehn Jahren nie hätte vorstellen können. Sie dokumentieren die ehrfurchteinflößenden Kräfte solcher natürlichen Substanzen, die die mit fortgeschrittenem Alter einsetzende Verschlechterung der Gesundheit verhüten, aufhalten und rückgängig machen. Und die Beweise kommen von führenden akademischen Institutionen wie den Universitäten Harvard, Tufts, Johns Hopkins, Stanford, Yale, der University of California, UCLA und vielen anderen.

Bei einigen der heute getesteten Substanzen ist die Wirksamkeit gegen das Altern seit Jahrhunderten vermutet worden, bei anderen ahnt man sie erst seit wenigen Jahren. Einige Namen sind uns vertraut, so Vitamin E und C, andere weniger, so Ginkgo, Co-Enzym Q-10 und Glutathion, die gegenwärtig als Superstars im Kampf gegen Altern in den wissenschaftlichen Laboratorien in Erscheinung treten.

Alle Forschungsergebnisse bestätigen, daß den Wirkstoffen gegen das Altern eine Antioxydans-Aktivität eigen ist, die den Ausbruch der unterschiedlichen Alterserkrankungen hinausschieben hilft, und zwar auf immer dieselbe, identische Art und Weise: im Abwenden der durch Freie Radikale ausgelösten Zellschäden. Insofern können viele Antioxydans-Substanzen wie Vitamin E und Vitamin C sowie das Co-Enzym Q-10 für sich allein und zusammen wirken, um die Manifestationen des Alterns wie Krebs, Herzkrankheiten und Gehirnzellendegeneration zu verhüten.

Mit den wachsenden wissenschaftlichen Erkenntnissen über die Zusammenhänge zwischen freien Radikalen und Altern sowie möglichen Gegenmaßnahmen mit Hilfe von Antioxydanzien tritt immer klarer zutage, daß ein spezifischer, erst seit kurzem diagnostizierter Mangel an solchen natürlichen Substanzen eine Epidemie vorzeitigen und unnötigen Alterns hervorruft. Im folgenden finden Sie im wesentlichen alles, was Sie über die neuesten Forschungen zu Vitaminen, Mineralien, Kräutern und sonstigen Natursubstanzen wissen sollten, um so lange wie möglich so jung wie möglich zu bleiben.

Die Vitamin-Revolution gegen das Altern

Warum benötigt Ihr Körper Vitamine und Mineralien, und das ganz besonders, wenn Sie älter werden? Um Ihre Arterien vor der Zerstörung, Ihr Gehirn vor Verflüchtigung, Ihre Körperzellen vor Krebs und Ihr Immunsystem vor der Auflösung zu bewahren. Damit sind nur einige wenige konkrete Gründe genannt. Vitamine und Mineralien können etliche der Folgen des Alterns abschwächen helfen. Ja, das Altwerden selbst – und die Krankheiten, die es im Gefolge hat – ist möglicherweise zu einem großen Teil eine noch nicht erkannte Vitaminmangelkrankheit von unglaublichen Dimensionen! Es ist daher äußerst vernünftig, Vitamine und Mineralien einzunehmen. Im Lichte des rasch wachsenden Beweismaterials erscheint es sogar leichtsinnig, sie nicht zu nehmen.

Man kann durchaus die These vertreten, daß wir uns für die Gesundheit und Lebensdauer viel zu niedrige Maßstäbe gesetzt haben. Wenn es um die Abwehr von chronischen Krankheiten und Altern geht, so sind wir in gewissem Sinne allesamt unzulänglich; sonst würden wir alle gemäß unseres maximalen Potentials leben.

Nehmen Sie an der »Vitamin-Revolution« teil, bzw. nutzen Sie den »erdrutschartigen Beginn des Vitamin-Paradigmas«, wie man es auf unterschiedliche Weise plastisch ausgedrückt hat. Es ist nicht länger so, daß die Wissenschaftler Vitamine und Mineralien nur als Allerweltssubstanzen in der Nahrung ansehen, die dafür sorgen, daß wir solide Knochen haben und daß Mangelerscheinungen wie Skorbut beseitigt werden. »Wir eröffnen den Vitaminen ganz neue Möglichkeiten«, betont der Vitaminforscher Dr. Ishwarlal Jialal, außerordentlicher Professor für innere Medizin und klinische Ernährung an dem University of Texas Southwestern Medical Center in Dallas. In der neuen Sicht der Dinge versprechen gewisse Schlüsselvitamine, die in höheren Dosen eingenommen werden, als sie die Nahrung enthält, über alle bisherigen Erwartungen hinaus Schutz gegen Krankheit und Altern. »Antioxydanzien wie Vitamin C, Vitamin E und Beta-Carotin könnten sich in der Bekämpfung von Krankheiten so wirksam erweisen wie Antibiotika und Impfstoffe«, erklärt der Vitamin-C-Forscher Dr. Matthias Rath, ein Kollege des verstorbenen Linus Pauling. »Es sprechen geradezu überwältigende Indizien dafür, daß entsprechende Tabletten nützlich sein können», sagt Earl Stadtman, Biochemiker und Altersforscher am amerikanischen National Heart, Lung and Blood Institute.

Das stetig anwachsende Beweismaterial ist in der Tat umwerfend.

Die Gründe, die für eine Einnahme von Vitaminen und Mineralien sprechen, sind so überzeugend, daß es wie ein bewußtes Inkaufnehmen von fahrlässigem Altern und vorzeitigem Tod wirkt, wenn man sie nicht nutzt. Es ist durch zahlreiche Studien erwiesen, daß Menschen, die Vitamine einnehmen, den Anbruch und die Härte von Alterskrankheiten hinauszögern.

- Menschen, die Vitamine – insbesondere Vitamin C und Vitamin E – einnehmen, leben mehrere Jahre länger als Menschen, die es nicht tun.
- Immunsysteme, die mit dem Älterwerden nachlassen, können durch die Einnahme von Vitaminen wieder verjüngt werden; manchmal reicht schon eine einfache Multivitamintablette.

- Die Opfer von Herzkrankheiten haben relativ niedrige Werte von Ernährungsantioxydanzien inklusive Vitamin E, Vitamin C, Beta-Carotin und Selen in ihrem Blut und Gewebe.
- Besonders krebsanfällige Menschen haben ebenfalls relativ niedrige Werte von Ernährungsantioxydanzien inklusive Vitamin E, Vitamin C, Beta-Carotin und Selen in ihrem Blut und Gewebe.
- Ein Mangel an B-Vitaminen kann Senilität, Arterienschäden, Herzattacken und einige Krebsarten auslösen; eine Aufstockung dieser Vitamine verhütet oder heilt oft diese Gesundheitsprobleme.
- Ein geringer Mangel an Chrom kann in mittleren Jahren eine Neigung zu Diabetes und kardiovaskulären Störungen beschleunigen.
- Zusätzliches Einnehmen von Kalzium und Vitamin D kann nach einem Jahr selbst bei 80jährigen Menschen das Risiko von Knochenbrüchen drastisch reduzieren.
- Das regelmäßige Einnehmen eines beliebigen Vitamins verringert laut Berichten von Forschern an der Johns-Hopkins-Universität das Risiko des gewöhnlichen Hautkrebses um 70 Prozent.
- Wie Harvard-Forscher berichten, ist die Gefahr von grauem Star bei Menschen, die regelmäßig Vitamine einnehmen, um 27 Prozent geringer.

Die herausfordernden Perspektiven jenseits der Nahrung

Eine unangenehme prinzipielle Frage: Wenn wir große Mengen von Vitaminen und Mineralien brauchen, warum hat die Natur sie dann nicht von vornherein in der Nahrung bereitgestellt? Ist es denn nicht unnatürlich, solche übernatürlichen Mengen in Pillenform einzunehmen? Nein.

Das alte Dogma, daß die Nahrung uns alles geben kann, was wir brauchen, damit wir durch die schwierigen Jahre des hohen Alters kommen, schwindet heute rasch dahin. Das bedeutet keineswegs, daß man jetzt der Natur vorwürfe, uns sozusagen planmäßig unterzuversorgen. Sie hat die Gefahren der modernen Zivilisation vielleicht nicht vorherplanen können. Manche Wissenschaftler vertreten die Auffassung, daß wir heute einfach mehr antioxydierende Vitamine und Mineralien brauchen, um im Prozeß des Alterns gleichauf zu bleiben, weil wir in einer verschmutzten Umwelt immer größeren Belastungen ausgesetzt sind – Pestiziden, Strahlungen aus Atomenergie, Autoabgasen, Smog, fetten konservierten Lebensmitteln voller Chemikalien usw. All das vermehrt die Angriffe der Freien Radikale auf unseren Organismus und verursacht vorzeitiges Altern. In dieser neuen, selbstgeschaffenen gefährlichen Landschaft oder »unnatürlichen Umwelt« braucht es »heroische Gegenmaßnahmen« in Form von antioxydierenden Vitaminen und Mineralien zur Mobilisierung unserer biologischen Verteidigungsmechanismen und Überlebenschancen, erklärt der Vitamin-C-Befürworter Dr. Emanuel Cheraskin, emeritierter Professor der Medizin an der University of Alabama.

Geheimrezepte der Experten gegen Altern

Dr. Earl Stadtman,
75 Jahre alt,
Bahnbrechender Biochemiker
Leiter des Laboratory of Biochemistry,
National Heart, Lung and Blood Institute

Dr. Stadtman ist eine bekannte Autorität auf dem Gebiet der Freien Radikale. Zahlreiche seiner Forschungsarbeiten haben ergeben, daß Altern durch eine Akkumulierung von Zellschäden aufgrund der Angriffe von Freien Radikalen gekennzeichnet ist.

»Ich betrachte das Altern als eine Krankheit – als einen Prozeß fortschreitender physischer und mentaler Schwächung, für die vor allem auch die Erzeugung von Freien Radikalen verantwortlich ist. Alles, was das Ausmaß von Schäden durch Freie Radikale erhöht, trägt zum Prozeß des Alterns bei.«

Zum Hinauszögern des Alterns nimmt er täglich ein:

- Vitamin E – 400 IE
- Vitamin C – 500 Milligramm
- Beta-Carotin – 25 000 IE

Es gibt jedoch auch noch eine andere Betrachtungsweise: daß wir die zusätzlichen Vitamine und Mineralien brauchen, um die Natur zu überlisten und länger als nach dem Plan der Natur leben. Es war nie vorhergesehen, daß wir die Infektionen im frühen Lebensalter mit Antibiotika so wirksam besiegen und so lange auf der Erde herumlungern, wie wir das heute tun, indem wir die Zellschäden akkumulieren. Diese Meinung vertritt beispielweise der Altersexperte Dr. Denham Harman. Er glaubt, die Natur sei so eingerichtet, daß sie uns nach den mittleren Lebensjahren, wenn wir unsere Fortpflanzungspflichten erfüllt haben, fallenläßt. Um länger bei guter Gesundheit zu leben, so sagt er, brauchen wir den zusätzlichen Schub an Antioxydanzien, also auch Mega-Dosen von Vitaminen und Mineralien. Wie die Zeitschrift *New Scientist* treffend formuliert, ist es schließlich so, »daß es aus der Sicht der Evolution darauf ankommt, daß wir unsere Gene an die nächste Generation weitergeben und keineswegs ein langes und biologisch unnützes hohes Alter erreichen«.

»Ursprünglich hat die Natur die Menschen so angelegt, daß sie etwa dreißig Jahre lang leben - also genau die Zeitspanne, die erforderlich ist, um die geschlechtliche Reife zu erreichen und Kinder bis zur Selbständigkeit großzuziehen«, meint Leonard Hayflick, Professor für Anatomie an der University of California San Francisco School of Medicine und Autor des Buches *How and Why to Age.*

Das Anlegen eines Sicherheitsgurtes gestattet uns nicht, wie ein Verrückter zu fahren. Es schützt uns bloß bei einem eventuellen Unfall. Auf die gleiche Art wirken auch Vitaminzusätze: Sie geben uns keinen Freibrief für schlechte Ernährung und sonstigen Mißbrauch unserer Gesundheit, sondern liefern uns ein zusätzliches Schutzpolster. –

Dr. Jeffrey Blumberg, Tufts University

Die amtlichen Richtlinien nützen nicht viel

Wenn Sie sich die übliche schlechte Gesundheit wünschen - so lautet ein Scherz unter Fachleuten -, dann halten Sie sich bei der Einnahme von Vitaminen und Mineralien nur an die von den staatlichen Gesundheitsbehörden propagierten Mengen zur Vorbeugung von gewöhnlichen Mangelkrankheiten wie Skorbut und Rachitis. Wenn Sie jedoch eine optimale Gesundheit wünschen, müssen Sie die Marken höher stecken - zehn- bis zweihundertmal so hoch wie die amtlichen Ziffern. Diesen dringenden Rat geben jetzt viele Experten. Jeffrey Blumberg hält die amtlich empfohlenen Mengen »im Hinblick auf die heutigen generellen Gesundheitsprobleme betreffs Altern und chronische Krankheiten für zunehmend irrelevant«. Und er betont, daß die amtlich empfohlenen Mengen auch nicht vorgeben, präventiv auf eine Verhütung von Herzkrankheiten, Krebs, Katarakt (grauer Star) und sonstigen altersbezogenen Krankheiten hinzuarbeiten.

Dr. Linus Pauling hat Vitaminpräparate einmal als einen technologischen Fortschritt bezeichnet, der nicht nur das Überleben sichert, sondern eine neue Ära optimaler menschlicher Gesundheit einleiten könnte. Vitamin-Mega-Dosen können nämlich die Körperzellen dazu befähigen, auf ihrem genetischen Höchstleistungsniveau zu funktionieren, weil sie, wie er argumentiert, den Alterungsprozeß hinauszögern und Verfallskrankheiten minimieren.

Dagegen halten die meisten Amerikaner sogar nicht einmal die Standards der zum elementaren Überleben notwendigen Vitaminaufnahme ein - um die Standards zum Erreichen von einem Optimum an Gesundheit gar nicht erst zu erwähnen. Bei älteren Amerikanern sind Unterschreitungen der absoluten amtlichen Mindestwerte häufig. Das zeigt, wie verheerend die Lage ist, wenn wir uns der Lebensphase nähern, in der chronische Krankheiten vorwiegend in Erscheinung treten. Dr. Robert Russell, ein Altersforscher an der Tufts University, weist darauf hin, daß »praktisch niemand« im Alter zwischen 65 und 75 die ohnehin erbärmlichen amtlichen Vitaminstandards erfüllt. Bei vielen der entscheidenden B-Vitamine und Vitamin C erreichen die meisten älteren Amerikaner nicht einmal zwei Drittel der amtlichen Werte.

Obendrein sind die Meßmethoden zur Feststellung von Mängeln altmodisch und irrelevant. Die üblichen Bluttests sind zum Messen des Vitaminstands unzureichend. Es ist durchaus möglich, daß Sie ganz »normale« Blut-Vitamin-Werte haben und trotzdem metabolisch unter Vitaminmangel leiden, daß Ihnen also die Menge fehlt, die für eine normale biologische Körpertätigkeit notwendig ist. Nach einem neuen Konzept können Sie auch einen »lokalisierten« Vitaminmangel haben, bei dem Ihre Blutwerte normal sind, aber die Zellen in bestimmten Geweben wie beispielsweise Lunge oder Gebärmutterhals unzureichend versorgt sind. In einem solchen Fall besteht ein größeres Risiko, Krebs zu bekommen - möglicherweise auch andere chronische Krankheiten.

Die alarmierenden Fakten

- Forscher an der Tufts University haben festgestellt, daß die Hälfte aller Amerikaner über sechzig nicht einmal die Minimalbedarfsstandards für Vitamin E, Vitamin C und Vitamin A oder Beta-Carotin erreicht.
- Wenn Sie älter werden, verlieren Ihre Vitamine an Kraft. Sie brauchen mehr davon - allein um auf dem notwendigen Niveau zu bleiben. Viele physiologisch Veränderungen und Gefährdungen für chronische Krankheiten, die dem Alter zugeschrieben werden, sind in Wahrheit durch einen gesteigerten Vitaminbedarf verursacht.
- Herzkrankheiten, Krebs, Arthritis, Zuckerkrankheit und Katarakte stellen in Wirklichkeit »beschleunigtes Altern« dar, das mit weitverbreitetem Vitaminmangel zusammenhängt.

Vitamine und Mineralien sind dazu da, uns vor den Alterskrankheiten bewahren zu helfen. Ja, das Altern an sich – und die Folgekrankheiten – ist zum großen Teil eine durch Vitaminmangel verursachte Krankheit von unglaublichem Ausmaß.

Was Sie zur Abwehr des Alterns über Vitamine wissen müssen

- ▶ Betrachten Sie das Altern mitsamt Konsequenzen zum Teil als umfassende »Mangelkrankheit« wegen unzureichender Zufuhr von Vitaminen und Mineralien.
- ▶ Am besten wehrt man das Altern ab, indem man Mega-Dosen an antioxydierenden Vitaminen und Mineralien einnimmt - vor allem Vitamin E, Vitamin C und Beta-Carotin.
- ▶ Es ist heute nicht mehr klug anzunehmen, daß die Nahrung Ihnen alles an Vitaminen und Mineralien liefert, was Sie benötigen, um dem Alterungsprozeß entgegenzuwirken.
- ▶ Die Aufgabe der Vitamine und Mineralien besteht nicht nur in der Abwehr offenkundiger Mangelkrankheiten wie Skorbut und Rachitis. Sie bekämpfen auch die chronischen altersbedingten Volksseuchen wie Herz- und Krebskrankheiten.
- ▶ Sie können sich nicht auf die von der Regierung gebilligten und empfohlenen kleinen Mengen an Vitaminen und Mineralien verlassen, um die Verwüstungen des Alterns maximal zu bekämpfen, selbst wenn manchmal sogar schon kleine Mengen eine altersmäßige Verschlechterung der Gesundheit umzukehren vermögen.
- ▶ Bedenken Sie, daß Sie wahrscheinlich sogar nicht einmal den amtlichen Minimalbedarf an Vitaminen und Mineralien zu sich nehmen. Das ist nämlich bei fast allen Amerikanern so. Und damit spielen Sie auf gefährliche Weise mit einem vorzeitigen Altern.
- ▶ Vitamine und Mineralien bekämpfen das Altern hauptsächlich dadurch, daß sie die antioxydierenden Kräfte des Körpers steigern und damit die Freien Radikale vernichten, die Hauptursache des Alterns sind.
- ▶ Außerdem tragen große Mengen an Vitaminen und Mineralien auch dazu bei, andere physiologische Prozesse abzublocken, die das Altern und folglich Krankheiten, Gebrechen und Tod fördern.
- ▶ Im Gegensatz zu gelegentlichen Behauptungen sind Vitamine und Mineralien in alternsverhütenden Dosierungen bemerkenswert sicher und ohne Nebenwirkungen.

- Vitamine und Mineralien sind billig, ganz besonders in Anbetracht der enormen positiven Wirkungen und der Minderausgaben für Medikamente, Hightech-Prozeduren, Arztrechnungen und Krankenhausaufenthalte.
- In der Abwehr des Alterns wirken zahlreiche Vitamine und Mineralien zusammen. Ein einzelnes Wundervitamin oder -mineral gegen das Altern gibt es nicht. »Wie zahlreiche Studien beweisen, wirken Antioxydanzien besser in Verbindung miteinander als für sich allein», betont Dr. Carl Cotman, Direktor der Irvine Brain Aging Unit an der University of California.

Sehen Sie, wie es Menschen ergeht, die Antioxydanzien einnehmen

Sterblichkeitsrate: Um 50 Prozent niedriger. Forscher am National Institute on Aging haben vor kurzem herausgefunden, daß die Einnahme von Vitamin-C-plus-Vitamin-E-Tabletten bei zehntausend älteren Leuten im Alter zwischen 76 und 105 Jahren das Todesfallrisiko bei allen Ursachen um die Hälfte reduzierte. Außerdem hatten die alten Vitamintablettenkonsumenten nur ein Drittel soviel Todesfälle durch Herzerkrankungen wie ältere Menschen, die keine Vitamine einnahmen.

Todesfälle durch Krebs: Um 13 Prozent weniger. Den schlagendsten Beweis dafür, daß die Einnahme von antioxydierenden Vitaminen Krebs und Krebstod vermindert, liefert eine Studie des Nationalen Krebsinstituts in der chinesischen Provinz Linxian aus dem Jahre 1993. Die Studie betraf fast dreißigtausend Menschen über vierzig. In der Gruppe derjenigen, die täglich die Mengen von 15 Milligramm Beta-Carotin, 30 Milligramm Vitamin E und 50 Mikrogramm Selen einnahmen, gab es eine drastische Reduktion von Todesfällen. Innerhalb von nur fünf Jahren sank die Zahl der Todesfälle durch sämtliche Ursachen um insgesamt 9 Prozent. Besonders bemerkenswert war ein Absinken von krebsverursachten Todesfällen um insgesamt 13 Prozent. Aufgeschlüsselt: Todesfälle an Speiseröhrenkrebs sanken um 4 Prozent, an Magenkrebs um 21 Prozent, an Lungenkrebs um 45 Prozent und an allen sonstigen Krebsarten summarisch um 20 Prozent. Ferner gab es auch 10 Prozent weniger Tote durch Schlaganfälle. Höchst interessant war folgende Beobachtung der Forscher: Die Zahl der Krebstodesfälle nahm unglaublich rasch ab - innerhalb von ein bis zwei Jahren nachdem die Versuchspersonen mit dem Einnehmen von Antioxydanzien begonnen hatten. Vermutlich beruhte die Wirkung der Antioxydanzien darauf, daß sie die Zellen vor Schäden durch Freie Radikale schützten.

Überleben bei Krebserkrankungen: Um 50 Prozent mehr. Nicht minder beeindruckend war die Erkenntnis, daß Mega-Dosen von Vitaminen im Kampf gegen bereits eingetretenen Krebs helfen können. In einer kürzlich durchgeführten Studie von Dr. Donald Lamm, dem Leiter des Urologischen Instituts an der West Virginia University in Morgantown, reduzierten Vitaminzusätze das Wiederauftreten von Blasenkrebs um die Hälfte, und die Überlebenszeit der Patienten wurde fast verdoppelt. Bei diesem Test nahmen 65 Patienten ein Standardmedikament der Immunotherapie namens BCG. Etwa die Hälfte der Patienten bekam außerdem eine tägliche hohe Dosis von antioxydierenden Vitaminen (40000 IE von Vitamin A, 100 Milligramm von B_6, 2000 Milligramm von Vitamin C, 400 Milligramm von Vitamin E und 90 Milligramm von Zink). Nach fast zwei Jahren entwickelten 40 Prozent der Patienten, welche das Medikament plus Vitamine erhielten, von neuem Tumore, verglichen mit 80 Prozent der Patienten, die nur das Medikament erhielten. Laut Dr. Lamm wirkten die Vitaminzusätze höchstwahrscheinlich durch Stärkung des Immunsystems. Solche Krebstherapie sollte aber nur unter ärztlicher Überwachung durchgeführt werden.

Herzanfälle, Schlaganfälle: Um 50 Prozent weniger. Im Rahmen eines langfristigen Doppelblindtests der Universität Harvard nehmen ungefähr 22000 männliche Ärzte an jedem zweiten Tag 50 Milligramm Beta-Carotin. Vor kurzem haben Forscher die Werte von einer Untergruppe von 333 Ärzten analysiert, die Anzeichen einer Herzerkrankung wie etwa Angina pectoris (Schmerzen im Brustkörper) aufwiesen. Der überraschende Befund: Bei den Ärzten, die sechs Jahre lang Beta-Carotin eingenommen hatten, gab es nur die Hälfte an Herzattacken, Schlaganfällen, Bypassoperationen und Herztodesfällen als unter den Ärzten, die eine Scheinpille bekamen. Merke: Die Schutzwirkung setzte erst nach zwei Jahren ein.

Weiteres Beweismaterial: Bei Männern, die nach eigener Aussage über zehn Jahre Vitamine - meistens Vitamin E - einnahmen, gab es 78 Prozent weniger Todesfälle durch Herzkrankheiten, 58 Prozent weniger Herzanfälle, 15 Prozent weniger Angina pectoris und 40 Prozent weniger Erstvorkommen an »Herzstörungen« als bei Männern, die keine Vitamine einnahmen. Diese Studie an 2226 Männern wurde an der Laval-Universität in Quebec durchgeführt. Der First National Health and Nutrition Examination Survey der amerikanischen Bundesregierung kam zu dem Ergebnis, daß unter Amerikanern, die regelmäßig zusätzlich Vitamin C einnahmen, 37 Prozent weniger tödliche Herzanfälle eintraten.

Hautkrebs: Um 70 Prozent weniger. Regelmäßige Zufuhr von Vitaminen ganz allein, vor allem aber der Vitamine A, C und E, reduzierte das Risiko einer Erkrankung an unserer häufigsten Krebsart - Basalzellenkarzinom, ein Hautkrebs - um erstaunliche 70 Prozent. Das ergab 1994 eine Forschungsstudie an der Johns Hopkins University. Die Forscher erklärten: Auf die gesamte alternde Bevölkerung angewandt, könnten Vitamine demnach pro Jahr 350000 neuen Vorkommen von Basalzellenkarzinom pro Jahr vorbeugen.

Gesteigerte Immunität, ein Absinken der Infektionen: Um 50 Prozent. Nach einer Studie an der New Jersey Medical School führte bei gesunden älteren Menschen, die sich richtig ernährten und keinerlei Mangelerscheinungen aufwiesen, schon eine einfache Multivitamintablette pro Tag zu einer wesentlichen Steigerung der Immunfunktionen. Ranjit K. Chandra von der Memorial University in Newfoundland hat in einem weiteren bahnbrechenden Forschungstest mit einer Kombination von achtzehn Vitaminen und Mineralien, die älteren Menschen in meist bescheidenen Mengen verabreicht wurden, Infektionskrankheiten innerhalb eines Jahres um die Hälfte verringern können.

Grauer Star: Um 27 bis 36 Prozent weniger. Nach einer Untersuchung der Harvard Medical School an 17000 Ärzten über 45 Jahre bestand für Männer, die eine Multivitamintablette einnahmen, im Vergleich zu Männern ohne zusätzliche Vitamineinnahme nur ein 73prozentiges Risiko, grauen Star zu entwickeln. In einem anderen Forschungstest, den das Nationale Krebsinstitut im chinesischen Linxian durchführte, nahmen manche Versuchspersonen eine Kombination von 26 Vitaminen und Mineralien ein. Die Dosis entsprach ungefähr der anderthalb- bis dreifachen Menge der in Amerika regierungsamtlich empfohlenen Werte. Das Vorkommen an beginnendem grauen Star bei Menschen über 65 sank um 36 Prozent.

Natürliche Verjüngungsmittel und Tonika für Langlebigkeit

Die bekannten Vitamine und Mineralien sind keineswegs die einzigen natürlichen Substanzen mit Antioxydierungskräften, die gegen das Altern einwirken, Krankheiten vorbeugen und Krankheiten mildern. Es gibt zahlreiche Pflanzen und natürliche Extrakte voller Antioxydanzien und sonstiger biologisch aktiver chemischer Stoffe. Alternshemmende Substanzen sind in den Blättern, Stengeln und Wurzeln von unzähligen eßbaren und nichteßbaren Pflanzen reichlich vorhanden. Von ihnen werden viele schon seit Tausenden von Jahren als Heilkräuter verwandt. Mindestens ein Viertel unserer rezeptpflichtigen Medikamente wird tatsächlich aus Pflanzen gewonnen.

Außerdem gibt es die erstaunliche neue wissenschaftliche Erkenntnis, daß der Mensch von den alternshemmenden Substanzen wie Enzymen, Hormonen, Aminosäuren und sonstigen natürlichen Schutzmitteln, über die der Körper im fortgeschrittenen Alter nur noch in unzureichenden Mengen verfügt, künstlich identische biologische Klone herzustellen und mit ihnen dem Mangel abzuhelfen vermag, damit die Gewebe sich erneuern und die jugendliche Kraft zurückkehrt - manchmal in erstaunlichem Maße. Wenn die Zeit unsere intern im eigenen Körper erzeugten Schutzmittel abbaut, so heißt das noch keineswegs, daß wir alle Hoffnungen fahrenlassen müssen, sie wieder aufzubauen. Wir brauchen keineswegs untätig und widerstandslos älter zu werden.

Nun ist gewiß unbestritten, daß Sie neben Vitaminen und Mineralien zusätzlich viele Substanzen der Natur nützen können, um die Verwüstungen des Alterns abzuwehren. In Europa und in Japan werden solche Substanzen häufig verschrieben. So kann beispielsweise das Ginkgo-Kraut ein Absinken geistiger Fähigkeiten und Kraft rückgängig machen helfen, *ehe die dramatischeren Folgeerscheinungen des Alterns einsetzen.* Eine andere, in vielen europäischen wie auch in Japan weitverwendete Substanz ist Co-Enzym Q-10, eine vitaminähnliche Substanz, die der Körper mit dem Älterwerden in kleineren Mengen erzeugt. Sie ist ein Antioxydans, das insbesondere den Herzzellen im Alter zu wirksamerer Tätigkeit verhilft und möglicherweise den Tag hinauszögert, an dem das Herz versagt.

Der Garten der Ewigkeit

Nichts kann Ihre Körperzellen so jung, lebensvoll und krankheitsresistent erhalten wie der Genuß von viel Obst und Gemüse. Sie sind mächtige Mittel gegen das Altwerden mit seiner Schwäche und Bürde an Krankheiten. Der anerkannte Antioxydans-Forscher Dr. Bruce Ames erklärt frei heraus: »Wenn Sie keine Gemüse essen, bestrahlen Sie sich echt selber«, das heißt, Sie setzen sich unnötiger Zellzerstörung und Krebs aus. Dr. John Potter an der University of Minnesota bringt die heutige seuchenartige Verbreitung von Krebs in Zusammenhang mit einem verbreiteten »Gemüsemangel« in der Ernährung. Wie Forschungsarbeiten immer wieder bestätigen, vermag der tägliche Genuß von fünf oder mehr Portionen Obst und Gemüse das Krebsrisiko für Sie halbieren und auch sonst Ihr Leben retten.

Bei Männern, die täglich den Beta-Carotin-Wert von einer Karotte und die Vitamin-C-Menge von zweieinhalb Orangen aßen, fiel der Todesfallquotient um 28 Prozent. Über einen Zeitraum von 24 Jahren gingen außerdem durch krebsbedingte Todesfälle um 50 Prozent sowie Todesfälle aufgrund von Herzkrankheiten um 18 Prozent zurück. Das haben Forscher an der University of Texas School of Public Health in Houston belegt. In Finnland hat eine Studie aus jüngster Zeit herausgefunden, daß kardiovaskulär verursachte Todesfälle in dem Maße abnahmen, als Menschen mehr Antioxydanzien E, C und Carotinoide aus Obst und Gemüse zu sich nahmen. Sämtliche Obst- und Gemüsearten enthalten große Mengen von bekannten und unbekannten Antioxydanzien.

In Deutschland und in Japan haben die Regierungen Regulationsmechanismen in Gang gesetzt, um den Verzehr solch natürlicher ungenießbarer und eßbarer Substanzen zu steuern, die Krankheiten vorbeugen und lindern. Es überrascht nicht, daß ein gut Teil der wissenschaftlichen Erforschung von natürlichen Substanzen zur Hinauszögerung des Alterns und zur Lebensverlängerung in Deutschland und Japan erfolgt ist. Doch mittlerweile haben zahlreiche Forscher an führenden wissenschaftlichen Institutionen in den USA sich diesem Arbeitsfeld angeschlossen und die Bedeutung solcher Forschungen bestätigt. Einige prominente Universitätswissenschaftler, wie Bruce Ames, Lester Parker und andere an der University of California in Berkeley, lenken ihre Recherchen auf Antioxydanzien, welche intern vom menschlichen Körper erzeugt werden - so etwa Ubiquinol (Co-Enzym Q-10) und antioxydierend wirksame Kräuter wie beispielsweise Ginkgo. Sie alle können dazu beitragen, Ihre Körperzellen vor einem Schaden und Altern durch Freie Radikale zu schützen, und sind, wie Vitamine, in Reformhäusern und Apotheken erhältlich. Sie werden auch mehr und mehr von Ärzten verschrieben.

Supernahrungsmittel gegen Altern, die lebenverlängernd wirken

Was wir Tag für Tag essen - von Kindheit an über Jahre und Jahrzehnte - hat eine tiefe und bleibende Wirkung auf Überleben, Gesundheit, Altern und Lebensdauer. Nahrungsmittel sind chemische Gebilde von immenser Komplexität, die in unsere Körperzellen eindringen, deren Zusammensetzung verändern und Funktionsweise diktieren. Selbst wenn Sie gewöhnlich nicht in solchen Begriffen über Nahrungsmittel nachdenken - es sind effektiv hochwirksame Päckchen aus pharmakologischen Stoffen, die das Verhalten Ihrer Körperzellen steuern. Es liegt in Ihrer Hand, was Sie Ihren Körperzellen liefern - ob Sie sie zu Festungen mit starken antioxydierenden Garnisonstruppen aufbauen, welche den Schäden der Zeit und den Angriffen der Freien Radikale widerstehen, die die Hauptursache des Alterns und der altersgemäßen Krankheiten sind. Sie können aber natürlich auch Nahrungsmittel ohne Antioxydanzien essen und auf die Weise Ihre Körperzellen Massenmassakern und Verstümmelungen überlassen - womit Sie Ihre Aussichten auf ein verspätetes Altern und auf lange Lebensdauer mindern.

Mit Ihren Zellen altert auch Ihr Körper. Und wie rasch Ihre Zellen altern, hängt in hohem Maße davon ab, ob die Nahrungsmittel, die Sie ihnen zuführen, reich oder arm an Antioxydanzien oder Freien Radikalen sind.

Manche Nahrungsmittel sind zweifellos mit Tausenden von Antioxydanzien und anderen Wirkstoffen bestückt, welche die antioxydierenden Körperfunktionen stimulieren. Die exakte antioxydierend wirkende Zusammensetzung dieser Nahrungsmittel ist niemandem bekannt, weil sie bisher nicht vollständig chemisch analysiert worden sind und vielleicht auch nie werden. Was aber wissenschaftlich bereits erkannt wurde, sind die erstaunlich starken Antioxydierungskräfte in vielen Obst- und Gemüsesorten, in Hülsenfrüchten, Getreiden und Ölen. Und Hunderte von Forschungsarbeiten über Zusammenhänge zwischen der menschlichen Ernährungsweise und Krankheiten haben Nahrungsmittel mit starken Wirksubstanzen gegen Altern und Krankheiten identifiziert.

Das absolute »Muß« zum Hinauszögern des Alterungsprozesses: Vitamin E

Auch wenn Sie sonst keine Vitamine einnehmen – Vitamin E sollten Sie sich unbedingt zuführen. Denn es ist praktisch unmöglich, die zur Bekämpfung von Herzkrankheiten und Krebs sowie zur Steigerung der Immunkräfte notwendigen Dosierungen von Vitamin E über die Nahrung zu erhalten, außer Sie konsumieren täglich über 5000 Kalorien – und die meisten davon in Form von Fett.

Vitamin E ist der Superchampion in der Abwehr des Alterns – das Antioxydans, das Sie im Kampf gegen die Radikale ganz besonders auf Ihrer Seite haben wollen. Wenn man die führenden Forscher der Welt nach den wichtigsten Vitaminzusätzen zur Vertreibung der Alterskrankheiten fragt, hört man praktisch immer Vitamin E, das auch α-Tocopherol genannt wird. Und mit gutem Recht. Daß Vitamin E, in größeren Mengen zugeführt, als in der Nahrung enthalten ist, hervorragend wirkt, spricht sich herum. In der Tat: Aufsehenerregende neue Erkenntnisse über Vitamin E haben mehr als alles andere dazu beigetragen, den Glauben der Ärzte an das alte Diktum zu erschüttern, daß man alles zur Erhaltung des Lebens Notwendige aus der Nahrung bekommen kann. Vitamin-E-Zusatzpräparate sind offenbar erforderlich, um die Probleme des Alterns in der modernen Zivilisation zu bekämpfen.

Was Vitamin E gegen das Altern bewirken kann

Es verhindert Arterienverstopfung: Das Vitamin E bekämpft die am meisten gefürchtete Begleiterscheinung des Alterns: die Arteriosklerose, eine graduelle Verstopfung und Verkalkung der Arterien, die in jungen Jahren einsetzt, sich in den mittleren Jahren verschlimmert und pro Jahr ungefähr eine halbe Million Amerikaner meist höheren Alters tötet. Die neue Erkenntnis: Arteriosklerose entsteht größtenteils dadurch, daß LDL-Cholesterin im Blut durch Angriffe von Freien

Radikalen chemisch verändert wird – es oxydiert bzw. wird ranzig und toxisch. Wenn solche LDL-Oxydation ausbleibt, ist das bösartige LDL-Cholesterin nicht imstande, die Arterienwände zu infiltrieren, das heißt, der erste Schritt zur Belagbildung und Arterienverstopfung unterbleibt. Das Verhindern von Oxydation oder »Ranzigkeit« des LDL-Cholesterins unterbindet also Verstopfung, Verengung und Desintegration der Arterienwände bereits im Anfangsstadium. Und genau das besorgt die Zufuhr des antioxydierenden Vitamins E aufs perfekteste – viel besser als alle anderen Antioxydans-Vitamine. Das Vitamin E dringt in die Moleküle des LDL-Cholesterins ein und kommt der gefährlichen Oxydierung zuvor; damit aber knipst es gewissermaßen den Ansatz einer Entwicklung von Koronarherzerkrankungen aus.

Eine Forschungsarbeit von Ishwardal Jialal am University of Texas Southwestern Medical Center in Dallas machte folgende Entdeckung: Das tägliche Einnehmen von 800 IE Vitamin E über drei Monate setzte die Oxydierung von LDL-Cholesterin drastisch herab – nämlich um eindrucksvolle 40 Prozent. »Vitamin E ist eindeutig das stärkste Antioxydans gegen LDL-Oxydation«, betont Jialal. Nach seinen Ergebnissen sind täglich mindestens 400 IE Vitamin E erforderlich, um die Oxydierung des LDL-Cholesterins zu verhüten.

Es stoppt Herzanfälle: Die wissenschaftliche Kommunität hat jüngst mit begeistertem Staunen auf zwei umfangreiche Forschungsprojekte der Universität Harvard reagiert. Beide haben gezeigt, daß Vitamin-E-Zusätze das Auftreten von Herzkrankheiten offenbar dramatisch reduzieren. Zuerst bei Frauen: In einer Testgruppe von 87 Krankenschwestern lag die Zahl von Vorkommen ernsthafter Herzerkrankungen bei denen, die über zwei Jahre lang täglich 100 bis 250 IE Vitamin E einnahmen, um 41 Prozent niedriger als bei denen, die keine Vitamin-E-Zusätze einnahmen. Und bei diesen Frauen war auch das Schlaganfallrisiko um 29 Prozent geringer, und die Gesamtsterblichkeitsziffer ging um 13 Prozent zurück.

Aber auch Männer wurden gerettet. In einem Test mit 40 000 Männern im mittleren Alter zeigten diejenigen, welche über zwei Jahre lang täglich 100 IE Vitamin E einnahmen, einen 37prozentigen Rückgang des Risikos kardiovaskulärer Erkrankung, inklusive Herzanfall. Das Vitamin E wirkt nicht über Nacht. Die Harvard-Forschungen deuten darauf hin, daß man mindestens zwei Jahre lang Vitamin E einnehmen muß, bevor der Schutz gegen Herzanfälle einsetzt.

Ein wichtiges Faktum: Die Autoren des Harvard-Berichts, Dr. Meier J. Stampfer und Dr. Eric B. Rimm, betonten, daß man mit der Nahrung nicht ausreichend Vitamin E bekommt, um Herzanfälle zu verhindern. Dafür ist eine zusätzliche

Versorgung mit Vitamin E nötig, welche die beiden Autoren auch persönlich einhalten. Allerdings führte eine tägliche Menge über 250 IE in ihrer Studie keine weitere Senkung der Herzkrankheiten herbei.

Vitamin E macht alte Arterien jünger

Bei Affen haben 108 IE Vitamin E pro Tag über drei Jahre die auf fettreiche Nahrung zurückgehende Arterienverstopfung verlangsamt und rückgängig gemacht. Das ergab eine Untersuchung am Arterosclerosis Research Laboratory an der University of Mississippi. Die Tiere wurden mit fetthaltiger Kost gefüttert. Bei denen, die zusätzlich Vitamin E bekamen, gab es nur ein Fünftel der Arterienverstopfung wie bei den Tieren, denen Vitamin E vorenthalten wurde. Was noch überraschender war: Bei Affen mit bereits vorhandenen Arterienkrankheiten befreite Vitamin E die Arterien zu zirka 60 Prozent vom Belag. Innerhalb von zwei Jahren reduzierten sich hier die Vorfälle an Arterienverstopfung von durchschnittlich 35 auf 15 Prozent.

Nach Forschungen von Howard N. Hodis an der University of Southern California School of Medicine scheint Vitamin E das gleiche Potential auch für Menschen zu enthalten. Er entdeckte, daß Vitamin E bei Männern im mittleren Alter, die sich einer Koronar-Bypassoperation unterziehen, die Belagbildung in den Arterien verlangsamt und leicht umkehrt. Männer, die pro Tag mindestens 100 IE Vitamin E (zusammen mit anderen Medikamenten) einnahmen, hatten nach zwei Jahren weniger verengte Arterien als die Männer, die weniger Vitamin E einnahmen. Was noch aufsehenerregender ist: Angiogramme (Röntgenaufnahmen) zeigten, daß bei einigen Menschen, die Vitamin E nahmen, der Arterienbelag geschrumpft war – was tatsächlich einem Rückgang der Arteriosklerose entsprach.

Frage: Können Sie es sich leisten, Vitamin E *nicht* einzunehmen?

Antwort: Diese Unterlassung könnte, sofern die Harvard-Studie stimmt, sträflich sein. »Das Nichteinnehmen von Vitamin E brachte ein ebenso hohes Risiko wie Rauchen«, meinte Dr. Rimm.

Tatsächlich zeigte die Untersuchung, daß die Vorteile, die das Einnehmen von Vitamin E bringt, viel größer waren als die Vorteile, die bei einer Senkung von hohem Blutdruck und hohem Cholesterinspiegel beobachtet wurden. Eine großangelegte Testuntersuchung, welche die Weltgesundheitsorganisation in sechzehn europäischen Großstädten mit Männern durchführte, hat bestätigt: Ein hoher Vitamin-E-Spiegel im Blut ist besser zur Verhütung von tödlichen Herzanfällen geeignet als eine Reduzierung des Cholesterinspiegels.

Es verjüngt die Immunkräfte: Die Ernährungsimmunologin Dr. Simin Meydani von der Tufts University testete die Wirkung von Vitamin-E-Zufuhr (Mengen von 400 bis 800 IE pro Tag) bei über 60jährigen. Mit dem Älterwerden hatten ihre Immunreaktionen sich verschlechtert, schossen dann wieder in die Höhe und erreichten »fast das Niveau wie bei jungen Leuten«, sagte sie. Obwohl das Vitamin nicht bei jeder Person wirkte, war das Wiederaufladen des Immunsystems bei den meisten phänomenal. Immunfunktionen, wie etwa die Proliferation von weißen Blutzellen, die Infektionen bekämpfen, steigerten sich binnen dreißig Tagen um 10 bis 50 Prozent. Manche Funktionen verbesserten sich sogar um 80 bis 90 Prozent.

Die Erklärung: Dr. Meydani glaubt, daß Vitamin E das Fett in Membranen von Immunzellen vor der Oxydierung durch Attacken Freier Radikale schützen hilft. Solche Zellen sind durch Freie Radikale besonders gefährdet. Notabene: Die Versuchspersonen litten nach gegenwärtigen Maßstäben nicht unter Vitamin-E-Mangel. Es ist einfach so, daß ältere Menschen zur Verjüngung der Immunfunktionen Vitamin-E-Stöße brauchen, die weit über den »normalen« Bedarf hinausgehen. Mega-Dosierungen von Vitamin E kurbelten auch bei jungen Menschen die Immunfunktionen an, aber nicht so stark wie bei älteren.

Es verhütet Krebs: Eine neue Studie bei 35 000 Frauen in Iowa fand heraus, daß die unter 65jährigen mit der größten Vitamin-E-Zufuhr - meist aus Zusatzpräparaten - ein 68 Prozent geringeres Dickdarmkrebsrisiko hatten. Ein großer finnischer Forschungstest kam zu dem Ergebnis, daß ein niedriger Vitamin-E-Spiegel im Blut die Anfälligkeit für sämtliche Krebsarten um 50 Prozent erhöht. Forschern des National Cancer Institute zufolge verringert sich das Risiko von Mund- und Rachenkrebs um die Hälfte, wenn man sechs Monate lang Vitamin E einnimmt. Eine weitere Studie von Wissenschaftlern in Yale hat ergeben, daß Vitamin-E-Zusätze bei Nichtrauchern die Gefahr von Lungenkrebs um die Hälfte reduzierten. Die Wirksamkeit des Vitamin E gegen Krebs wird meistens seinen immunitätsfördernden Eigenschaften zugeschrieben. Es gibt jedoch neuerlich Belege dafür, daß Vitamin E unmittelbar das Wachstum von Krebszellen hemmt.

Es lindert Arthritis: In einigen wenigen Studien erwiesen sich Dosierungen bis 1200 Milligramm Vitamin E zur Linderung von Schmerzen, Schwellungen und Morgensteifheit, die durch Arthritis deformans verursacht werden, so wirksam wie ein gewöhnliches Medikament gegen Entzündungen. Eine Vermutung: Arthritiker haben häufig einen niedrigen Vitamin-E-Gehalt im Blut und brauchen möglicherweise zusätzliche Mengen, weil es im Kampf gegen Gelenkentzündungen durch Angriffe der Freien Radikale rasch aufgezehrt wird.

In unserem Land sterben Hunderttausende an Herzkrankheiten und Krebs. Mir erscheinen die Beweise, daß Vitamin E das Leid und den Preis dieser Krankheiten reduzieren kann, sehr stark, und dabei gibt es offenbar keine nachteiligen Nebenwirkungen. Und Vitamin E ist obendrein nicht einmal teuer. –
Dr. Jeffrey Blumberg, Leiter des Antioxydant Research Laboratory an der Tufts University

Verzögert Katarakt (grauen Star): Bei Tierversuchen zeigte sich Vitamin E imstande, die Entwicklung von Katarakt aufzuhalten und rückgängig zu machen. Eine Teststudie mit Menschen führte zu dem Ergebnis, daß Vitamin-E-Zusätze das Risiko um 56 Prozent minderten, obwohl Vitamin C sich noch wirksamer zeigte.

Es zögert den Gesamtprozeß des Alterns von Gehirn und Blut hinaus: Mit der Zeit hinterlassen die Schäden der Freien Radikale in den Zellen Spuren - die Akkumulation einer Substanz, die als Lipofuscin oder auch als Alterspigment bezeichnet wird. In Zellen älterer Patienten, die Vitamin E einnahmen, sank der Gehalt dieses Pigments wesentlich. Die Blutzirkulation im Gehirn verbesserte sich ebenfalls. Manche Wissenschaftler glauben, daß Vitamin E den altersbedingten Verlust geistiger Fähigkeiten - auch im Falle der Alzheimerschen Krankheit - hinauszögern helfen kann.

Erwachsene sollten täglich 100 bis 400 IE (Internationale Einheiten) von Vitamin E einnehmen. –
Alliance for Aging Research, eine gemeinnützige Organisation zur Erforschung des Alterns mit Sitz in Washington

Wie wirkt es? Vitamin E ist ein sehr wirkkräftiges fettlösliches Antioxydans und daher imstande, besonders in den fettesten Teilen des Körpers beste Arbeit zu leisten. Vitamin E scheint besonders entscheidend dazu beizutragen, den Verfall von Gehirn, Arterien und Immunsystem zu verhüten, weil die Membrane der Zellen des Gehirns und des Immunsystems äußerst fett und die Arterien extrem empfindlich sind gegen Schäden durch Fett. Vitamin E wirkt wie ein kleiner Feuerlöscher, indem es Kettenangriffe von gefährlichen Freien Radikalen bekämpft, die Fett im Gehirn und im Blut ranzig machen, dadurch die normalen Funktionen stören und ein rascheres Altern der Gewebe verursachen.

Was Vitamin E gegen Altern zu leisten verspricht

- Es stoppt die zellenvernichtenden Kettenreaktionen der Freien Radikale.
- Es blockiert die Oxydation des schädlichen LDL-Cholesterins und anderer Zellschäden verursachender Fettarten.
- Es dient zur Vorbeugung von Herz- und Schlaganfällen.
- Es verjüngt die Immunkraft.
- Es verhütet Krebs und blockt das Wachsen von Krebszellen ab.
- Es lindert Arthritissymptome.
- Es bekämpft grauen Star und die Degeneration der Makula.
- Es lindert die Claudicatio intermittens, ein von Durchblutungsstörungen im Bein verursachtes Hinken.

Was ist mit der Ernährung? Weil Vitamin E fettlöslich ist, kommt es besonders stark in fetten Nahrungsmitteln vor - in Pflanzenölen (insbesondere Sojabohnen-, Sonnenblumen- und Kornölen), in Nüssen und Samen, in Vollwertgetreiden und Weizenkeimen. Man findet es auch in manchen Gemüsen. Es ist aber praktisch unmöglich, über die Nahrung ausreichende Mengen Vitamin E zu bekommen, um das Altern hinauszuzögern. Um 400 IE zu erhalten, die typische Menge einer Kapsel, müßten Sie, so betont Dr. Alain Chait, ein Spezialist für die Erforschung von Herzerkrankungen an der University of Washington, pro Tag mehr als zwei Liter Kornöl trinken oder mehr als zweieinhalb Kilo Weizenkeime, acht Tassen Mandeln oder achtundzwanzig Tassen Erdnüsse konsumieren. Die Erdnüsse enthalten 22520 Kalorien und 1912 Gramm Fett. Allein durch Nahrungsmittel können Sie höchstens mit zirka 25 IE täglich rechnen. Dr. Chait geht keine Risiken ein. Er selbst nimmt ein zusätzliches Vitamin-E-Präparat.

Brauchen Sie einen Vitaminzusatz? Zweifellos. Denn wenn Sie etwas Vorbeugendes gegen das Altern tun wollen, bekommen Sie mit der Nahrung keine Mengen, die groß genug sind, um gegen das Altern anzukämpfen. Und Sie brauchen auch einen besonderen Vitamin-E-Zusatz, weil eine typische Multivitamintablette ungefähr 30 IE Vitamin E enthält - eine nicht ausreichende Menge.

Wieviel? Sie benötigen, wie Forschungsstudien zeigen, mindestens 100 IE Vitamin E täglich, um einen nachweislichen Schutz gegen Herzanfälle zu erreichen. Eine weit bessere Dosis wären jedoch 400 IE Vitamin E. Soviel wird nämlich gebraucht, um die gefährliche Oxydierung des LDL-Cholesterins abzublocken, welche den Grundstein für Arterienverkalkung legt. Diese Menge steigert auch die Immunkräfte. Nehmen Sie das Vitamin E zu den Mahlzeiten. Wenn möglich, sollten Sie statt einer einzigen großen Dosis während des Tages mehrere Dosierungen einnehmen, um den Vitamin-E-Gehalt im Blut gleichbleibend hoch zu halten.

Welche Art? Natürliches oder synthetisches Vitamin E? In trockener Form oder in Ölkapseln? Nach Meinung der Experten spielt das keine große Rolle. Die biologisch aktivste Form von Vitamin E ist als α-Tocopherol bekannt. Ein *d* vor dem α-Tocopherol bedeutet, daß es aus natürlichen Quellen stammt; ein *dl*, daß es synthetisch ist. Neuen Forschungsergebnissen zufolge verhindert die billigere synthetische Form (dl-α-Tocopherol) die gefährliche Oxydation von LDL-Cholesterin genausogut wie das natürliche Vitamin E oder d-α-Tocopherol. Manche Forscher halten das natürliche Vitamin E aber trotzdem noch immer für das beste.

Wieviel ist zuviel? Die meisten Experten betrachten tägliche Dosierungen von 400 bis 800 IE als sehr sicher und als frei von bekannten toxischen Nebenwirkungen. Ein Forschungsvorhaben, das über Jahre lief und achthundert Patienten umfaßte, deckte auch bei einer Tagesdosis von 2000 IE Vitamin E keine schädlichen Wirkungen auf. Bei Mengen über 400 IE hat Vitamin E jedoch – genau wie Aspirin – im Blut eine leicht gerinnungshemmende Eigenschaft, das heißt, es wirkt »blutverdünnend«. Patienten, die gerinnungshemmende Medikamente nehmen oder vor einer Operation stehen, wird es daher nicht empfohlen. Bei Tagesmengen von mehr als 3200 IE Vitamin E kann Toxizität auftreten, zu deren Symptomen Kopfschmerzen, Durchfall und hoher Blutdruck gehören. »Nehmen Sie nicht mehr als 1000 IE täglich«, rät der Vitamin-E-Experte Dr. Ishwarlal Jialal.

Vorsicht: Wenn Sie Mittel gegen Blutgerinnung einnehmen oder bei Blutungen irgendwelche Probleme befürchten, sollten Sie mit Ihrem Arzt sprechen, bevor Sie Vitamin E einnehmen. Es ist möglich, daß bei Vitamin E eine gerinnungshemmende Wirkung auftritt.

Nach einer jüngsten finnischen Forschungsarbeit könnte das Vitamin E möglicherweise zu Blutungsschlaganfällen beigetragen haben. Allerdings sind die meisten Fachleute der Ansicht, daß die in diesem Test verwendete Tagesdosis von 50 IE Vitamin E zu niedrig war, um eine veränderte Blutgerinnung oder sonstwie heilsame oder schädliche Wirkungen auszulösen.

Das beste Vitamin für ein langes Leben: Vitamin C

Wenn Sie länger leben wollen, sollten Sie ab sofort sehr viel Obst und Gemüse essen und Vitamin-C-Tabletten einnehmen! »Ein 35jähriger Mann, der Vitamin-C-reiche Nahrungsmittel verzehrt und Vitamin-C-Zusätze nimmt, wird das Risiko eines Todes durch Herzkrankheiten um zwei Drittel reduzieren und 6,3 Jahre länger leben«, prophezeit Dr. James Enstrom von der University of California in Los Angeles (UCLA). »Wir könnten unsere Lebensspanne um zwölf bis achtzehn Jahre verlängern, wenn wir täglich 3200 bis 12000 Milligramm Vitamin C einnehmen«, behauptet Dr. Linus Pauling.

Der Wissenschaftler Dr. Linus Pauling, der zweimal mit dem Nobelpreis geehrt wurde, ist 1994 im Alter von 93 Jahren an Krebs gestorben. Er war der festen Überzeugung, daß er sein Hinscheiden um mindestens zwanzig Jahre hinausgezögert hatte, weil er ein halbes Jahrhundert lang Vitamine eingenommen hatte, insbesondere Mega-Dosierungen von Vitamin C, an das er leidenschaftlich glaubte - als Mittel zur Bekämpfung von Krankheiten wie zur Verlängerung des Lebens. Es gibt zunehmend Hinweise, die ihm recht geben. Neueste Forschungen an schulmedizinischen Zentren in den USA zeigen, daß selbst niedrige Mengen von Vitamin C Ihre Lebenserwartung erhöhen kann.

»Wir haben jetzt den ersten handfesten Beweis dafür«, bekennt Morton A. Klein, der gemeinsam mit Dr. James E. Enstrom von UCLA die amtlichen Regierungsdaten über die Nahrungsaufnahme von 11000 Amerikanern auswertete, »daß Vitamin C unser Leben um Jahre verlängern kann.« Genauer gesagt, entdeckten sie, daß eine tägliche Dosis von 300 Milligramm Vitamin C (davon ungefähr die Hälfte in Form von Zusätzen) das Leben eines Mannes um sechs Jahre und das Leben einer Frau um zwei Jahre verlängert. »Bei den Männern, die Vitamin C nahmen, gingen die Todesfälle durch kardiovaskuläre Krankheiten um 40 Prozent zurück«, betont Klein.

Die lebensverlängernden Eigenschaften des Vitamin C übertreffen laut Dr.

Enstrom alles, was Sie aus einem verringerten Fettkonsum und niedrigerem Cholesterinspiegel erwarten können. Im übrigen lebten die Personen, die Vitamin C einnahmen, trotz Rauchen, Übergewicht, Bewegungsmangel und sogar bei falscher Ernährung länger.

Es könnte sein, daß Sie – wie die große Mehrheit der Amerikaner – unwissentlich an Vitamin-C-Mangel leiden und deshalb Ihrer Jugendlichkeit, optimalen Gesundheit und Langlebigkeit verlustig gehen. Der Vitaminforscher Dr. Emanuel Cheraskin, Emeritus-Professor für Medizin an der University of Alabama, sagt: »Es gibt praktisch keinen Menschen, der genügend Vitamin C bekommt.«

Die alarmierenden Fakten

- Ein Viertel aller Amerikaner bekommt sogar nicht einmal die mindestnotwendige Menge von 60 Milligramm Vitamin C, die die Zellen brauchen, um ihre grundlegenden biologischen Funktionen zu erfüllen.
- Nur 9 Prozent der amerikanischen Bevölkerung essen täglich die fünf Stück Obst und Gemüse (200 bis 300 Milligramm Vitamim C), welche das National Cancer Institute als absolut notwendig propagiert.
- Ungefähr 20 Prozent der gesunden älteren Menschen und 68 Prozent der älteren Patienten, die stationär behandelt werden, haben einer Forschungsstudie zufolge weiße Blutzellen, die an einem Vitamin-C-Mangel leiden.

Was Vitamin C gegen das Altern bewirken kann

Es immunisiert gegen Krebs: Rund 120 Forschungsstudien haben in überzeugender Weise Vitamin C als eine Form von Impfstoff gegen Krebs identifiziert. Menschen, die regelmäßig besonders viel Vitamin C einnehmen, haben im Vergleich mit knausrigen Vitamin-C-Schluckern nur ein halb so hohes Krebsrisiko. Das gilt insbesondere für Magen-, Speiseröhren-, Bauchspeicheldrüsen- und Mundhöhlenkrebs sowie möglicherweise auch für Gebärmutterhals-, Mastdarm- und Brustkrebs, wie die Analysen der Krebsepidemiologin Dr. Gladys Block von der University of California, Berkeley, ergaben. Fünf Tagesportionen Obst und Gemüse enthalten 200 bis 300 Milligramm Vitamin C – genug, um Krebs hinauszuzögern helfen. Um sicherzugehen, ist man jedoch auf zusätzliche Vitamin-C-Mengen angewiesen. Dr. Block nimmt persönlich 2000 bis 3000 Milligramm Vitamin C pro Tag.

Es rettet die Arterien: Vitamin C bietet einen totalen Arterienschutz. Merkwürdigerweise treiben kleine Mengen Vitamin C das gutartige HDL-Cholesterin in die Höhe, reduzieren aber das bösartige, Arterien zerstörende LDL-Cholesterin, senken hohen Blutdruck, stärken die Wände der Blutgefäße, machen das Blut weniger klebrig und bekämpfen die durch Cholesterin verursachten Änderungen, die zu Arterienverkalkung führen. Menschen, die sich täglich weniger Vitamin C zuführen, als in einer Orange enthalten ist, hatten bei einem Test von Paul Jacques an der Tufts University im Durchschnitt einen um 11 mm HG höheren systolischen und einen um 6 mm Hg höheren diastolischen Blutdruck. Die HDL-Cholesterin-Werte waren bei Frauen, die täglich die Menge Vitamin C bekamen, die drei Orangen entspricht, und bei Männern mit dem Vitamin C von fünf Orangen am höchsten, wie Tests der USDA (United States Department of Agriculture) ergaben. Ältere Menschen zeigten die besten Reaktionen. 600 oder mehr Milligramm Vitamin C pro Tag machten das Blut weniger zähflüssig und folglich weniger zur Bildung von Blutgerinnseln geeignet.

Das bemerkenswerteste ist aber dies: Wie Vitamin E hilft auch Vitamin C, die Arterien jung, sauber und elastisch zu halten, da es die Umsetzung von LDL-Cholesterin im Blut in einen toxischen Typ, der sich an die Arterienwände heftet, verhindert. Bei Tests mit Affen zeigte sich, daß schon geringe Dosen von Vitamin C und Vitamin E die Arterienverstopfung verlangsamten und dazu beitrugen, durch stark fetthaltige Nahrung beschädigte Arterien zu reinigen.

Geheimrezepte der Experten gegen Altern

Dr. Linus Pauling
Nobelpreisträger und Verfechter des Vitamin C

Kurz vor seinem Tod im Alter von 93 Jahren erklärte Dr. Linus Pauling: »Meine gegenwärtige Gesundheit habe ich zum großen Teil der Aufnahme von Vitaminen und Mineralien zuzuschreiben.« Er starb schließlich an Krebs, war aber fest davon überzeugt, daß die Vitamine den Ausbruch des Krebses um ungefähr zwanzig Jahre hinausgezögert hatten. Er behauptete, daß er nie unter einer Erkältung gelitten hat, seit er im Jahr 1965 mit dem Einnehmen von hohen Dosierungen von Vitamin C begonnen hatte. Er hatte zunächst 1941 mit einer einzigen Vitamin-C-Tablette täglich angefangen. Später nahm er täglich 18 000 Milligramm Vitamin C ein.

Dr. Pauling glaubte, daß der Mensch zwölf bis achtzehn Jahre länger leben kann, wenn er täglich zwischen 3200 und 12 000 Milligramm Vitamin C einnimmt – den Vitamin-C-Gehalt von 45 bis 170 Orangen.

Es steigert die Immunität: Der menschliche Körper rüstet sich zum Kampf gegen fremde Eindringlinge wie infektiöse Bakterien und Viren vorrangig, indem er Armeen von weißen Blutzellen namens Lymphozyten auf die Beine stellt. Bei einer täglichen Dosis von 5000 Milligramm Vitamin C stieg die Erzeugung von Lymphozyten an, bei 10000 Milligramm sogar noch mehr, wie die Forscher des amerikanischen National Cancer Institute berichteten. Vitamin C hat großen Einfluß auf die Zell-Soldaten des Immunsystems. Laut Dr. Cheraskin wirkt dieses Vitamin gegen Viren ähnlich wie ein Antibiotikum gegen Bakterien.

Außerdem mobilisiert Vitamin C die Immunfunktionen auch dadurch, daß es den Spiegel des antioxydationswirksamen Glutathions im Körper erhöht, das für ein richtiges Arbeiten des Immunsystems notwendig ist. Als bei einer Untersuchung des U.S. Department of Agriculture männliche Testpersonen neun Wochen lang weniger als ein Drittel des amtlich empfohlenen Grundbedarfs von Vitamin C einnahmen, sank ihr Glutathionspiegel im Blut um 50 Prozent. Die Forscher kamen zu dem Schluß, daß schon ein leichter Vitamin-C-Mangel die Immunverteidigung des Körpers stark zu beeinträchtigen vermag. Eine Tagesdosis von 500 Milligramm Vitamin C steigerte den Glutathiongehalt der roten Blutkörperchen um 50 Prozent.

Es stellt die biologische Uhr zurück: Britische Forscher haben nachgewiesen, daß Vitamin C den Prozeß des Alterns sogar umkehren kann, indem es die weißen Blutzellen älterer Menschen biochemisch verjüngt. Bei einer Untersuchung an älteren Leuten im Durchschnittsalter von 76 Jahren trieben nur 120 Milligramm Vitamin C in zwei Wochen die Menge der weißen Blutzellen so in die Höhe, daß sie der bei jungen Menschen mit dem Durchschnittsalter von 35 Jahren gleichkam. In einer weiteren Doppelblind-Studie mit älteren Krankenhauspatienten bewirkten 30 bis 50 Milligramm Vitamin C pro Tag das gleiche, doch ihre Leukozyten wurden biochemisch jünger als die Leukozyten von jungen Versuchspersonen.

Es verbessert Sperma und stellt männliche Fruchtbarkeit wieder her: Bei Männern mit niedrigem Vitamin-C-Gehalt im Blut besteht ein größeres Risiko, daß sie defektes Sperma haben, welches bei ihren Kindern Geburtsfehler verursachen kann. In einem bahnbrechenden Test an der University of California, Berkeley, verdoppelten sich die durch Freie Radikale ausgelösten Schäden am genetischen DNS-Material der Spermazellen von Männern, deren Tagesdosis an Vitamin C auf nur 5 Milligramm reduziert wurde. (Die Menge entspricht einem Teelöffel Zitronensaft.) Als die Männer wieder eine normale Ernährung mit 60 Milligramm bzw. 250 Milligramm Vitamin C aufnahmen, gingen die DNS-Schäden im Sperma binnen eines Monats zurück. Das heißt: Bei Nichtrauchern könnte schon der Genuß von einer einzigen Orange pro Tag das Sperma heilen und väterlicherseits bedingten Geburtsfehlern vorbeugen. In anderen Tests, welche an der University of Texas durchgeführt wurden, ging Unfruchtbarkeit bei Männern zurück, die mindestens 200 Milligramm Vitamin C täglich einnahmen.

Es verhütet Lungenkrankheiten: Wenn Sie sich viel Vitamin C gönnen, funktionieren Ihre Lungen besser. Im Vergleich mit Menschen, die täglich 100 Milligramm Vitamin C konsumierten, hatten Leute, die mit der täglichen Nahrungsaufnahme 300 Milligramm Vitamin C bekamen, nur ein 70prozentiges Risiko, an chronischer Bronchitis oder an Asthma zu erkranken, wie eine Studie mit neuntausend Erwachsenen, die Dr. Joel Schwartz von der U.S. Environmental Protection Agency durchführte, ergab. Außerdem trägt Vitamin C dazu bei, das Klumpen und Festkleben von Leukozyten - den weißen Blutzellen - an Zellwänden zu verhindern - ein charakteristisches Indiz von Emphysemen und Arteriosklerose.

Es bekämpft Zahnfleischerkrankungen: Es gibt mittlerweile zahlreiche Hinweise darauf, daß Vitamin C zerstörerische Attacken von Freien Radikalen auf das Zahnfleischgewebe abwehrt. In Finnland hat eine neue Studie ergeben, daß Periodontitis - Zahnfleischbluten, -aushöhlungen und -schwund - bei Menschen mit niedrigem Vitamin-C-Gehalt im Blut dreieinhalbmal häufiger vorkommt.

> *Unsere Vorfahren im Steinzeitalter aßen ungefähr 400 Milligramm Vitamin C pro Tag, weil sie nach wilden Grüngemüsen und Früchten suchten. Normale gesunde Menschen sollten daher mindestens die gleiche Menge Vitamin C konsumieren. –*
> Dr. Emanuel Cheraskin, University of Alabama

> *Erwachsene sollten täglich 250 bis 1000 Milligramm in Form von Vitamin-C-Präparaten einnehmen. –*
> The Alliance for Aging Research, eine gemeinnützige Organisation für Altersforschung in Washington

Auf welche Weise wirkt es? Vitamin C ist ein starkes wasserlösliches Antioxydans, das Freie Radikale in den wässerigen Gewebeteilen fängt und entwaffnet. Es regeneriert außerdem erschöpftes Vitamin E sowie das unentbehrliche Glutathion und treibt Enzyme zur Suche und Zerstörung von Freien Radikalen an. Es ist daher für eine optimale Verlangsamung des Alterungsprozesses von entscheidender Bedeutung, daß die Zellen ausreichende Mengen von diesen beiden Antioxydierungsstoffen Vitamin E und C erhalten.

Die Vitamine C und E sind wie die Löwen an den Eingangstoren – sie kämpfen in verschiedenen Arenen, aber gemeinsam gegen die freien Radikale. Da der menschliche Körper kein wasserlösliches Vitamin C speichert, müssen Sie es regelmäßig zuführen, um die Zellen zu versorgen.

> *Vitamin C hat vielfache komplexe Wirkungen auf eine größere Zahl von weitreichenden biologischen Funktionen als vielleicht alle anderen Nährstoffe sonst.* – National Cancer Institute, 1990

Wie steht's mit der Nahrung? Im Gegensatz zu Vitamin E ist Vitamin C reichlich in Nahrung vorhanden. Wenn Sie daher stark Vitamin-C-haltiges Obst und Gemüse verzehren (mindestens fünf Portionen pro Tag), können Sie sich mit ziemlich hohen Mengen dieses Vitamins versorgen – genug, um gewissen chronischen Krankheiten wie Krebs entgegenzuwirken. Um aber ganz sicherzugehen, sollten Sie zusätzlich zum Obst und Gemüse Vitamin-C-Präparate einnehmen. Bedenken Sie stets, daß Obst und Gemüse auch noch andere Antioxydanzien enthalten, die für ein Hinauszögern des Alterns essentiell sind. Besonders starke Vitamin-C-Träger sind Paprikaschoten, Cantaloup-Melonen, Papaya, Erdbeeren, Rosenkohl, Zitrusfrüchte und -säfte, Kiwis, Brokkoli, Tomaten und Tomatensaft.

Brauchen Sie einen Vitamin-C-Zusatz? Ja – um sich für den wachsenden Bedarf mit zunehmendem Alter abzusichern.

Wieviel? Eine tägliche Dosis von 250 bis 1000 Milligramm reicht aus, um die gewöhnlichen Schäden des Alterns und der mit dem Altern verbundenen Krankheiten zu bekämpfen. Gleichwohl nehmen viele Wissenschaftler mehrere tausend Milligramm Vitamin C ein, weil sie glauben, daß höhere Dosen zusätzliche Vorteile gegen das Altern bieten.

Wieviel ist zuviel? Vitamin C ist ungefährlich, obwohl »zu große« Mengen leicht Durchfall und bei manchen Menschen möglicherweise auch Übelkeit und Sodbrennen verursachen. Eine »darmunverträgliche« Dosis ist individuell höchst unterschiedlich. Sie liegt normalerweise höher als 1000 Milligramm pro Tag und sogar noch höher, wenn man krank ist. In acht Forschungstests der jüngsten Zeit sind bei mehrjähriger Tagesdosierung bis zu 10 000 Milligramm keine ernsthaften schädlichen Nebenwirkungen festgestellt worden. Es gibt keinerlei Belege dafür,

Die Verheißungen von Vitamin C

Nachstehend folgen fünfzehn Wirkungsarten, wie Vitamin C nach neuestem Forschungsstand Altern bekämpfen und Leben verlängern kann:

- Es dämmt hohen Blutdruck.
- Es steigert das gutartige HDL-Cholesterin.
- Es reduziert das bösartige LDL-Cholesterin und das Lp(a), eine weitere lipoide Gefahr im Blut.
- Es steigert die Körperwerte des größten Feindes der Freien Radikale: Glutathion.
- Es verhindert, daß das bösartige LDL-Cholesterin toxisch (ranzig oder oxydiert) wird und somit imstande ist, Arterien zu verstopfen.
- Es reinigt Arterienwände von fettigen Belägen.
- Es stärkt die Blutgefäßwände, verhütet Blutergüsse.
- Es mindert das Risiko vaskulärer Spasmen, die Herzanfälle verursachen.
- Es verbessert die Arbeit des Immunsystems.
- Es reduziert die Gefahr von Asthma, chronischer Bronchitis und sonstiger Atmungs- und Lungenprobleme.
- Es verhütet Wurzelhautkrankheiten, indem es Attacken der Freien Radikale auf Zahnfleischgewebe abwehrt.
- Es verhindert Oxydationsschäden an Augen, indem es grauen Star und andere altersbedingte Augenkrankheiten abwendet.
- Es schützt das Sperma vor Schäden durch Freie Radikale, die bei Kindern Geburtsfehler verursachen.
- Es stellt bei Männern Fruchtbarkeit wieder her.
- Es bekämpft auf mindestens fünf Arten Krebs: Es verhindert die Bildung von Karzinogenen; es verhütet genetische Schäden durch Freie Radikale – ein erster Schritt auf dem Wege zur Krebsbildung; es hält Gene und Viren davon ab, krebsfördernd aktiv zu werden; es reguliert die Immunfunktionen; es verlangsamt das Wachstum von Tumoren.

daß Vitamin C Nierensteine verursacht. Und bei normalen Menschen verursachen hohe Vitamin-C-Dosierungen auch keine »Überlastung mit Eisen«, also keine schädliche Anhäufung von Eisen im Körper, wie ein Forschungsüberblick von Dr. Charles E. Butterworth jr., Emeritus der University of Alabama in Birmingham, ergeben hat. Bei Menschen mit genetisch bedingten Störungen in der Verarbeitung von Eisen, insbesondere bei Hämochromatose, können Vitamin-C-Zusätze möglicherweise die Giftwirkung des Eisens verschlimmern. Solche Personen sollten einen Arzt konsultieren, bevor sie Vitamin-C-Präparate einnehmen.

Wie oft? Um Ihre Körperzellen mit Hilfe von Vitamin C gegen die Oxydierungsgefahr in Alarmbereitschaft zu halten, sollten Sie Ihr Quantum statt in einer einzigen großen Dosierung täglich lieber in drei oder vier Dosen einnehmen. Wenn Sie besonders morgens auf einmal ein paar 500-Milligramm-Tabletten schlucken, statt sie über den ganzen Tag zu verteilen, so betrügen Sie Ihre Zellen. Ein großer Teil des Vitamins wird dann mit dem Urin ausgeschieden. Der Körper eliminiert sogar größere Dosierungen in zwölf Stunden und Dosierungen mit zeitlich abgestufter langsamer Freisetzung in sechzehn Stunden. Es gibt nur eine Möglichkeit, den Vitamin-C-Spiegel im Blut ständig hoch zu halten: indem Sie alle zwölf Stunden 500 Milligramm einnehmen. Das empfiehlt Alfred B. Ordman, Professor für Biochemie am Beloit College in Beloir, Wisconsin.

> *Alles Material deutet darauf hin, daß man mit ein paar Gramm Vitamin C täglich dem Leben mehrere Jahre und den Jahren natürlich Leben schenken kann!* – Dr. Emanuel Cheraskin, emeritierter Professor der Medizin, University of Alabama. Er nimmt täglich 5000 Milligramm Vitamin C.

Das vielseitige Antioxydans gegen das Altern: Beta-Carotin

Essen Sie Möhren, Süßkartoffeln, Kürbis, Aprikosen und Spinat, um Ihre Körperzellen mit Beta-Carotin zu versorgen. Falls Sie es nicht tun, sollten Sie stets darauf achten, Beta-Carotin-Tabletten einzunehmen. Und selbst wenn Sie große Mengen Obst und Gemüse verzehren, ist es immer noch klug, Beta-Carotin zusätzlich zu nehmen – als Sicherheitsvorkehrung gegen Altern.

Gewiß, das Einnehmen von Vitamin E und Vitamin C kann Sie vor unnötigem Altern bewahren. Aber eine maximale Verlangsamung des Alterungsprozesses erreichen Sie nur, wenn Sie Ihrem Körper auch große Mengen von Beta-Carotin sichern – aus Obst und Gemüsen und/oder Tabletten. Beta-Carotin, das orangefarbene Pigment, das erstmals vor anderthalb Jahrhunderten aus Möhren isoliert wurde, hat besondere Antioxydans-Wirkstoffe, die dort einsetzen, wo andere Vitamine und Antioxydanzien aufhören. Beta-Carotin ist allem Anschein nach höchst wirkungsvoll, um Krebs, Herzkrankheiten, grauen Star und nachlassende Immunkräfte, kurzum: den allgemeinen körperlichen Verfall zu verhüten oder umzukehren.

Konkret gesprochen: Beta-Carotin schützt den Zusammenhalt der Zellen, indem es die Freien Radikale vernichtet, die Ihnen die Jugend stehlen. Da ist vor allem eines, das sogenannte Singulett-Oxygen, das die Zellgene verdirbt, ihr Fett ranzig und toxisch macht und die Zellstruktur zerstört. Beta-Carotin besitzt auch noch andere Eigenschaften, die gegen Altern wirksam sind. Es kann sich im Körper in Vitamin A umwandeln, das wiederum eigenständige alternshemmende Qualitäten besitzt, die insbesondere das Immunsystem stärken.

Was Beta-Carotin gegen das Altern bewirken kann

Es wehrt Krebs ab: Ein Antioxydans, mit dem Sie wirklich nicht knausern sollen, wenn Sie Krebs verhüten wollen, ist Beta-Carotin. Über hundert Forschungen zeigen, daß Menschen, deren Nahrung und Blut hohe Beta-Carotin-Spiegel aufweisen, ein um 50 Prozent niedrigeres Krebsrisiko eingehen - das gilt insbesondere für Lungenkrebs, aber auch für Mund-, Hals-, Speiseröhren-, Kehlkopf-, Darm-, Brust- und Blasenkrebs. Eine bahnbrechende Studie der Johns Hopkins University fand heraus, daß Menschen mit niedrigen Werten von Beta-Carotin im Blut viermal anfälliger für eine besonders tödliche Art von Lungenkrebs waren, die auf Rauchen zurückgeht.

Des weiteren lassen drei australische Untersuchungen darauf schließen, daß Beta-Carotin die Entwicklung von Krebs am Gebärmutterhals verhindert. Bei 50 bis 70 Prozent der Testpersonen machten Mega-Dosierungen von Beta-Carotin die Entwicklung von präkrebsartigen Veränderungen rückgängig. Bei männlichen Dickdarmkrebspatienten verhinderten 30 Milligramm Beta-Carotin pro Tag besondere krebsfördernde Prozesse in Zellen - bei 44 Prozent schon nach nur zweiwöchiger und bei 57 Prozent nach siebenwöchiger Einnahme. Und auch nach Absetzen des Beta-Carotins blieben diese Prozesse sechs Monate lang schwach ausgeprägt. Dieses Faktum verrate, daß Beta-Carotin ein chemisch vorbeugender Wirkstoff gegen Krebs sei, erklärt der Gastroenterologe James Walter Kikendall vom Medical Center des Walter Reed Army Hospitals. Eine neuere australische Forschungsarbeit deckte auf, daß an Brustkrebs leidende Frauen, die besonders viel Beta-Carotin einnahmen, in einem Zeitraum von sechs Jahren zwölfmal bessere Überlebenschancen hatten als Frauen mit der geringsten Dosierung von Beta-Carotin. Beta-Carotin hemmt das Wuchern von Krebszellen.

Hinweis: Sie dürfen nicht erwarten, daß Beta-Carotin Sie rasch zu retten vermag, vor allem nicht vor den Auswirkungen langjährigen Zigarettenrauchens. Den fachlichen Autoritäten zufolge muß hochdosiertes Beta-Carotin mindestens zwölf Jahre eingenommen werden, um den Ausbruch von Lungenkrebs zu vereiteln.

Beta-Carotin verhütet Herzanfälle: Das Beweismaterial zeigt, daß Beta-Carotin kardiovaskuläre Krankheiten abwenden kann, wahrscheinlich indem es Arterienverstopfung verhindert. Der spektakulärste Fund: Ein Harvard-Forschungsprojekt zeigte, daß bei Ärzten (männlich), die sechs Jahre lang an jedem zweiten Tag zusätzlich 50 Milligramm Beta-Carotin einnahmen, nur halb so viele Herzanfälle mit tödlicher Folge, Schlaganfälle und Herzerkrankungen ganz allgemein vorkamen wie bei Ärzten, die eine Placebo-Tablette einnahmen. Die Schutzwirkung setzte erst nach zwei Jahren ein, was darauf schließen läßt, daß Beta-Carotin die fortschreitende Belagbildung in den Arterien verlangsamt, wie Dr. Charles Hennekens, der Leiter dieses Forschungsprojekts, feststellte.

Eine weitere Harvard-Forschung, die 90 000 Krankenschwestern beobachtete, ergab: Eine besonders hohe Dosierung von Beta-Carotin (über 11 000 IE täglich) zeigte ein um 22 Prozent reduziertes Risiko von Herzerkrankungen als eine niedrige Dosierung von weniger als 3800 IE pro Tag. Das Risiko von Herzanfällen lag bei den Frauen mit der hohen Dosierung von Beta-Carotin um 37 Prozent niedriger. Nach einer großangelegten europäischen Gemeinschaftsstudie lag das Risiko eines ersten Herzanfalls bei den Testpersonen mit der niedrigsten Beta-Carotin-Dosierung 260 Prozent höher als bei den Personen, welche die höchste Dosis Beta-Carotin einnahmen.

Erwachsene sollten ihr Leben lang täglich zwischen 10 Milligramm (17 000 IE) und 30 Milligramm (50 000 IE) Beta-Carotin einnehmen. –
The Alliance for Aging Research, eine gemeinnützige Organisation für Altersforschung mit Sitz in Washington

Es verhütet Schlaganfälle: Es scheint, daß Beta-Carotin eine der gefürchtetsten Folgen von Altern verhüten hilft: den Schlaganfall. Ein Test der Universität Harvard mit 90 000 Frauen ergab, daß sich die Wahrscheinlichkeit eines Schlaganfalls bei Frauen, die wöchentlich mindestens fünf stark Beta-Carotin-haltige Möhren aßen, auf 68 Prozent reduzierte im Vergleich zu Frauen, die höchstens einmal im Monat Möhren aßen. Der Verzehr großer Mengen von Beta-Carotin-reichem Spinat reduzierte das Risiko um 40 Prozent.

Die Harvard-Forscherin Dr. JoAnn Manson ist der Auffassung, daß Beta-Carotin zur Vorbeugung von Schlaganfällen und Vitamin E zur Vorbeugung von Herzanfällen am besten wirken.

Das Einnehmen von hohen Dosen Beta-Carotin kann nach zwei Jahren kardiovaskuläre Risiken reduzieren. Wie die Forschung zeigt, dauert es aber mindestens zwölf Jahre, bis Beta-Carotin das Lungenkrebsrisiko reduziert.

Es stimuliert die Arbeit des Immunsystems: Nach an der University of Arizona durchgeführten Tests kann das Einnehmen von zusätzlichem Beta-Carotin den

Zustand der Immunzellen im menschlichen Körper erheblich verbessern. In einer Studie an sechzig älteren Männern und Frauen (mit einem Durchschnittsalter von 56 Jahren) hatten die Testpersonen, die zwei Monate lang täglich 30 bis 60 Milligramm Beta-Carotin einnahmen, mehr natürliche Killerzellen, T-Helferzellen und aktivierte Lymphozyten, wie Forschungsleiter Ronald R. Watson berichtet. Diese Immunzellen helfen, den Körper gegen Krebs wie gegen virale und bakterielle Entzündungen zu schützen. Im übrigen hat Dr. Simin Meydani von der Tufts University herausgefunden, daß sich bei Harvard-Ärzten, die an jedem zweiten Tag 50 Milligramm Beta-Carotin einnahmen, die Zahl der natürlichen Killerzellen im Blut bemerkenswert erhöhte. Natürliche Killerzellen sind für den Kampf gegen Krebs besonders wichtig.

Was liefert die Nahrung? Mit Obst und Gemüse können Sie sich große Mengen Beta-Carotin zuführen, obwohl der Körper Beta-Carotin aus Zusatzpräparaten besser absorbiert, wie Tests des U.S. Department of Agriculture nachwiesen. Der Körper kann übrigens auch Beta-Carotin aus leichtgekochten Gemüsen wie beispielsweise Möhren besser absorbieren. Ein langes Kochen wiederum zerstört Beta-Carotin.

Brauchen Sie ein Zusatzpräparat? Als besondere Versicherung gegen Altern bevorzugen viele Forscher einen Zusatz von 10 bis 15 Milligramm Beta-Carotin täglich. Sie sollten Beta-Carotin zu den Mahlzeiten einnehmen, weil für die Absorption Nahrungsfette notwendig sind. Ohne die Mitwirkung von ein bißchen Fett sind Beta-Carotin-Tabletten verschwendet. Eine Untersuchung im Massachusetts General Hospital in Boston hat außerdem ergeben, daß das Einnehmen von Beta-Carotin dreimal am Tag zu den Mahlzeiten den Vitamingehalt im Blut dreimal höher ausfallen ließ als das Einnehmen der gleichen Menge in einer einmaligen Tagesdosis. Achten Sie genau darauf, daß auf dem Etikett der Tablettenschachtel »Beta-Carotin« steht und nicht einfach bloß Vitamin A – eine zu große Menge Vitamin A kann toxisch sein.

Wieviel ist zuviel? Beta-Carotin gilt als eines der am wenigsten toxischen Vitamine. So haben etwa italienische Tests nachgewiesen, daß eine Tagesdosis von 90 Milligramm Beta-Carotin keine bemerkenswerten Anzeichen von Toxizität auslöste. Bei Hunderten von Versuchen mit Labortieren, die extrem hohe Dosen Beta-Carotin bekamen, war praktisch kein Giftgehalt festzustellen. Bei hohen Dosierungen kann es allerdings zu einer Gelbfärbung der Haut kommen, die wieder verschwindet, sobald man die Menge des eingenommenen Beta-Carotins senkt.

Nahrungsmittel, die besonders reichhaltig sind am alterungshemmenden Beta-Carotin	
Nahrungsmittel	*Milligramm*
Möhrensaft: 1 Tasse	24,2
Süßkartoffel: 1 mittelgroße	10,0
Aprikosen, Dörrobst: 10 Hälften	6,2
Chicorée, roh: 1 Tasse	6,2
Möhre, roh: 1 mittelgroße	5,7
Spinat, gekocht: 1 Tasse	4,9
Cantaloup-Melone: ⅛	4,0
Blätter weißer Rüben, gekocht: ½ Tasse	3,9
Kürbis, gekocht: ½ Tasse	3,7
Salate, gekocht: ½ Tasse	3,4
Mangold, gekocht: ½ Tasse	3,2
Grünkohl, gekocht: ½ Tasse	3,0
Aprikosen, frisch: 2 Stück	2,5
Spinat, roh: 1 Tasse	2,3
Tomatensaft: 1 Tasse	2,2
Grapefruit, rosa oder rot: ½	1,6
Mango: ½	1,4
Löwenzahn, Blätter, gekocht: ½ Tasse	1,4
Paprikaschoten, süß, rot, roh: ½ Tasse	1,1
Römischer Kopfsalat, roh: ½ Tasse	1,1
Wassermelone: 1 Scheibe	1,1
Brokkoli, gekocht: ½ Tasse	1,0

Im Jahre 1994 ergab dann eine Untersuchung in Finnland, daß Leute, die seit langem schwere Raucher waren und täglich 20 Milligramm Beta-Carotin einnahmen, ein um 18 Prozent höheres Lungenkrebsrisiko hatten als Leute, die kein Beta-Carotin einnahmen. Dies Ergebnis löste in der wissenschaftlichen Welt einen Schock aus. Es wird aus zahlreichen komplizierten wissenschaftlichen Gründen von den meisten Forschern nicht als gültig akzeptiert. Die Harvard-Wissenschaftlerin Julie Buring erklärt dazu: »Der Gedanke, daß das Äquivalent von sieben bis acht Karotten pro Tag Krebs verursacht, macht biologisch gesehen keinen Sinn.«

Der gleichen Meinung ist ihr Harvard-Kollege Dr. Charles Hennekens: »Der

Die Verheißungen von Beta-Carotin

- Es verhütet Lungen-, Magen- und Brustkrebs.
- Es verhütet Schlaganfälle.
- Es verhütet Herzanfälle.
- Es verhindert die Oxydierung von Cholesterin, das die Arterien verstopft.
- Es zerstört Krebszellen.
- Es bewirkt, daß präkrebsartige Wunden im Mund verschwinden oder zurückgehen.
- Es stimuliert Immunfunktionen.
- Es verhütet grauen Star.

finnische Test widerlegt den Wert von antioxydierend wirksamen Vitaminen nicht. Er beweist auch nicht ihre Schädlichkeit.«

Im Grund unseres Herzens glauben wir nicht, daß Beta-Carotin toxisch ist. – Philip Tylor, Direktor der Abteilung für Cancer Prevention Studies am National Cancer Institute

In einem anderen in China durchgeführten Test haben Forscher des National Cancer Institute festgestellt, daß 15 Milligramm Beta-Carotin täglich, zusammen mit Vitamin E und Selen, die Häufigkeit von Lungenkrebs bei Rauchern reduzierte. Die Botschaft ist jedoch unmißverständlich: Wer über viele Jahre schwer geraucht hat, darf nicht erwarten, daß er sich der Gefahr eines Lungenkrebses entziehen kann, indem er ein paar Jahre lang Beta-Carotin-Tabletten einnimmt.

Manche Experten raten Rauchern von Beta-Carotin-Präparaten ab, bis sich mehr Beweismaterial ergibt, welches den finnischen Befund klärt.

Vorsicht: Sie dürfen Beta-Carotin nicht mit einfachem Vitamin A verwechseln, das aus tierischen Nahrungsmitteln wie Leber gewonnen wird und sich in Ihrer Leber bis zu toxischen Gehalten aufbauen könnte. Viele Multivitaminpräparate enthalten hohe Mengen dieses Vitamin A. Außer auf ärztlichen Rat sollten Erwachsene täglich nicht mehr als 5000 bis 10 000 IE des einfachen Vitamin A einnehmen.

Der dreifache Antioxydans-Hit

Hilfe gegen Altern kann Ihnen jedes der drei Antioxydans-Bündel Vitamin E, Vitamin C und Beta-Carotin leisten. Jedes enthält für sich genommen eine tüchtige Portion Antioxydans-Kraft zur Bekämpfung des körperlichen Verfalls, den Freie Radikale verursachen. Doch zusammengenommen sind die drei noch beeindruckender. So haben Forscher der Universität Harvard in epidemiologischen Untersuchungen von 87 000 Krankenschwestern entdeckt, daß bei Frauen, die - meist durch Zusatzpräparate - viel Vitamin E bekamen, die Gefahr einer ernsthaften kardiovaskulären Erkrankung um 34 Prozent sank. Durch das Einnehmen großer Mengen von Beta-Carotin wurde das Risiko von Herzerkrankungen um 22 Prozent herabgedrückt und durch hohe Vitamin-C-Zufuhren um 20 Prozent. Bei Frauen, welche Höchstmengen aller drei Antioxydanzien einnahmen, sank das Risiko von Herzerkrankungen jedoch um beinahe 50 Prozent.

Das gleiche galt für Schlaganfälle. Große Zufuhren von allen drei Antioxydanzien reduzierten das Risiko überraschenderweise um erstaunliche 54 Prozent - viel stärker als beim Einnehmen eines der drei Vitamine für sich. Der wahrscheinliche Grund: Der kumulative antioxydierende Effekt aller drei zusammen ist viel besser als jedes einzelne Antioxydans, um das beständige Verstopfen und Verfallen der Arterien (Arteriosklerose) abzuwehren, und verhütet somit auf vorbeugende Weise Herzinfarkte und Schlaganfälle.

Zum einen wirken die drei Antioxydanzien zusammen, um die Oxydation von schlechtem LDL-Cholesterin zu verhindern, das in den Arterien zur Belagbildung führt. Bei einem australischen Test aus jüngster Zeit verabreichten die Forscher den teilnehmenden Personen eine Tagesdosierung von 900 Milligramm Vitamin C, 200 Milligramm Vitamin E und 18 Milligramm Beta-Carotin. Ergebnis: Nach drei Monaten zögerten die Vitamine das Einsetzen der Oxydierung von LDL-Cholesterin um 28 Prozent hinaus. Nach sechs Monaten war die antioxydierende Wirkung noch stärker.

Das bemerkenswerteste: Zur Verzögerung der LDL-Oxydierung wirkten die drei Vitamine sowohl sequentiell wie komplementär. Wenn das Vitamin E erschöpft war, sprang das Beta-Carotin ein. Falls aber ausreichend Vitamin C vorhanden war, regenerierte es die Kraft des Vitamin E. Auf diese Weise reduzieren die drei Antioxydanzien zusammen anscheinend auf besonders wirksame Weise die Gefahr einer Oxydierung von LDL-Cholesterin.

Und bei Krebs scheint es genauso zu laufen. Nur ein Beispiel: An der Harvard School of Dental Medicine gelang Forschern die Rückbildung und Eliminierung von Krebs bei Hamstern dadurch, daß sie die Tiere mit Vitaminen fütterten. Sie entdeckten dabei, daß eine Mischung aus Vitamin E, Beta-Carotin, Vitamin C und dem Antioxydans Glutathion viel besser wirkt als Vitamin E allein.

Die drei Vitaminbündel der Antioxydans-Revolution – Beta-Carotin, Vitamin E und Vitamin C – kämpfen zusammen besser gegen das Altern an als für sich allein oder zu zweit.

Schnell und effektiv gegen Senilität und andere Altersprobleme: die B-Vitamine

Es macht keinen Sinn, bescheidene Mengen von B-Vitaminen nicht einzunehmen, wenn dabei so viel zu gewinnen ist, wenn die potentiellen Folgen der Unterlassung so furchterregend sind und wenn es praktisch keine Gefahr von Nebenwirkungen gibt.

Die erstaunliche Neuigkeit über die Vitamingruppe B im Zusammenhang mit dem Kampf gegen Altern ist die: Sie vermag älter werdenden Menschen die Sorge um zwei besonders ernste Punkte zu erleichtern: Herz und geistige Fähigkeiten. Die Wirkungen der einzelnen Vitamine dieser Gruppe sind schwer zu isolieren. Wenn Ihnen eines fehlt, fehlen Ihnen sehr wahrscheinlich auch noch andere. Zum Hinausschieben des Alterns sind sie allesamt notwendig, doch auf drei von ihnen (Vitamin B_{12}, B_6 und Folsäure) kommt es ganz besonders an. Deren Eigenschaften werden dank aufsehenerregender Forschungen zur Zeit entdeckt. Und doch leben Millionen von Menschen in unnötiger Gefahr, weil sie sich der bahnbrechenden Enthüllungen über die Wirkstoffe einfacher B-Vitamine nicht bewußt sind, welche einige der besonders gefürchteten Folgen des Alterns verhüten und rückgängig machen können.

Die alarmierenden Fakten

- Vitamin B_{12} ist wahrscheinlich der für sich genommen wichtigste Nährstoff, der mit dem Altern verbunden ist, erklärt Dr. Robert Russell von der Tufts University.
- Bei einer neueren Untersuchung zeigte sich bei einem Fünftel von mehr als 65jährigen ein Vitamin-B_{12}-Mangel.
- 67 Prozent der Vorkommnisse von hohem Homozystein – ein Arterien- und Hirntoxin – bei 1160 älteren Männern und Frauen hing mit niedrigen Blutwerten von einem oder mehreren B-Vitaminen zusammen.

Wie Vitamin B_{12} Altern bekämpfen kann

Es stellt die geistigen Fähigkeiten wieder her: Ohne Vitamin B_{12} können Sie den Verstand verlieren. Es kann langsam verschwinden, oftmals durch eine stille Phase des Alterns, die nach den mittleren Jahren einsetzt und Vitamin B_{12} abbaut, so daß Sie von diesem für die volle Geistestätigkeit unbedingt erforderlichen Stoff nicht mehr genügend besitzen. Von dieser Krankheit, die uns den Verstand raubt, haben Sie wahrscheinlich noch nie gehört. Und doch ist sie erschreckend weit verbreitet. Nach einer Untersuchung von Robert Russell, einem einschlägigen Fachmann am Human Nutrition Research Center on Aging des U.S. Department of Agriculture an der Tufts University, quält diese Krankheit ungefähr 24 Prozent der Menschen im Alter von 60 bis 69 Jahren, 32 Prozent der Menschen zwischen 70 und 79 und beinahe 40 Prozent der noch älteren. Andere Tests deuten darauf hin, daß ganze 50 Prozent der amerikanischen Bevölkerung über sechzig an dieser Krankheit leiden. Doch muß niemand sie bekommen oder erleiden, weil sie mit Vitamin-B_{12}-Präparaten rasch verhütet oder behandelt werden kann.

Der Zustand wird als atrophische Gastritis bezeichnet. Es geht um folgendes: Mit dem Älterwerden sondert der menschliche Magen zunehmend weniger hydrochlorige Säure, Pepsin und Intrinsic-Faktor ab - ein Protein, das zur Resorption von Vitamin B_{12} aus Nahrungsmitteln notwendig ist. Daraus ergibt sich ein eventuell gravierender Vitamin-B_{12}-Mangel, den man für gewöhnlich gar nicht vermutet.

> *Ein Vitamin-B_{12}-Mangel entwickelt sich äußerst langsam über viele Jahre und greift seltsamerweise oft nur das Gehirn und das Nervensystem an und sonst gar nichts. –*
> Dr. John Lindenbaum, Columbia Presbyterian Medical Center

Werden Sie kein Opfer einer Pseudosenilität

Ein Vitamin-B_{12}-Mangel präsentiert sich gewöhnlich wie »Senilität«, Dementia oder Alzheimersche Krankheit. Beunruhigenderweise kann schon ein leichter Vitamin-B_{12}-Mangel, der zu fein ist, um in Bluttuntersuchungen aufzuscheinen oder Anämie zu verursachen, neurologische Störungen einschließlich Dementia zur Folge haben. Ältere Menschen mit B_{12}-Blutwerten am unteren Ende der normalen Skala haben verschiedene neurologische Symptome einschließlich Gedächtnisverlust gezeigt. Die meisten von ihnen haben sich bei Behandlung mit B_{12} erholt. Eine umfangreiche Untersuchung brachte ans Licht, daß 28 Prozent der Patienten mit neurologischen Störungen ohne Anzeichen von auf B_{12}-Mangel zurückzuführende Blutarmut trotzdem noch immer an Dementia, Gleichgewichtsverlust und anderen psychiatrischen Störungen litten, die durch einen B_{12}-Mangel verursacht waren. Man kann sich zum Entdecken von Vitamin-B_{12}-Mangel auch nicht auf einen Bluttest verlassen. Jüngst hat ein Test ergeben, daß den meisten Menschen mit *normalen* B_{12}-Blutwerten trotzdem die für Stoffwechselfunktionen notwendige Menge dieses Vitamins fehlte.

Je früher ein B_{12}-Mangel korrigiert wird, desto besser. Wenn man nach dem Auftreten von neurologischen Symptomen ein Jahr wartet, könnte es schon zu spät sein, um den Schaden völlig zu stoppen oder rückgängig zu machen.

Ein Vitamin-B_{12}-Mangel läßt sich ein wenig mit wachsendem Krebs vergleichen. Er könnte sehr wohl in der Lebensmitte beginnen, aber erst zehn, zwanzig oder dreißig Jahre später gefährlich werden, wenn der Mensch sich in den Sechzigern oder Siebzigern befindet, berichtet Dr. John Lindenbaum, Professor für Medizin am Columbia Presbyterian Medical Center in New York City.

Aber warum warten, bis es zu einem B_{12}-Mangel kommt? Da er schreckliche Folgen hat und sich ohne warnende Vorzeichen anschleicht, ist das Einnehmen von Vitamin-B_{12}-Präparaten eine gute Versicherung, mit der sich das Risiko drastisch reduzieren läßt. In einer neueren Untersuchung an vierhundert älteren Menschen hatten von den Personen, die täglich ein Zusatzpräparat mit Vitamin B_{12} (durchschnittlich 6 Mikrogramm) einnahmen, nur 12 Prozent niedrige B_{12}-Werte - verglichen mit erstaunlichen 40 Prozent von denen, die keine solchen Vitaminpräparate einnahmen. Die Vitamin-Abstinenzler waren dreieinhalbmal so stark gefährdet, an B_{12}-Mangel zu leiden.

Riskieren Sie es nicht, ein Opfer von Pseudosenilität zu werden. Nehmen Sie zu Ihrer Absicherung täglich Vitamin-B_{12}-Tabletten, entweder für sich allein oder als Bestandteil eines Multivitaminpräparats.

Vermuten Sie immer einen Vitamin-B_{12}-Mangel, wenn ein älterer Mensch unerklärliche neuropsychiatrische Probleme entwickelt. -
Dr. Robert Russell, Tufts University

Wie steht's mit der Nahrung? Vitamin B_{12} ist nur in tierischen Nahrungsmitteln wie Fleisch, Fisch, Huhn und Milchprodukten enthalten. Das heißt, daß Vegetarier und Leute, die die Gefahren von Fleisch zu meiden suchen, stärker zur Entwicklung von B_{12}-Mangel neigen.

Brauchen Sie ein zusätzliches B_{12}-Präparat? Ja - als Versicherung gegen Altern, und ganz besonders nach dem fünfzigsten Lebensjahr. Tabletten können wirken, wenn Nahrung nicht wirkt, weil die Kristallformen des Vitamin B_{12} in Zusätzen vom Körper absorbiert werden, selbst wenn die Magensäure wegen atrophischer Gastritis gering ist.

Wieviel? Für manche Menschen kann schon eine typische Multivitamin-Mineralstoff-Tablette mit 6 Mikrogramm Vitamin B_{12} einen Mangel abwehren. Aber eine Garantie dafür gibt es nicht, wie Studien zeigen. »Eine geeignetere Menge zum Schutz von älteren Menschen ist eine Dosis von 500 bis 1000 Mikrogramm B_{12} pro Tag«, erklärt Dr. Lindenbaum. So viel sei nötig, um eine akute Fehlabsorption oder eine fortgeschrittene atrophische Gastritis zu überwinden. Wann sollte man mit dem Einnehmen anfangen? Wahrscheinlich in den fünfziger oder sechziger Jahren. Früher sind Mängel laut Dr. Lindenbaum ziemlich unwahrscheinlich.

Wieviel ist zuviel? »B_{12} ist überhaupt nicht toxisch«, sagt Dr. Russell. »Es ist harmlos. Deshalb stellen hohe Dosierungen keine Gefahr dar, und es gibt kein Überdosissyndrom«, bekräftigt Dr. Lindenbaum. Experten berichten: Vereinzelte Dosen von 100 000 Mikrogramm und langfristige Dosierungen von 1000 Mikrogramm täglich über fünf Jahre verursachten keine toxischen Reaktionen. Es sind jedoch einige Allergiereaktionen der Haut gemeldet worden.

Vorsicht: Ein Vitamin-B_{12}-Mangel kann auch eine perniziöse Anämie verursachen, eine fehlerhafte Resorption von B_{12}, die meistens auf eine Autoimmunstörung zurückgeht, welche die Erzeugung von Intrinsic-Faktor im Magen blockiert. Diese Befindlichkeit, die gewöhnlich nach den mittleren Jahren und am häufigsten bei Frauen eintritt, verlangt ärztliche Betreuung und erfordert oft lebenslänglich Vitamin-B_{12}-Injektionen oder sehr hoch dosierte B_{12}-Tabletten, die nur unter ärztlicher Aufsicht verabreicht werden.

Wie Folsäure Altern bekämpfen kann

Wenn Ihren Zellen Folsäure fehlt - ein weiteres extrem wichtiges Vitamin B, das in Grüngemüsen und Hülsenfrüchten vorkommt -, können Sie Ihrer Jugend adieu sagen. Dann befinden Sie sich nämlich definitiv auf der Spur des raschen Alterns, wie Wissenschaftler erst seit kurzem deutlich erkennen. Folsäure gehört in der Erforschung des Alterungsprozesses zu den strahlendsten neuen Superstars. Dieses Vitamin hat breite Auswirkungen. Wie das Vitamin B_{12} kann es Ihnen im Kampf gegen ein Nachlassen der geistigen Fähigkeiten dienen; es kann helfen, die Stimmung zu heben, Depressionen zu verhüten und zu heilen und Krebs abzuwenden. Selbst ein marginaler oder ein »örtlicher« Mangel in den Zellen bestimmter Organe kann die Krebsgefahr erhöhen. Der wesentliche Anspruch auf Ruhm liegt jedoch in der Fähigkeit der Folsäure, Sie vor einem erst kürzlich entdeckten Schurken zu retten, der langsam Ihre Arterien zerfrißt und dadurch Herzinfarkte und Schlaganfälle auslöst.

Schon ein Zusatz von 400 bis 1000 Mikrogramm Folsäure täglich kann Sie vor einem Herzinfarkt, vor Krebs und geistigen Störungen bewahren. Gehen Sie deshalb kein Risiko ein, daß es Ihnen an Folsäure fehlen könnte.

Ein unvermuteter Herzschutz: Die richtige Menge Folsäure im Blut kann sehr viel dazu beitragen, Sie vor kardiovaskulären Krankheiten zu schützen. Der Grund: Erhöhte Werte von Blutprotein, Homozystein, werden heutzutage als ein großer Risikofaktor für Herzkrankheiten betrachtet. Er ist genauso bedeutsam oder vielleicht sogar noch gravierender als Cholesterin. Hohe Homozysteinblutwerte verdreifachen das Risiko für Herzkrankheiten.

Die drei B-Vitamine, doch vor allem Folsäure, spornen Enzyme an, Homozystein stofflich umzuwandeln und auf die Weise in Schach zu halten. Wenn B-Vitamine fehlen, schießt es gefährlich in die Höhe, so daß die Arterien verstopft werden. Nach einer Studie der Tufts University aus dem Jahr 1995, die 1041 Männern und Frauen im Alter von 67 bis 96 berücksichtigte, zeigten bei Ultraschalluntersuchungen die Testpersonen mit den höchsten Homozysteinwerten im Vergleich zu den Personen mit den niedrigsten Homozysteinwerten eine doppelt

Die alarmierenden Fakten

- Der über 50jährige Durchschnittsamerikaner bekommt nicht genügend Folsäure – nur 235 Mikrogramm Folsäure täglich: viel zuwenig zur Bekämpfung von Homozystein oder als Vorbeugung gegen Gebärmutterhalskrebs.
- Je weniger Folsäure im Blut ist, desto größer wird die Gefahr, daß die Arterien enger und verstopft werden, wie Forscher an der Tufts University feststellten.
- Raucher brauchen zur Erreichung der gleichen Blutwerte dreimal soviel Folsäure (mindestens 600 Mikrogramm täglich) wie Nichtraucher.

so hohe Neigung zu verengten Halsadern. Erstaunlich, aber wahr: Bekömmliche Dosierungen von B-Vitaminen beseitigen Homozystein auf schnellste Weise aus Ihrem Organismus.

Die Vitamine greifen das Homozystein im Dreierschub an. Von den drei Vitaminen ist Folsäure am wirkungsvollsten; ihm folgt das B_6, dann das B_{12}. Nach den Forschungen an der Tufts University tendieren Sie zu hohen Homozysteinwerten, wenn Sie täglich weniger als 350 Mikrogramm Folsäure bekommen. Eine Untersuchung an älteren Menschen führte zu dem Ergebnis, daß die Personen mit geringer Zufuhr an Folsäure (200 Mikrogramm pro Tag) ein sechsmal größeres Risiko hatten, hohe Homozysteinwerte zu entwickeln, als die Personen mit größerer Folsäurezufuhr (400 Mikrogramm pro Tag).

Ein Krebs-Abschalter: Folsäure kann tatsächlich Krebs abblocken und umkehren helfen, auch wenn schon Zellen unmittelbar vor dem bösartigen Stadium erkennbar sind. So können Zellen beispielsweise in der Lunge oder im Gebärmutterhals einen »örtlichen« Folsäuremangel entwickeln, der nicht für den gesamten Körper typisch und in den üblichen Blutuntersuchungen auch nicht feststellbar ist. Das macht den Körper in den Geweben mit Folsäuremangel für Krebsübergriffe anfällig.

In beeindruckenden Untersuchungen der University of Alabama zeigte sich bei Frauen, die mit dem HP-Virus, einem häufigen Verursacher von Gebärmutterhalskrebs, infiziert waren und deren rote Blutkörperchen im Gebärmutterhals wenig Folsäure enthielten, daß es fünfmal wahrscheinlicher war, daß sie vorkrebsartige Veränderungen entwickelten, die zu Krebs führen, als die Frauen mit höheren Folsäurewerten. Ohne Folsäure neigten Chromosome dazu, an empfindlichen Stellen zu »brechen«, erklärt Dr. Charles E. Butterworth Jr. von der University of Alabama in Birmingham. Das aber ermöglicht es dem Virus, in das genetische Material einer gesunden Zelle einzudringen und DNS-Schäden zu verursachen, die dem Krebs vorangehen.

Wie andere Studien zeigen, macht ein Folsäuremangel anfälliger für Lungen-, Speiseröhren- und Brustkrebs sowie für Polypenbildung, die dem Dickdarmkrebs vorausgeht.

Folsäure kann Sie auch, insbesondere wenn Sie unter sechzig Jahre alt sind, vor Dickdarmkrebs bewahren. In einem Test mit rund 16000 Frauen und 19500 Männern fanden Harvard-Forscher heraus, daß die Personen mit der größten Einnahme von Folsäure im Dickdarm das niedrigste Vorkommen von Polypen (vorkrebsartigen Wucherungen) hatten. Frauen, die täglich etwa 700 Mikrogramm Folsäure bekamen, hatten nur zwei Drittel des Risikos zu Polypenbildung wie

Frauen, die täglich 166 Mikrogramm konsumierten. Am besten erging es den Frauen, die Folsäurezusätze einnahmen. Die Theorie: Folsäure trägt zum Abblocken eines Prozesses bei, der Krebsgene aktiviert.

Geheimrezepte der Experten gegen Altern

Dr. René Malinow
Als Vater der Homozysteinforschung bekannt
Professor der Medizin an der
Oregon Health Sciences University

Um die Homozysteinwerte normal zu halten, nimmt Dr. Malinow zusätzlich zu den in einer Multivitamintablette enthaltenen 400 Mikrogramm Folsäure ein Folsäurekomplement von 1000 Mikrogramm (1 Milligramm) Folsäure – also insgesamt 1,4 Milligramm Folsäure pro Tag.

»Folsäure ist billig und harmlos und reduziert gewöhnlich schon innerhalb weniger Tage das Homozystein im Körper auf die normalen Werte«, stellt Dr. Malinow fest.

Retter des Verstandes: Wenn Sie älter werden, kann Folsäure zum Schutz Ihrer geistigen Fähigkeiten dienen. Nach vielen Studien sind Symptome einer geistigen Erkrankung wie Gedächtnisverlust, Depressionen und Dementia viel häufiger bei Menschen und ganz besonders bei alten Menschen mit niedrigen Folsäurewerten, meldet Dr. E. H. Reynolds von der King's College School of Medicine und Dentistry in London. Er zitiert eine Studie, derzufolge ältere Patienten mit geistigen Störungen, vor allem Dementia, eine dreimal so hohe Tendenz zu niedrigen Folsäurewerten hatten als andere Menschen gleichen Alters. Selbst gesunde Menschen mit geringer Aufnahme von Folsäure schnitten im abstrakten Denken und in puncto Gedächtnis schlechter ab. Bei Menschen mit Folsäuremangel haben schon kleinere Mengen wie 400 Mikrogramm täglich zur Linderung von Depressionen geführt.

Auch junge Menschen leiden unter Folsäuremangel. In einer Studie der deutschen Universität Gießen indizierte eine unzureichende Menge Folsäure in der Ernährung junger Leute schwache seelische Stabilität, schwaches Konzentrationsvermögen, größere Introversion und einen Mangel an Selbstbewußtsein. Alle Symptome besserten sich drastisch, als die Personen acht Wochen lang eine ausreichende Menge Folsäure bekamen. Dafür genügten bereits mäßige Dosierungen wie in Multivitamintabletten.

Ein Grund für die Wirkung von Folsäure könnte in seiner Eigenschaft liegen, Homozystein zu reduzieren - ein bekanntes Neurotoxin, das die Selbstzerstörung der Gehirnzellen verursacht.

Wieviel? 400 Mikrogramm Folsäure täglich können Homozysteinrisiken und Krebsgefahren unterdrücken und sogar Mängel korrigieren, die geistige Störungen verursachen. Diese Menge finden Sie gewöhnlich in einer Multivitamintablette und mit Ihrer Nahrung. Um jedoch absolut sicherzugehen - vor allem wenn Sie bereits hohe Homozysteinwerte oder eine Herzkrankheit haben -, empfehlen einige Experten Zusätze von 1000 bis 5000 Mikrogramm Folsäure täglich, damit das Homozystein unter Kontrolle bleibt. In einem einzigen Test hat eine stark folsäurehaltige Ernährung das Homozystein bei den meisten Versuchspersonen nicht normalisiert.

Wie steht's mit der Nahrung? Nahrungsmittel wie getrocknete Bohnen, Spinat und Zitrusfrüchte haben einen ziemlich hohen Folsäuregehalt. Ihr Körper kann jedoch meistens höchstens 50 Prozent der in den Nahrungsmitteln enthaltenen Folsäure absorbieren. Selbst wenn Sie Nahrungsmittel konsumieren, die reich an Folsäure sind, ist es deshalb zuverlässiger, Homozystein mittels Folsäurepräparate zu verringern.

Wieviel ist zuviel? Dosierungen von 5000 bis 10 000 Mikrogramm Folsäure täglich haben keine Nebenwirkungen gezeigt. Extrem hohe Folsäuredosierungen könnten Symptome von Vitamin-B_{12}-Mangel und perniziöse Anämie überdecken, es sei denn, daß angemessene diagnostische Untersuchungsmethoden angewandt werden. Wenn Sie Gründe für den Verdacht haben, daß Sie an dieser Befindlichkeit leiden könnten, so lassen Sie sich daraufhin gründlich untersuchen, bevor Sie mehr als 1000 Mikrogramm Folsäure pro Tag einnehmen.

Vorsicht: Wenn Sie für längere Zeit Antibiotika einnehmen oder zu den Mahlzeiten häufig Mittel gegen Magensäure nehmen, sinkt Ihre Fähigkeit zur Absorption von Folsäure beträchtlich - ganz gleich, wie alt Sie sind.

Wie Vitamin B_6 Altern bekämpfen kann

Wenn Ihr Körper nicht genügend Vitamin B_6 bekommt, sind Sie anfälliger für die klassischen Symptome des Alterns, insbesondere für ein Versagen des Immunsystems, ein Nachlassen der geistigen Kräfte, mindere Gesundheit des Herzens, verschiedene infektiöse Krankheiten und möglicherweise Krebs - das erklären Forscher der Tufts University. So führt ein Vitamin-B_6-Mangel beispielsweise zu einer verminderten Erzeugung von T-Zellen, T-Helferzellen und Antikörpern - allesamt krankheitsbekämpfende Substanzen des Immunsystems. Sehr gravierend außerdem: Ältere Menschen brauchen ungefähr 20 Prozent mehr Vitamin B_6 als junge Leute, zumal vom vierzigsten Lebensjahr an der Gehalt von Vitamin B_6 im Blut sinkt, weil der Körper es nicht mehr so effizient resorbiert.

Die verschiedenen Krebsarten

Bei Personen, die pro Tag zwanzig bis dreißig Zigaretten paffen, enthält der Schleim, den sie aushusten, möglicherweise Zellen im Vorkrebsstadium. Solche Zellen können bösartig werden und richtigen Lungenkrebs verursachen. Könnte man solche Zellen im Vorkrebsstadium jedoch eliminieren, würde sich die Gefahr eines Lungenkrebses verringern - und genau das ist eingetreten, als Wissenschaftler an der University of Alabama Rauchern sehr hohe Tagesdosierungen von Folsäure (10 000 Mikrogramm) und Vitamin B_{12} (10 000 Mikrogramm) verabreichten. Erstaunlicherweise sind große Mengen von Zellen, die noch nicht bösartig geworden waren, binnen vier Monaten einfach verschwunden, selbst wenn die Versuchspersonen weiterhin rauchten.

Die Forscher nehmen an, daß es zur Bildung von Prä-Krebs-Zellen durch einen »örtlichen« Mangel an Folsäure und B_{12} in den Lungengeweben kommt. Wenn dieses Gewebe mit B-Vitaminen gesättigt ist, werden die veränderten Zellen wieder normal. Aber das heißt keineswegs - darauf weisen die Forscher warnend hin -, daß das Einnehmen von Vitaminen oder die Beseitigung eines Vitaminmangels das Aufgeben des Rauchens ersetzen könnte. Trotzdem demonstriert die erwähnte Forschungsarbeit, welche enorme vorbeugende Wirkkraft die Vitamine gegen Krebs haben können und wie die Folgen des Vitaminmangels aussehen.

Vitamin-B_6-Mängel sind erstaunlich weit verbreitet. Amerikaner nehmen durchschnittlich 50 bis 75 Prozent weniger Vitamin B_6 als die regierungsamtlich empfohlene Menge. Ältere Menschen sind besonders schlimm dran, weil ihr Körper Vitamine der B-Gruppe nicht mehr so gut aufnehmen kann. Nach Informationen von Forschern an der Tufts University lebt rund ein Drittel der älteren Menschen mit minimalen B_6-Werten.

Es kurbelt die Tätigkeit des Immunsystems an: Ein Vitamin-B_6-Mangel dezimiert die Soldaten Ihres Immunsystems; der Prozentsatz an Lymphozyten sinkt merklich; es kommt zu einer Drosselung in der Erzeugung von Interleukin-2, dem Stoff, der das Wachstum der unverzichtbaren T-Zellen fördert. Forscher an der Tufts University haben diese Funktion bei älteren Menschen jedoch voll wiederhergestellt, indem sie ihnen drei Wochen lang täglich Vitamin-B_6-Präparate gaben. Die wirksame Dosis: 1,9 Milligramm täglich für Frauen, 2,88 Milligramm für Männer. Besonders hohe Dosierungen - 50 Milligramm täglich - haben die Immunfunktion nach Angaben der Forscher nicht weiter verjüngt.

Es rettet Blutgefäße: Vitamin B_6 spielt eine große Rolle im Kampf gegen Homozystein, den neu entdeckten Zerstörer von Blutgefäßen. B_6 liefert die zweite Verteidigungslinie. Folsäure aktiviert ein bestimmtes Enzym, welches Homozystein knackt. Der Körper braucht jedoch zusätzlich Vitamin B_6, weil dieses ein anderes Enzym bearbeitet, das ebenfalls Homozystein angreift. Wie alle Untersuchungen übereinstimmend zeigen, kann sich bei Menschen mit zu niedrigem Vitamin-B_6-Gehalt des Blutes Homozystein aufbauen, das Arterien schädigt und Herzinfarkte sowie Schlaganfälle auslöst. Es gibt auch einige Belege dafür, daß Vitamin B_6 gefährliche Blutgerinnung verhindert.

Vitamin B_6 verbessert die Gehirntätigkeit: In einer holländischen Untersuchung hat das dreimonatige Einnehmen von 20 Milligramm Vitamin B_6 täglich das Langzeitgedächtnis von Männern in den Siebzigern verbessert. Die Forscher vermuten, daß Vitamin B_6 den altersmäßigen Verfall des Erinnerungsvermögens hinauszögern könnte.

Wieviel? Die handelsüblichen Multivitamintabletten enthalten 3 Milligram Vitamin B_6, was genügt, um Mängel auszugleichen und die Immunität zu stärken. Zur Reduzierung von Homozystein könnten aber nach den Testergebnissen Zusätze von 10 bis 50 Milligramm Vitamin B_6 pro Tag notwendig sein.

Wie steht's mit der Nahrung? Stark Vitamin-B_6-haltige Nahrungsmittel sind: Meeresfrüchte, Vollkorn, Nüsse, Sojabohnen, Bananen, Süßkartoffeln und Dörrpflaumen.

Wieviel ist zuviel? Es ist am sichersten, sich an eine Dosierung unter 50 Milligramm Vitamin B_6 täglich zu halten. Größere Mengen könnten, besonders bei langfristiger Einnahme, neurologische Symptome hervorrufen. Bei Dosierungen von 500 bis 1000 Milligramm pro Tag sind Gefahren für das Nervensystem festgestellt worden.

Der Weg zu mehr Energie und einem längeren Leben: Chrom

Wenn Sie zwanzig Jahre oder älter sind, leiden Sie mit fast 100prozentiger Wahrscheinlichkeit an Chrommangel und altern daher rascher, als eigentlich notwendig wäre. Nehmen Sie täglich eine Tablette mit 200 Mikrogramm Chrom ein – das hilft dagegen.

Stellen Sie sich das vor: Die Ratten lebten einfach weiter und stromerten in ihren Laborkäfigen herum, trotz eines so hohen Alters, daß sie eigentlich längst tot sein müßten. Normalerweise leben Raten zweieinhalb Jahre. Doch bei diesen gingen danach noch ein Winter, Frühling, Sommer und Herbst vorbei, und die Tiere waren fast ausnahmslos noch am Leben. Sie lebten im Durchschnitt ein ganzes Jahr länger als normal, verlängerten die übliche Lebensspanne also um ein Drittel. (Bei Menschen würde das bedeuten, die durchschnittliche Lebensspanne von 75 Jahren auf ungefähr 102 Jahre zu verlängern.)

Das Geheimnis ihrer Langlebigkeit? Sie hatten moderate Mengen von Chrom picolinate gefressen, eine besondere Art des lebenswichtigen Spurenminerals Chrom, das in geringeren Mengen in einigen Nahrungsmitteln enthalten ist. »Es hat mich gar nicht überrascht«, sagt der führende Chromforscher Dr. Gary Evan, Professor der Chemie an der Minnesota State University in Bemidji, Minnesota. »Ich hatte erwartet, daß sie länger leben würden, weil sie viele Eigenschaften von Labortieren zeigten, die eine Nahrung mit weniger Kalorien bekommen, und solche Tiere leben immer länger«, berichtete er.

Kurzum, Chrom picolinate verursachte einige wünschenswerte körperliche Veränderungen – so eine Senkung von Insulin und Blutzucker –, wie sie auch durch eine Kalorienminderung erreicht werden, doch ohne eine Reduktion der Nahrungsmenge. Klingt das hoffnungsvoll? Und ob. Wer hätte etwa statt Diät nicht gern eine lebensverlängernde Tablette? Es gibt selbstverständlich keinen Beweis dafür, daß die Erfahrung der Ratten sich in einen entsprechenden Gewinn von Langlebigkeit bei Menschen umsetzen läßt. Doch es gibt zahlreiche Beweise, daß Chrom Insulin und Blutzucker unter Kontrolle halten hilft.

Die alarmierenden Fakten

- Mindestens 90 Prozent der amerikanischen Bevölkerung leiden an ernsthaftem Chrommangel, da sie durchschnittlich weniger als die Hälfte des von Experten als notwendig erachteten Minimums von 50 Mikrogramm pro Tag zu sich nehmen.
- Es ist praktisch unmöglich, mit der Ernährung genügend Chrom zu bekommen. Man müßte täglich 3000 bis 4000 Kalorien essen, um nur 50 Mikrogramm zu erreichen. Für die empfohlenen 200 Mikrogramm müssen Sie über 12000 Kalorien konsumieren, wie die Experten vom U.S. Department of Agriculture meinen.
- Ohne ausreichend Chrom können im Blut Überschüsse an Insulin und Glucose (Zucker) entstehen, was die Gefahr von Diabetes, Herzkrankheiten und anderen Symptomen frühzeitigen Alterns heraufbeschwört.
- Einer von vier Amerikanern – insgesamt fünfzig Millionen Erwachsene – könnten unwissentlich unter leichter bis ernsthafter Überempfindlichkeit für Glucose im Blut leiden, die auch als Empfindlichkeit für Kohlenhydrate bezeichnet wird. Vierzig Millionen könnten von einer Chromzufuhr profitieren. Vielleicht gilt das auch für Sie persönlich?

Warum es unmöglich ist, daß Sie ohne Chrom langsam altern

Das Einnehmen von Chrom ist eine Vorsichtsmaßnahme gegen ein beschleunigtes Altern aufgrund von Übermengen des Hormons Insulin im Blut. Es handelt sich da um eine tückische, meistens unentdeckt bleibende Störung, die mit dem Alter kommt und zur gleichen Zeit Diabetes auslösen kann, während sie die Arterien zerstört. Experten machen zunehmend ein Übermaß an Insulin dafür verantwortlich, wenn unser Blutstrom mit gefährlichen Mengen von Zukker, schlechtem LDL-Cholesterin und Triglyzeriden verunreinigt wird – unmittelbaren Erregern von Herzkrankheiten, Diabetes und möglicherweise auch Krebs. Von der amerikanischen Bevölkerung in der zweiten Hälfte des mittleren Alters hat ein Viertel ernste Insulinstörungen. Doch die wenigsten ahnen oder wissen, wie gefährlich diese sein können, weil sie nur sehr wenige Symptome auslösen, bevor die Schäden eingetreten sind. In der Medizin spricht man von »Insulin-Resistenz, dem heimlichen Killer«.

Ich nenne Chrom den »geriatrischen Nährstoff«, weil alle Menschen ihn vom 35. Lebensjahr an wirklich brauchen. –
Dr. Gary Evans, Bemidji State University in Minnesota

Im wesentlichen bedeutet das: Die Zellen sind nicht mehr so tüchtig wie in jüngeren Jahren, um Insulin zum Erzeugen von Blutzucker zu nutzen. Sie reagieren auf Insulin weniger empfindlich, sie werden »resistent«. Im Bemühen, den Blutzuckerspiegel zu halten, strengt der Körper sich dann vielleicht an, mehr Insulin ins Blut zu schütten. Der Blutzucker kann aber auch ansteigen, wenn das Insulin zu schwach wird. Ihr Blut ist jedoch auf jeden Fall überschwemmt mit abnormal großen Mengen unnützen, fehlfunktionierenden Insulins und Zuckers, die gemeinsam Prozesse in Gang setzen, bei denen sich schädliche Beläge in den Arterien festsetzen, welche Herz- und Schlaganfälle verursachen. Zuviel Insulin und Zucker im Blut können von mittlerem bis hohem Alter eine irreversible volle Diabetes bewirken. Überschüssiges Insulin wird von vielen Experten als Hauptursache für eine Konstellation gesundheitlicher Risiken angesehen, die für die hohe Zahl der Opfer von Herzkrankheiten und Diabetes verantwortlich sind.

Und nun die aufregende Nachricht: Die Insulin-(und Blutzucker-)werte schnellen in die Höhe und richten ihre Verwüstungen an, wenn dem Körper Chrom fehlt. Ein Chrommangel ruft tatsächlich Insulin-Resistenz hervor. Das Einnehmen von Chromzusätzen kann also heilen und die gefährliche Insulinunausgeglichenheit im Körper verhüten helfen. Im Prinzip ist es so, daß Chrom die Insulintätigkeit auf Vordermann bringt, so daß der Körper weniger Insulin braucht. Ganze 80 Prozent aller kontrollierten Tests führten zu dem Ergebnis, daß Chrom die Wirksamkeit des Insulins stärkte oder aber Blutcholesterin und Triglyzeride verbesserte, wie Dr. Walter Mertz feststellte, ein Pionier der Chromforschung, der früher im U.S. Department of Agriculture tätig war. Es ist noch nicht geklärt, wie Chrom eigentlich genau wirkt; wir wissen jedoch durch Reagenzglastests, daß es sich eng an Insulin heftet und dadurch die Hauptaufgabe des Hormons – Glucose in Kohlendioxyd umzuwandeln – bis zum Hundertfachen intensiviert.

Auf diese Weise kann Chrom dazu beitragen, Sie vor den Verheerungen des Alterns zu bewahren, indem es die Insulintätigkeit optimiert.

Jeder Mensch braucht mindestens 200 Mikrogramm Chrom pro Tag. Chrom kann dabei helfen, Sie vor Herzkrankheiten, Diabetes und möglicherweise auch vor Krebs zu schützen. –
Richard A. Anderson, U.S. Department of Agriculture

Die süßen Chrom-Räuber

Falls Sie gern süße Sachen essen, sind Sie noch viel mehr auf Chrom angewiesen. Zucker kann das bißchen Chrom vernichten, das Sie sich mit der Nahrung zuführen. Auf die Weise wird Ihr Körper doppelt geschlagen - mit hohem Zuckergehalt und noch weniger Chrom, und beides zusammen treibt das Insulin und den Zucker im Blut weiter hoch und beschleunigt den Prozeß des Alterns. Kristallzucker oder ein stark fruktosehaltiger Maissirup (in alkoholfreien Getränken und in Konserven) - und ganz besonders beide zusammen - spülen das Chrom förmlich aus dem Körper und verschlechtern ohnehin heikle Marginalwerte. Wer ein Drittel seiner Kalorien in Form von Zucker aufnimmt, erhöht die Chromverluste ums Dreifache - verglichen mit einer Kalorienaufnahme, die nur zu 10 Prozent in Form von Zucker erfolgt.

Die versteckte Zeitbombe

Ganz besonders beunruhigend ist die Tatsache, daß die bösen Auswirkungen einer Chromdefizienz im allgemeinen für »normale Alterserscheinungen« gehalten werden. Sie erfolgen allmählich und auf subtile Art. »Es dauert gewöhnlich Jahre, bevor Anzeichen von Chrommangel deutlich auftreten«, erläutert Dr. Richard Anderson. »Zunächst sinken einfach nur nach und nach die Chromwerte im Körper. Erst nach Jahrzehnten steigen dann die Cholesterinwerte, das Insulin nimmt ab, das HDL-Cholesterin wird weniger, und die Glucose steigt immer höher - und dann haben Sie das Malheur. Die meisten Leute glauben, daß solche Dinge einfach vorkommen, weil man älter wird. Aber in Wirklichkeit treten sie wegen einer Ernährungsweise ein, die nicht genug Chrom und zuviel Zucker enthält. Und sie lassen sich verhüten.«

Nehmen Sie Chrom ein, um den großen und versteckten Gefahren von übermäßigen Insulin- und Zuckerwerten im Blut vorzubeugen, die sich sonst mit dem Alter anschleichen, die Gesundheit zerstören und das Leben verkürzen. Chrom hilft, den Zucker und das Insulin im Blut zu normalisieren, bevor sie irreparablen Schaden verursachen. Chrom ist kein schnelles Allheilmittel für alle, aber es bietet praktisch jedem von uns eine äußerst preiswerte Versicherung gegen Altern.

Wie Chrom Altern bekämpfen kann

Es hält das gefährliche Insulin unter Kontrolle: Chrom stärkt die Kraft des Insulins, Zucker umzuwandeln, so daß der Körper dazu weniger Insulin benötigt und die Blutwerte fallen. Bei niedrigem Chromgehalt brauchen Sie zur Umwandlung des Zuckers ungefähr zehnmal mehr Insulin, betont Dr. Anderson. Bei ausreichendem Chrom zirkuliert also viel weniger Insulin im Blutkreislauf, kann also auch die Arterienwände weniger angreifen, weniger Arteriosklerose fördern und Sie weniger dem Risiko eines möglichen Ausbruchs von Diabetes im Erwachsenenalter (Typ II) aussetzen. Durch eine Reaktivierung des Insulins mindert Chrom die Gefahr einer »Insulin-Resistenz«, die mit dem Alter kommt. Etlichen Untersuchungen zufolge kann Chrom sogar bei Diabetikern die »Insulin-Resistenz« verbessern. Eine tägliche Dosis von 200 Mikrogramm Chrom picolinate verbesserte innerhalb von zehn Tagen die »Insulin-Resistenz« bei 62 Prozent der weiblichen Testpersonen und bei 50 Prozent der Männer mit Diabetes Typ II, wie eine israelische Forschung ergab.

> *Wenn man wahllos Leute mit leicht erhöhten Blutzuckerwerten aus der Bevölkerung herausgreift und ihnen zusätzlich zur Ernährung Chrom verabreicht, läßt sich bei 80 bis 90 Prozent von ihnen ein Rückgang des Blutzuckers feststellen.* –
> Dr. Richard A. Anderson, U.S. Department of Agriculture

Chrom bringt den Blutzucker auf ein normales Niveau: Zuviel Blutzucker fördert Diabetes und die ganze daraus folgende Zerstörung. Die Forschungen haben ergeben: Wenn man zu hohen Blutzucker hat, wird das Einnehmen von Chrompräparaten ihn senken. Wobei noch ein erstaunliches anderes Faktum erwähnt werden muß: Falls man niedrige Blutzuckerwerte hat, wird Chrom sie erhöhen. Chrom hat nach den Worten Dr. Andersons eine sogenannte adaptogene Wirkung, das heißt, daß Chrom den Blutzuckerstand unabhängig von der Richtung der Unausgeglichenheit normalisiert. Diese Wirkung rührt nach Dr. Andersons Vermutung wahrscheinlich aus der Eigenschaft des Elements, Insulin zu normalisieren. Bei einem Doppelblind-Versuch mit elf Diabetikern reduzierte Chrom bei acht von ihnen den durch Fasten angestiegenen Blutzucker um 24 Prozent; es waren vermutlich die acht Personen, die an Chrommangel litten.

Ein normaler Blutzuckerspiegel reagiert nicht auf Chrom.

Er senkt den Blutcholesterinspiegel: Ein Jahrzehnt der Forschung hat erwiesen, daß Chrom schlechtes LDL-Cholesterin reduziert und gutes HDL-Cholesterin vermehrt. Eine neuere Studie kam zu folgendem Ergebnis: Als 23 männliche Testpersonen 200 Mikrogramm Chrom bekamen, stieg das arterienreinigende HDL-Cholesterin um 11 Prozent. Zu Beginn nahm bei den Personen mit überhöhten Blutinsulinwerten auch das Insulin ab. Eine andere, acht Wochen dauernde Untersuchung an der Auburn University in Alabama stellte fest: Männer mit niedrigem Cholesterinspiegel, die 200 Mikrogramm an Nikotinsäure gebundenes Chrom bekamen, erlebten ein Absinken von Cholesterin insgesamt um durchschnittlich 14 Prozent. Und israelische Wissenschaftler entdeckten, daß Chrom - eine Dosis von 250 Mikrogramm pro Tag - bei älteren herzkranken Patienten das gute HDL-Cholesterin um 20 Prozent erhöhte.

Es kurbelt die Immuntätigkeit an: Indem Chrom die Wirksamkeit von Unsulin steigert, verbessert es die Immunfunktionen. Insulin unterstützt die Steuerung vieler Immunfunktionen wie beispielsweise Interferon und T-Lymphozyten - weiße Zellen, die Bazillen vernichten.

Chrom wirkt vorbeugend gegen Herzkrankheiten: Vor dreißig Jahren fiel Wissenschaftlern auf, daß Menschen, die an Herzkrankheiten starben, bemerkenswert niedrige Chromkonzentrationen in der Hauptschlagader hatten. In jüngeren Studien haben Forscher entdeckt, daß Herzpatienten bis zu 40 Prozent weniger Chrom im Blut haben als gesunde Menschen. Außerdem entwickeln Tiere, denen Chrom entzogen wurde, einen starken Arterienbelag. Chrominjektionen führten bei ihnen zum Schrumpfen des Belags in der Hauptschlagader und zur Rückbildung von Arteriosklerose. Viele Experten betonen, daß Insulin- und Blutzuckerstörungen, die teilweise mit Chrom behandelt werden können, bei Herzkrankheiten viel wichtigere Faktoren sind als hohes Blutcholesterin.

Es kurbelt alternshemmendes Hormon an: Chrom kann auch dadurch Symptome von Altern drosseln, daß es die Erzeugung des äußerst wichtigen alternshemmende Hormons DHEA (Dehydroepiandrosteron) steigert. Ein hoher Insulinspiegel unterdrückt die Erzeugung von DHEA, weil er ein Enzym hemmt, das einen chemischen Stoff in DHEA umwandelt. Chrom-picolinate-Zufuhr fördert die DHEA-Produktion. In einem Test, den Dr. Evans mit Frauen nach den Wechseljahren durchführte, sanken die DHEA-Werte um 10 Prozent, nachdem die Frauen vier bis sechs Monate lang die tägliche Aufnahme von 200 Mikrogramm Chrom eingestellt hatten.

DHEA ist ein Hormon, das mit dem Alter drastisch schwindet, während auch die Wirktätigkeit des Insulins absinkt. Nach dem führenden französischen Forscher Étienne-Émile Baulieu am Collège de France enthält der Körper eines 75jährigen nur noch 10 Prozent der DHEA-Menge, den er mit 25 Jahren aufwies. In seinen Tests verabreicht er älteren Menschen eine niedrige Dosis von synthetischem DHEA als Wirkstoff gegen das Altern. Das Beweismaterial zeigt: DHEA kann sich positiv auswirken auf Gehirntätigkeit, Gedächtnisverlust, Immunität, Muskelmüdigkeit und Knochenzerbrechlichkeit - vielleicht kann es auch gegen Krebs helfen.

Die Verheißungen von Chrom

Chromzusätze können dazu beitragen:

- Insulinwerte zu reduzieren
- Triglyzeride zu reduzieren
- Gutes HDL-Cholesterin zu vermehren
- Arterienverstopfung und Herzkrankheiten zu hemmen
- Schlechtes Blutcholesterin zu vermindern
- Den Blutzuckerspiegel zu normalisieren
- Das Risiko eines Ausbruchs von Diabetes bei Erwachsenen zu reduzieren
- Das Wuchern von Krebs zu vereiteln
- Die Immuntätigkeit zu steigern
- Energie zu stärken
- Magere Körpermasse zu mehren
- Die Erzeugung des alternshemmenden Hormons DHEA anzukurbeln
- Das Leben zu verlängern

Wie steht's mit der Nahrung? Verlassen Sie sich für Ihren Chrombedarf nicht auf Nahrungsmittel; die Nahrung ist eine unzuverlässige Quelle. Wissenschaftler vom U.S. Department of Agriculture haben kürzlich die bestmöglichen Ernährungsprogramme entworfen, aber auch bei solcher »Superdiät« erzielten sie nie eine höhere Chrommenge als 24 Mikrogramm pro 1000 Kalorien. Nahrungsmittel mit relativ hohem Chromgehalt sind Bierhefe, Brokkoli, Gerste, Leber, Langustenschwanz, Shrimps, Vollkorn, Pilze und wegen der Kontamination während des Gärungsprozesses einige Arten von Bier. Ein großer Teil des Chroms in der Nahrung wird jedoch nicht richtig resorbiert.

Welcher Typ von Zusatzpräparat? Wählen sie organische, »biologisch aktive« Arten von Chrom. Zu ihnen zählt das beliebte Chrom picolinate, das vom U.S.

Department of Agriculture entwickelt wurde. Es wird vom Körper angeblich rasch absorbiert und genutzt und ist sowohl an Tieren und Menschen breit und erfolgreich getestet worden. Gut sind auch die an Nikotinsäure gebundenen Chromarten. Weniger wirksam ist Chromchlorid, das häufig in Multivitamin-Mineralien-Tabletten zu finden ist. Es ist anorganisch, das heißt, daß der Körper es erst in einen aktiven Typ umwandeln muß, bevor es sich überhaupt auswirken kann. Bei manchen Menschen funktioniert das nicht besonders gut. Doch gilt, was die Kapazitäten sagen: Jeder Typ von Chrom ist besser als nichts.

Wieviel? Als Vorbeugung gegen chronische Krankheiten in älteren Jahren brauchen normale gesunde Teenager und Erwachsene ungefähr 200 Mikrogramm Chrom pro Tag. Männern empfiehlt der Chromspezialist Dr. Evans eine Dosis von 400 Mikrogramm. Falls Sie Diabetiker sind oder sich in puncto Blutcholesterin oder Triglyzeride verbessern wollen, benötigen Sie mehr - von 400 bis 1000 Mikrogramm pro Tag, wie die Fachautoritäten erklären.

Falls Sie eine Multivitamintablette mit 200 Mikrogramm des richtigen Typs von Chrom wie Chrom picolinate finden, greifen Sie zu. Leider enthalten die Multivitamintabletten aber selten genug vom richtigen Typ des organischen Chroms. Generell werden Sie darauf angewiesen sein, eine besondere 200-Mikrogramm-Tablette einzunehmen.

Wer sollte Chrom einnehmen? Wenn alle Menschen vom zehnten - oder wenigstens vom zwanzigsten - Lebensjahr an Chrom einnehmen würden, so könnte ein Großteil an vorzeitigem Altern vermieden werden, zusammen mit Herzkrankheiten und Diabetes in der mittleren und späteren Phase, meint Dr. Richard Anderson vom U.S. Department of Agriculture. Der Chromspiegel nimmt mit jedem Jahrzehnt ab. Aber es ist nie zu spät. Ganz gleich, wie alt Sie sind, Sie können die Weiterentwicklung von Herzkrankheiten und Diabetes stoppen, wenn Sie mit dem Einnehmen von Chrom anfangen.

Vorsicht: Falls Sie Diabetiker sind, sollten Sie Chrompräparate nur unter ärztlicher Aufsicht einnehmen, weil das Mineral den Insulinbedarf Ihres Körpers verändern könnte.

Wie schnell wirkt es? Verbesserungen des Insulin- und Blutzuckerspiegels stellen sich rasch ein - in einem Zeitraum von einigen Tagen bis einigen Wochen. Verbesserungen der Blutcholesterin- und Triglyzeridenwerte dauern - je nach Dosis - einige Wochen bis ein paar Monate, sagt Dr. Anderson.

Läßt sich Chrommangel durch einen Test feststellen? Es gibt gegenwärtig noch keine zuverlässige Methode zur Feststellung von Chrommangel.

Wieviel ist zuviel? Die Chromtoxizität liegt sehr niedrig. Dr. Anderson zufolge kann man das Dreihundertfache der offiziell empfohlenen Dosis von 200 Mikrogramm einnehmen, ohne »in Schwierigkeiten zu kommen«. Da Chrom sich jedoch in Leber und Nieren ablagern könnte und besonders hohe Dosierungen normalerweise unnötig sind, besteht für die meisten Menschen kein Anlaß, zur generellen Vorsorge gegen Altern mehr als 200 Mikrogramm pro Tag einzunehmen.

Zur Stärkung Ihres Immunsystems: Zink

Lassen Sie Ihr Immunsystem nicht bloß wegen eines leichten Zinkmangels einschlafen; das würde Sie nur in ein vorzeitiges Altern stürzen. Selbst ein leichter Mangel, der in Blutuntersuchungen unentdeckt bleibt, bringt Sie unnötig in Gefahr. Und glauben Sie nicht, daß Ihnen so etwas nicht passieren kann. »Ich war schockiert, als ich entdecken mußte, daß meinen eigenen Körperzellen Zink fehlte«, sagt der führende Zinkforscher Dr. Ananda Prasad, der inzwischen 15 bis 20 Milligramm Zink pro Tag nimmt.

Im Hals, hinter dem oberen Teil des Brustbeins verborgen, befindet sich bei allen Menschen ein kleiner Sack, Thymusdrüse genannt – ein großer Zauberer, der während Ihres ganzen Lebens die Arbeit des Immunsystems orchestriert. Doch die Thymusdrüse, die in Ihren jungen Jahren groß und robust ist – bei Ihrer Geburt ist sie größer als Ihr Herz –, schrumpft leider zusammen, und sie verliert ihre Kraft. Das progressive Schrumpfen setzt bald nach der Pubertät ein. Wenn Sie sechzig sind, ist sie normalerweise nur mehr der Schatten ihrer selbst – eine Entwicklung, die mit dem raschen Verfall des Immunsystems Hand in Hand geht. Dieses Schrumpfen der Thymusdrüse ist das auffallendste Zeichen des Alterns. Bei Vierzigjährigen »ist die Thymusdrüse in einer Radiographie nicht mehr zu erkennen«, bemerkt der Immunologe Dr. William Adler vom National Institute on Aging.

Doch ohne eine aktive Thymusdrüse reifen die T-Zellen des Immunsystems nicht genügend, um fremde Eindringlinge zu entdecken. Infolgedessen ist der Mensch anfälliger für Entzündungen. Ohne die Steuerung durch die T-Zellen versagen die B-Zellen und vermögen keine Antikörper mehr zu produzieren. Dr. Adler verweist auf die Folgen: Bei Siebzigjährigen ist die Todesrate bei Grippe 35mal höher als bei Zehnjährigen.

Vor kurzem haben Experten den langsamen Niedergang der Thymusdrüse noch als eine irreversible Begleiterscheinung des fortschreitenden Alters definiert und sie zum großen Teil für die abnehmende Immunität verantwortlich gemacht, die mit dem Alter kommt und uns in den Spätjahren unseres Lebens zu Infektionen, Krebs und autoimmunen Krankheiten verurteilt.

Doch dies war eine falsche Sicht. Wie aufsehenerregende Experimente jetzt zeigen, ist die Theorie von der zwangsläufig alternden, einschrumpfenden Thymusdrüse im wesentlichen ein Mythos. Ihr Niedergang kann gebremst und umgekehrt, die Kraft ihrer Jugendzeit erneuert werden. Selbst in der Spätphase des Lebens kann sie dank der bemerkenswerten Macht eines Minerals namens Zink wieder jung werden.

Die alarmierenden Fakten

- Unter den gesunden Amerikanern über fünfzig leidet jeder dritte, meist ohne es auch nur zu ahnen, an Zinkmangel.
- Über 90 Prozent der älteren gesunden Amerikaner nehmen weniger als die offiziell empfohlene Menge Zink ein.
- Sie müssen sich ungefähr 2400 Kalorien pro Tag zuführen, um die offiziell empfohlene Menge Zink zu bekommen.
- Viele Millionen Amerikaner haben wegen eines unnötigen und reversiblen leichten Zinkmangels eine reduzierte Immunität.

Was Zink gegen das Altern bewirkt, indem es die Immunität verjüngt

Experimente mit Mäusen: In bahnbrechenden Experimenten mit älteren Mäusen hat Dr. Nicola Fabris vom Italienischen Nationalen Zentrum für Altersforschung in Ancona entdeckt, daß eine niedrige Tagesdosis Zink die Funktion der Thymusdrüse erstaunlicherweise zu 80 Prozent wiederherstellte. Im Zusammenhang damit kam es zu einer Verjüngung der Immunfunktionen. Die Thymusdrüse sondert beispielsweise Thymulin ab, ein ungemein wichtiges Hormon, das die Produktion von T-Zellen anregt. Mit Zink angereichert, begannen die Thymusdrüsen der alten Mäuse mehr biologisch aktives Thymulin und mehr T-Zellen zu produzieren. »Zink rüttelt die eingeschlafene Thymusdrüse wieder wach«, erklärt Dr. Fabris. Die Thymusdrüse verschwindet mit dem Alter nicht wirklich; sie schrumpft nur scheinbar, fährt er fort, weil sie untätig ist. Wenn wir das fehlende Zink ergänzen, können wir die Immunuhr zurückdrehen und die Wirktüchtigkeit der Thymusdrüse aus jüngeren Jahren wiedergewinnen. Für ältere Menschen bedeutet das, wie er betont, die Reaktivierung eines Immunsystems, das dem ihrer vierziger Jahre entspricht.

Zink baut sich bei älteren Menschen ab

Sie sind in Gefahr, über unzureichende Mengen des alternshemmenden Zinks im Körper zu verfügen, wenn

- Sie nicht mindestens 2400 Kalorien pro Tag essen.
- Sie Vegetarier sind. Zink ist hauptsächlich in Fleisch, Meeresfrüchten und Geflügel enthalten.
- Sie Ihren Fleischkonsum verringert haben.
- Sie haufenweise Ballast essen. Ballast blockiert die Absorption von Zink im Körper.
- Sie eine fettarme Abmagerungskur machen.
- Sie über fünfzig Jahre alt sind. Dann läßt die Fähigkeit Ihres Körpers, Zink zu absorbieren, nach.

Eine unnötige Tragödie. Absolut richtig, bestätigt Dr. Ananda S. Prasad, Professor für Medizin an der Wayne State University School of Medicine und eine Autorität auf dem Gebiet der Zinkforschung. Daß die alternsverhütenden Eigenschaften von Zink nicht erkannt werden, betrachtet er als eine unnötige menschliche Tragödie von kolossalen und stetig wachsenden Ausmaßen. Dr. Prasads Forschungen offenbaren: Unter den über 50jährigen gesunden Amerikanern leidet fast jeder dritte anscheinend an einem leichten Zinkmangel, der sich bei den üblichen Bluttests nicht erkennen läßt. Deshalb sind mehr als zwanzig Millionen Amerikaner, ohne es zu wissen, der Gefahr von Infektionen und degenerativen Krankheiten des Alters ausgesetzt. Eine laut Dr. Prasad »erschreckende« Situation besonders deshalb, weil sie auf so einfache Weise korrigiert werden könnte.

Zink belebt die Immuntätigkeit wieder: Erstaunlicherweise hat Dr. Prasad auch nachweisen können, daß die Einnahme einer sehr geringen täglichen Menge Zink unglaubliches menschliches Leid sowie immense Kosten in der medizinischen Versorgung ersparen könnte. Testpersonen zwischen fünfzig und achtzig Jahren mit leichtem Zinkmangel erlebten eine dramatische Wiederbelebung ihrer Immunfunktionen, wenn sie sechs Monate lang 30 Milligramm Zinkgluconat pro Tag einnahmen. Bei ihnen stiegen Produktion und Aktivität des Thymulins, eines

Hormons, das unentbehrlich ist für die Bildung von Lymphozyten, um mehr als 40 Prozent. Außerdem erzeugte die Thymusdrüse dann fast die doppelte Menge Interleukin 1, eine äußerst wichtige Substanz zur Ankurbelung der Produktion von T-Zellen. Damit liegt der Beweis dafür vor, daß der Rückgang der Immunität wegen des Nachlassens der Thymusdrüse nicht unvermeidbar altersbedingt ist, sondern durch einen korrigierbaren Zinkmangel verursacht wird.

Ich bin fest davon überzeugt, daß Zink ein Wirkstoff gegen Altern ist. –
Dr. Nicola Fabris vom Italienischen Nationalen Zentrum für Altersforschung, eine Kapazität auf dem Gebiet der Zinkforschung

Es ist nie zu spät, das Leben zu verlängern: Kürzlich haben französische Forscher herausgefunden, daß sogar das Immunsystem von Menschen sehr hohen Alters gerettet werden könnte. Sie verabreichten einer Gruppe von Altersheimbewohnern zwischen 73 und 106 Jahren 20 Milligramm Zink pro Tag. Innerhalb weniger Monate schoß die Produktion von Thymulin um 50 Prozent in die Höhe. Zu Beginn hatten beinahe alle Versuchspersonen unzureichende Zinkwerte. Die Zinkzufuhr zeigte keinerlei Nebenwirkungen. Es war für die Forscher besonders

Geheimrezepte der Experten gegen Altern

Dr. William A. Pryor
Leiter des Instituts für Biodynamik
Louisiana State University

Dr. Pryor hat fast dreißig Jahre lang die Freien Radikale und Antioxydanzien erforscht und ist auf diesem Sektor eine führende Autorität. Zur Vorbeugung gegen Schäden durch Freie Radikale und das Altern nimmt Dr. Pryor täglich ein:

- Vitamin E (in natürlicher Form) – 400 IE
- Vitamin C – 500 Milligramm
- Beta-Carotin – 15 Milligramm
- Multivitamin-plus-Mineral-Tablette mit Zink und Selen

»Ich schätze auch Co-Enzym Q-10 und nehme es manchmal ein. Ich habe jetzt seit ungefähr zwanzig Jahren Vitaminpräparate eingenommen, und es tut mir nur leid, daß ich nicht schon mit dem zehnten Lebensjahr angefangen habe, mich besser zu ernähren und zusätzlich Vitamine einzunehmen.«

interessant festzustellen, daß Zink den Albumingehalt des Bluts erhöhte, eines Proteins, von dem die meisten älteren Menschen zuwenig haben. Albumin ist ein biologischer Indikator von Langlebigkeit. Menschen mit hohen Albumin-Werten leben länger. Zink könnte folglich auf indirekte Weise Leben verlängern.

Zink stimuliert auch die Produktion von Gamma-Interferon, einer Substanz, die für die adäquate Immuntätigkeit essentiell ist. Bei alternden Menschen und alternden Mäusen fällt die Erzeugung von Interferon aus. Dr. Fabris und seine Kollegen haben durch Verabreichen von Zink die Interferonerzeugung in Körperzellen von Mäusen völlig wiederhergestellt.

Es bekämpft Freie Radikale: Zink liefert einen umfassenden Schutz gegen Altern, weil es wie ein Antioxydans funktioniert. Wenn Sie zuwenig Zink haben, ziehen in Ihrem Körper destruktive Freie Radikale herum, greifen Zellen an und begünstigen einen generellen Zusammenbruch und Altern. Forschungsergebnisse dokumentieren, daß die Körper von Tieren mit Zinkmangel 15 bis 20 Prozent höhere Quoten von randalierenden Freien Radikalen aufweisen als Tiere mit einem normalen Zinkhaushalt. Es ist nachgewiesen worden, daß ein Mangel an Zink ein exzessives Wirken der Freien Radikale ermöglicht, die bei der altersbezogenen Degeneration der Makula (Sehkraftschwächung), bei Unfruchtbarkeit, Krebs und bestimmten Formen degenerativer Gehirnkrankheiten eine Rolle spielen.

Wieviel? Eine tägliche Dosis von 15 bis 30 Milligramm Zink reicht normalerweise aus, um beim Älterwerden die Immunfunktionen zu schützen oder Defizite zu korrigieren. Diese Zinkmenge belebt die Thymusdrüse wieder und stellt die Immuntätigkeit der jungen Jahre wieder her. Menschen über 75 benötigen jedoch laut Dr. Fabris täglich 50 oder mehr Milligramm Zink, um die Tätigkeit der Thymusdrüse in einem wesentlichen Maße anzuregen. Solch hohe Dosierungen sollten allerdings, insbesondere von älteren Personen, nur unter sorgsamer ärztlicher Aufsicht eingenommen werden, weil hohe Zinkdosierungen die Immunität wieder schwächen können.

Welcher Typ? Dr. Prasad empfiehlt vor allem Zinkgluconat, weil es den GI-Trakt weniger reizt als das Zinksulfat, das man in den üblichen Präparaten findet. Außerdem werden das übliche Zinksulfat und Zinkoxyd vom Körper schlecht absorbiert und genützt. Besser absorbiert werden die kelatierten Arten – Zinkzitrat, Zinkgluconat und seit neuestem Zinkmonomethionin. Manchmal können Sie in einer Multivitamin-Mineral-Tablette ausreichend Zink zur Bekämpfung von Altern finden; einige solcher Tabletten enthalten 15 Milligramm Zink. Sie sollten aber darauf achten, daß es sich auch um eine vom Körper leicht absorbierbare Form wie Zinkgluconat oder -zitrat handelt.

Wie steht's mit der Nahrung? Es ist schwierig, genügend Zink mit der Nahrung aufzunehmen. Das gilt ganz besonders für Leute, die Vegetarier sind oder ihren Fleischkonsum reduziert haben. Die größten Zinkmengen sind enthalten in Meeresfrüchten, besonders in Schalentieren, vor allem jedoch in Austern, die die reichhaltigste uns bekannte Quelle sind. (Sie sollten sie aber stets kochen oder Austern aus der Dose essen.) Eine andere reichhaltige Quelle ist mageres Fleisch. Getreide, Nüsse und Samen haben einen relativ hohen Zinkbestandteil, sie enthalten aber auch Wirkstoffe, die die Zinkabsorption abschwächen.

Wieviel ist zuviel? Einige Experten hegen die Befürchtung, daß hohe Dosierungen von Zink andere Nährstoffe stören und die Immunität herabsetzen könnten. Da bei den meisten Menschen aber nur 15 bis 30 Milligramm täglich erforderlich sind, um den Mangel auszugleichen und die Immunität zu stärken, gibt es keinen Grund, größere Mengen einzunehmen. Nur auf Anraten eines Arztes sollten Sie mehr als 50 Milligramm pro Tag einnehmen. Bis zu dieser Dosierung haben die Wissenschaftler nach den Worten Dr. Prasads keine schädlichen Nebenwirkungen bemerkt.

Können Sie erkennen, ob Sie an Zinkmangel leiden? Mit einem einfachen Bluttest läßt sich ein Zinkmangel nicht zuverlässig feststellen. Worauf es ankommt, ist eine Messung der Zinkmenge in den weißen Blutzellen. Eine entsprechende Untersuchung läßt sich nach Aussage von Dr. Prasad in einer ärztlichen Praxis leicht durchführen. Wenn Sie sich in den mittleren Jahren befinden, leiden Sie jedoch wahrscheinlich zumindest an einem marginalen Zinkmangel und altern infolgedessen zu rasch. Da moderate Dosierungen von Zink solche Mängel beheben und normalerweise korrigieren und unschädlich sind, ist es sinnvoll, sie beim Älterwerden vorsorglich einzunehmen.

Das ultimative Mineral gegen das Altern: Kalzium

Warum sollen Sie mit Ihrer Jugend russisches Roulette spielen, wenn Kalzium viele Ängste vor dem Altern beseitigen kann? Es ist klug, sofort mit dem Einnehmen von großen Dosen Kalzium anzufangen – ganz gleich, ob Sie acht oder achtzig Jahre alt sind.

Im Steinzeitalter aßen unsere Vorfahren große Mengen von Kalzium. Sie aber tun es nicht. Das ist einer der Gründe, warum Ihre Knochen empfindlich und brüchig werden, warum Ihr Endokrinsystem gestört ist und das Zellenwachstum in Ihrem Körper eventuell aus dem Ruder läuft, wenn Sie älter werden. Kurzum, der Mangel an Kalzium ist ein weiterer Grund dafür, daß Sie im hohen Alter kollabieren. Ja, Kalzium ist viel mehr als nur ein »Knochenretter«. Die Zellen Ihres Körpers brauchen Kalzium, um richtig zu funktionieren. Unser menschlicher Körper ist durch Evolution und Genetik so entworfen, daß er mit Mengen von Kalzium funktioniert, die im Vergleich zu den mickerigen Mengen, die er heutzutage bekommt, außerordentlich groß sind. Unsere Steinzeitahnen aßen 2000 bis 3000 Milligramm Kalzium täglich, hauptsächlich durch den Genuß wilder Pflanzen. Das ist fünfmal mehr als unser gegenwärtiger Durchschnitt, der einer umfassenden Regierungsstudie zufolge bei Frauen im Alter von 35 bis 74 Jahren bei bloßen 500 Milligramm pro Tag liegt. Und obendrein wächst die Gefahr mit den Jahren, weil unser Körper tendenziell zunehmend weniger Kalzium absorbiert.

Die erstaunliche Geschichte von der Wirkung des Kalziums gegen Altern

Die Nachricht hat sogar die passioniertesten Befürworter des Kalziums überrascht und wurde vom *Harvard Health Letter* als eine der wichtigsten medizinischen Entwicklungen des Jahres 1993 anerkannt: Französische Wissenschaftler am INSERM, der wichtigsten regierungsamtlichen medizinischen Forschungsbehörde, führten eine Studie durch und entdeckten, daß das Einnehmen von Kalziumtabletten plus Vitamin D über einen Zeitraum von anderthalb Jahren bei achtzigjährigen und noch älteren Frauen eine drastische Senkung der Zahl der Knochenbrüche herbeiführte. Während des Tests nahmen 3270 gesunde Frauen über achtzig täglich teils 1200 Milligramm Grundstoffkalzium plus 800 IE Vitamin D_3 (Colecalciferol) ein, teils ein Placebo (eine Tablette ohne Wirkstoffeffekt).

Während des achtzehnmonatigen Tests gab es unter den Zusatzpräparatkonsumentinnen überraschenderweise 43 Prozent weniger Hüftbrüche und 32 Prozent weniger Brüche an Handgelenken, Armen und Becken als bei den Frauen, die nur ein Placebo bekamen. Das beweist ohne jeden Zweifel die unglaubliche Wirkkraft solcher Zusätze zur Verhütung von Leiden und zur Verlängerung des Lebens. Nach Hüftbrüchen können viele alte Frauen nicht mehr laufen; ein Fünftel überlebt sie nicht.

Es gibt jedoch keinen Grund, warum Sie sich von dieser niederschlagenden Situation zu einem vorzeitigen Altern verurteilen lassen sollten. Ganz gleich, wie alt Sie sind - Sie können die aufgrund von Kalziumdefiziten entstandenen Schäden zum Teil abbremsen. Gewiß ist es besser, sich schon in jüngeren Jahren Kalzium zuzuführen, doch es ist nie zu spät. Fangen Sie sofort damit an, um den Prozeß des Alterns abzuwehren. Kalzium hat sogar noch bei vielen Menschen in den Achtzigern Wunder gewirkt.

Die alarmierenden Fakten

- Die meisten Amerikaner bekommen nur die Hälfte der Kalziummenge, die sie zum Hinauszögern des Alterns brauchen.
- Kalziummangel ist nicht nur ein Frauenproblem. Auch Männer leiden wegen Kalziummangels an unnötigen chronischen Krankheiten.
- Nicht einmal die Hälfte der amerikanischen Kinder erhält die offiziell empfohlene Mindestmenge an Kalzium.

Was Kalzium gegen das Altern bewirken kann

Es hält Knochen jung: Um brüchige Knochen und Mißbildungen des Skeletts in älteren Jahren zu verhüten, brauchen Sie in allen Lebensperioden Kalzium, wie die Erkenntnis aus zahlreichen Forschungen lautet. Es kommt wesentlich darauf an, in jungen Jahren die Knochenmasse zu maximieren und in den späteren Jahren das Ausdünnen der Knochensubstanz zu minimieren. Die dicksten, stärksten Knochen hat der Mensch in der Zeit zwischen zwanzig und dreißig Jahren. Der Knochenaufbau vollzieht sich hauptsächlich während der Jugend.

Deshalb ist es so wichtig, daß sich junge Menschen - und ganz besonders die Mädchen - möglichst schon vor der Pubertät, auf jeden Fall aber vor dem 25. Lebensjahr mit Kalzium aufladen. So hat beispielsweise eine britische Untersuchung kürzlich nachgewiesen, daß Frauen im mittleren Alter, die besonders starke Knochen hatten, vor dem 25. Lebensjahr auch besonders viel Milch getrunken hatten. Steven A. Abrams vom Children's Nutrition Research Center in Houston erklärte, daß Mädchen den größten Kalziumbedarf in der Zeit haben, in der sich ihre Knochensubstanz aufbaut. Das geschieht gewöhnlich kurz vor und nach Beginn der Pubertät (bei Mädchen durchschnittlich im Alter von zehn Jahren). Abrams rät deshalb dringend, die Kalziumzufuhr etliche Jahre vorher zu erhöhen.

Es besteht jedoch kein Grund zur Verzweiflung, falls Sie in jungen Jahren Kalzium zu sparsam aufgenommen haben. Eine Kalziumzufuhr in späteren Jahren kann sich vorbeugend gegen einen Knochensubstanzverlust im Rückgrat, in Hüften und Handgelenken nach den Wechseljahren und sogar im hohen Alter auswirken. Nach Aussage des Spezialisten Dr. Robert P. Heaney, Inhaber des John-A.-Creighton-Lehrstuhls an der Creighton University, haben seit 1988 veröffentlichte Forschungsergebnisse übereinstimmend die positiven Wirkungen von Kalzium auf die Bildung von Knochensubstanz und zum Vorbeugen von Knochensubstanzverlust oder Knochenbrüchigkeit nachgewiesen.

> *Eine 20prozentige Verringerung der Zahl der Hüftfrakturen würde die Krankenkassen jährlich um rund 2 Milliarden Dollar entlasten. –*
> Dr. Robert Heaney, Creighton University

Kalzium verhindert hohen Blutdruck: Kalzium kann Sie vor hohem Blutdruck bewahren, wenn Sie älter werden. Vor allem bei älteren Menschen, ganz besonders bei Personen, die gegenüber Salz empfindlich sind, steigt der Blutdruck als Reaktion auf zuviel Natrium. In einer neuerlichen Auswertung sämtlicher Forschungstests, in denen Versuchspersonen mit hohem Blutdruck zusätzlich Kalziumpräparate einnahmen, machte Dr. David A. McCarron an der Oregon Health Sciences University die Feststellung, daß in 75 Prozent der Fälle die Kalziumtablette den hohen Blutdruck senkte. Er fiel durchschnittlich um 5 bis 7 mm Hg für den systolischen Druck (die obere Zahl) und 3 bis 4 mm

Hg für den diastolischen Wert. Die Dosierungen schwankten zwischen 400 und 2000 Milligramm pro Tag, die meist sechs bis zwölf Wochen lang verabreicht wurden.

Eine hohe Kalziumzufuhr könnte vor allem vorbeugend gegen den Ausbruch von hohem Blutdruck wirken. Wissenschaftler der Boston University Medical School haben kürzlich die Ergebnisse einer umfangreichen Gruppe von männlichen Testpersonen ausgewertet, die über achtzehn Jahre beobachtet wurden. Die Personen, welche besonders viel Kalzium (bis zu 1100 Milligramm täglich) aßen, tendierten mit dem Älterwerden um 20 Prozent weniger zur Entwicklung von hohem Blutdruck als Personen mit geringer Kalziumzufuhr (unter 110 Milligramm pro Tag). Eine andere Studie, die moderaten Trinkern unter vierzig ohne Übergewicht galt, ergab folgendes: Eine Dosis von 1000 Milligramm Kalzium täglich verringerte das Risiko, in späteren Jahren hohen Blutdruck zu entwickeln, um 40 Prozent.

Wenn alle Menschen zusätzlich Kalziumpräparate nähmen, würde bei ungefähr der Hälfte der amerikanischen Bevölkerung der Blutdruck sinken, wie der Hypertensionsforscher Dr. Lawrence M. Resnick von der Way State University in Detroit meint. Bei 30 Prozent würde er sich nach seiner Ansicht jedoch nicht verändern und bei 20 Prozent ansteigen.

Es ist im übrigen sehr bemerkenswert, daß Kalzium die durch Bluthochdruck verursachten Schäden zum Teil wieder umzukehren vermag. Nach jahrelangem hohen Blutdruck können Schlaganfälle, eine Hypertrophie (Vergrößerung) der linken Herzkammer und Herzversagen wegen Blutandrang eintreten. Forscher an der Wayne State University haben entdeckt, daß eine tägliche Dosis von 1000 Milligramm Kalziumkarbonat nach Wochen vergrößerte Herzen wieder kleiner werden ließ.

Kalzium hemmt Krebs: Ein weiterer großer Pluspunkt für Kalzium: Es trägt dazu bei, das Wuchern von krebsanfälligen Zellen zu vereiteln. In einer neueren Studie kam John Potter von der University of Minnesota zu dem Resultat, daß eine Dosis von 2000 Milligramm Kalzium pro Tag bei Männern und Frauen mit hochgradigem Dickdarmkrebsrisiko das Zellenwachstum im Dickdarm auf ein normales Maß zurückführen konnte. Das ist eine Bestätigung von mehreren Experimenten, bei denen Kalzium gegen den Krebs wirksame Eigenschaften unter Beweis stellte. So verhindert Kalziumkarbonat bei Tieren eine Tumorbildung beispielsweise zu 23 bis 44 Prozent, Kalziumchlorid zu 30 bis 35 Prozent, und Kalziumgluconat um 22 bis 44 Prozent. Wie ein anderer Test mit Menschen belegte, zeigte sich ein dreimal größeres Dickdarmkrebsrisiko bei Leuten mit der am wenigsten kalziumhaltigen Ernährung im Vergleich zu denen, welche die größten Mengen Kalzium mit der Nahrung aufnahmen. Falls Sie sich wegen der Gefahr eines Dickdarmkrebses Sorgen machen, empfehlen Fachleute als optimale Kalziumdosis pro Tag 1500 bis 2000 Milligramm.

Kalzium bekämpft Cholesterin: Erstaunlicherweise kann Kalzium als Waffe gegen schlechtes Cholesterin dienen. In einem Test, den Margo A. Denke vom University of Texas Southwestern Medical Center in Dallas durchführte, bekamen Männer mit mäßig erhöhten Cholesterinwerten eine Diät, die ziemlich viel Rindfleisch und Fett, aber nur wenig Kalzium enthielt – 410 Milligramm pro Tag. Dann wurde auf eine kalziumreiche Ernährungsweise mit 2200 Milligramm pro Tag umgestellt. Der durchschnittliche Wert für das gesamte Cholesterin sank um 6 Prozent. Was noch viel wichtiger ist: Das schlechte LDL-Cholesterin, das Arterien verstopft, sank um 11 Prozent.

Die Wirkungsweise des Kalziums war faszinierend. Es blockierte die Absorption von gesättigtem Fett im Magen-Darm-Trakt. Tierische Fettarten aus Fleisch, Käse und Butter sind dafür bekannt, daß sie das Cholesterin steigern. Wenn sie jedoch nicht absorbiert werden, können sie auch nicht das Cholesterin erhöhen. Mit der kalziumreichen Diät wurde tatsächlich die doppelte Menge Fett im Stuhlgang ausgeschieden. Man sollte sich nicht darauf verlassen, daß Kalzium die Risiken einer fettreichen Ernährungsweise beseitigt. Es kann aber sehr viel dazu beitragen, deren cholesterinsteigernde Wirkung abzuschwächen.

Wie steht's mit der Nahrung? Die besten Kalziumquellen sind Joghurt, Milch, Grünkohl, Brokkoli, Tofu, Dosensardinen, Dosenlachs mit Gräten und mit Kalzium angereicherte Nahrungsmittel wie Säfte und Brot. Um die gegen Altern notwendige Dosis zu bekommen, braucht der Körper davon an jedem Tag mehrere Portionen.

Ein einfacher Weg der Kalziumzufuhr: Mager- oder fettarme Milch trinken und Joghurt essen. Ein Glas entrahmter Milch enthält 300 Milligramm, eine Tasse Magerjoghurt (je nach Marke) bis zu 415 Milligramm Kalzium. Doch nicht nur Milchprodukte sind gute Kalziumlieferanten. In asiatischen Ländern versorgen Gemüse und Tofu den menschlichen Körper oft mit ausreichend Kalzium. Es gibt sogar Tests, die nachgewiesen haben, daß der Körper aus Grünkohl mehr Kalzium absorbiert als aus Milch. Sie müßten aber schon sehr viel Grünkohl essen, um sich die gleiche Menge Kalzium zuzuführen wie mit Milch.

Von den Amerikanern, die unter leichtem bis mäßigem Bluthochdruck leiden, würden 20 bis 40 Prozent die entsprechenden Medikamente absetzen oder die Dosis reduzieren können, wenn ihr Körper nur ausreichend Kalzium bekäme. –
Dr. David A. McCarron, Oregon Health Sciences University, Portland, Oregon

Brauchen Sie ein Zusatzpräparat? Ja – außer Sie konsumieren mit absoluter Regelmäßigkeit Tag für Tag mehrere Portionen von stark kalziumhaltigen Nahrungsmitteln, beispielsweise Milchprodukte, Sardinen oder Lachs aus der Dose, grüne Blattgemüse, Tofu oder mit Kalzium angereicherte Nahrungsmittel. Aber auch hier gilt: Warum sollten Sie ein Risiko eingehen? Kalziumpräparate seine billig, wirksam und zuverlässig, erklärt Walter Willet von der Harvard-Universität. Es ist allerdings notwendig, eine separate Kalziumtablette einzunehmen, weil Multivitamin-Mineral-Tabletten bei weitem nicht genügend Kalzium enthalten. Selbst wenn Sie andere Medikamente gegen hohen Blutdruck einnehmen, können Kalziumpräparate laut Dr. McCarron den Blutdruck weiter senken. Er weist aber darauf hin, daß Sie Ihren Arzt informieren sollten, wenn Sie neben den Medikamenten gegen hohen Blutdruck Kalziumpräparate einzunehmen beginnen.

Wieviel? Für die Dosierungen, die in verschiedenen Lebensphasen zum Schutz der Knochensubstanz erforderlich sind, beachten Sie die Tabelle auf S. 100. Zur Vorbeugung oder Beseitigung von anderen Problemen des Alterns könnten größere Dosierungen – von 1000 bis 2000 Milligramm Kalzium täglich – notwendig sein.

Welche Art? Nehmen Sie keine Kalziumpräparate, die aus Knochenmehl oder Dolomit hergestellt sind. Sie enthalten nämlich möglicherweise gefährliche Mengen von Blei. Die beste Wahl sind Kalziumkarbonat und Kalziumzitrat. Und vergessen Sie nicht, sich über die auf dem Etikett angegebene Dosis reinen bzw. »elementaren« Kalziums zu vergewissern, die in der Tablette enthalten ist. Diese Angabe informiert Sie über die Menge des verwendbaren Kalziums in der Tablette und ist die einzige Möglichkeit, die Dosis Kalzium zu erfahren, die Sie von einer Tablette wirklich bekommen. Die verschiedenen Präparate sind sehr unterschiedlich. So enthält beispielsweise Kalziumgluconat nur 9 Prozent Grundstoffkalzium, Kalziumkarbonat dagegen 40 Prozent.

Wann? Von den Kalziumpräparaten, insbesondere von Kalziumkarbonat, absorbiert der Körper in der Regel 10 bis 30 Prozent mehr, wenn sie zu einer Mahlzeit eingenommen werden. Sie sollten aber gelegentlich kleine Pausen einlegen. Dr. Heaney empfiehlt, die Präparate etwa alle drei Monate für eine Woche

Ohne Vitamin D können Sie nicht jung bleiben

Ihr Körper braucht Vitamin D, um Kalzium zu absorbieren. Doch ältere Amerikaner litten an »der unauffälligen Epidemie von Vitamin-D-Mangel«, erklärt der Endokrinologe Dr. Michael F. Holick vom Boston University Medical Center. Bis zu 40 Prozent der älteren Leute mit Hüftbrüchen verfügen nach seinen Angaben über zuwenig Vitamin D, hauptsächlich deswegen, weil die alternde Haut weniger fähig ist, Vitamin D aus Sonnenlicht zu bilden, und alternde Nieren weniger imstande sind, dieses Vitamin in den aktiven Typ umzuwandeln. Durch solches Defizit an aktivem Vitamin D werden die Knochen schwächer. Im übrigen werden Frauen bei einem Vitamin-D-Defizit anfälliger für Brustkrebs, Männer für Prostata- und Dickdarmkrebs. Reich an Vitamin D sind vor allem mit Vitamin D angereicherte Milch, Leber, Aal und fetter Fisch wie Lachs und Sardinen.

Ältere Menschen, die sich nur selten nach draußen in die Sonne begeben, brauchen 600 IE Vitamin D pro Tag. Wenn Sie viel Sonne abkriegen – also wenn Sie etwa in einem sonnigen, warmen Klima leben oder dem Sonnenschein häufig ausgesetzt sind –, genügt die in den meisten Multivitamin-Mineral-Tabletten enthaltene Dosis von 200 IE Vitamin D täglich.

Wenn Sie Sonnenschutzmittel auf der Haut auftragen, wird auch die Aufnahme von Vitamin D abgeblockt. Falls Sie das gewohnheitsmäßig tun, könnte es sein, daß Ihr Körper ein Vitamin-D-Präparat benötigt.

Vorsicht: Nehmen Sie Vitamin D nicht in übertrieben großen Dosierungen. Es ist ziemlich toxisch. Experten warnen: Schon eine tägliche Dosis von 2000 IE könnte sich bei einem Erwachsenen gefährlich auswirken.

auszusetzen, damit der Körper Zeit hat, die Knochen zu regenerieren, also alte durch neue Knochensubstanz zu ersetzen. Wenn Sie über einen langen Zeitraum täglich 1000 bis 1500 Milligramm einnehmen, bleibt das Absenkungsmoment aus, das dem Körper das Stichwort zur Umformung gibt.

Wieviel ist zuviel? Zuviel Kalzium könnte Verstopfung verursachen. Trinken Sie deshalb viel Wasser, und verteilen Sie die Tabletten über den ganzen Tag. Für eine optimale Absorption des Kalziums sollten Sie nie mehr als 500 bis 600 Milligramm auf einmal einnehmen. Für Frauen, die nach der Menopause Östrogenersatz nehmen, könnten 1000 Milligramm Kalzium pro Tag ausreichen, um die Knochen in guter Verfassung zu halten.

Hinweis für Kinder: Kinder essen zunehmend kalziumarme Nahrung, weil sie selbst Milch durch kohlensäurehaltige Getränke ersetzen und die Eltern ihnen oft weniger Milch zu trinken geben, damit sie Fett meiden. Eine bessere Idee: Geben Sie Ihren Kindern fettarme oder entrahmte Milch zu trinken und sonstige fettarme oder magere Milchprodukte zu essen. Laut Dr. Heaney ist es für Kinder das beste, Kalzium mit der Nahrung aufzunehmen. Wenn sie es aber auf diese Weise nicht bekommen, brauchen sie Kalziumpräparate.

Sie müssen sich Ihr Kalzium nicht entweder nur aus Nahrungsmitteln oder nur in Tablettenform beschaffen. Das Klügste, was man gegen Altern tun kann: Halten Sie sich an eine kalziumreiche Ernährung, und nehmen Sie zusätzlich die gesamte empfohlene Menge in Form von Präparaten. Es ist nie zu spät, den Kalziumspiegel des eigenen Körpers zu erhöhen. Sie sollten jedoch schon vor dem 25. Lebensjahr damit anfangen, wenn Sie optimale Wirkungen gegen Altern erzielen möchten.

Es ist am besten, sich mit Kalzium aus der Nahrung zu versorgen. Es ist jedoch besser, Kalzium in Tablettenform einzunehmen als gar keines. –
Dr. David A. McCarron, Oregon Health Science University, und Dr. Robert Heanley, Creighton University

Man braucht viel Kalzium, um jung zu bleiben

Wieviel Sie jeden Tag brauchen:

▶ Säuglinge bis 6 Monate	400 mg
▶ Kleinkinder, 6 Monate bis 1 Jahr	600 mg
▶ Kinder, 1 bis 10 Jahre	800 mg
▶ Kinder und Jugendliche, 11 bis 24 Jahre	1200–1500 mg
▶ Frauen, 25 bis 50 Jahre	1000 mg
▶ Männer, 25 und mehr Jahre	1000 mg
▶ Frauen nach den Wechseljahren	1000–1500 mg
▶ Frauen über 65 Jahre	1500 mg

National Institutes Of Health Expert Panel, 1994

Kraft und Power mit Magnesium

Aller Wahrscheinlichkeit nach bekommt Ihr Körper zum Schutz gegen vorzeitiges Altern nicht ausreichend Magnesium. Deshalb könnte es zu frühzeitigem Herzversagen kommen, das Risiko von Herzattacken ist größer, der ausgeglichene Insulinspiegel gefährdeter, die potentielle Knochenbrüchigkeit bedrohlicher und ein chronisch hoher Blutdruck wahrscheinlicher.

Lassen Sie es nicht darauf ankommen, vorzeitig zu altern und Ihre Lebensspanne zu verkürzen, nur weil Sie Ihrem Körper nicht ausreichend Magnesium zuführen. Es ist ein jungerhaltendes Mineral – vor allem fürs Herz. Schon kleinere Magnesiumdefizite wirken sich offenbar auf die Lebenslänge und das Tempo des Alterungsprozesses aus. Das hat zum einen damit zu tun, daß man mit zunehmendem Alter magnesiumärmere Kost ißt und – schlimmer noch – weniger Magnesium assimiliert. Wie Tierversuche klar und deutlich demonstrieren, kann ein Magnesiummangel den Alterungsprozeß beschleunigen. Tiere, denen Magnesium vorenthalten wurde, alterten rascher und starben früher. Entzieht man jungen Tieren Magnesium, so entwickeln sie Gefäßveränderungen und neuromuskuläre Abnormalitäten, die für ältere Tiere typisch sind. Füttert man Tiere mit Magnesiumpräparaten, so werden solche Symptome vorzeitigen Alterns vorbeugend verhütet. Wie französische Forscher berichten, erweisen sich Tiere mit Magnesiumentzug als beinahe perfekte Demonstrationsobjekte für beschleunigtes Altern.

Falls Ihr Körper dauernd weniger als optimale Magnesiumwerte aufweist, können auch Sie damit rechnen, frühzeitig Symptome hohen Alters zu entwickeln – insbesondere Arterienverstopfung, Herzrhythmusstörungen, Herzanfälle, Bluthochdruck und Insulin-Resistenz, die eventuell Diabetes zur Folge hat.

Die alarmierenden Fakten

- ▶ Nur jeder vierte Amerikaner bekommt die amtlich empfohlene Menge an Magnesium, obwohl schon diese Menge laut Expertenmeinung viel zu niedrig ist.
- ▶ Zwei Drittel der älteren Menschen – die Magnesium am meisten brauchen – essen weniger als 75 Prozent der amtlich empfohlenen Magnesiumdosis.
- ▶ Sofern Sie täglich nicht mindestens 2000 Kalorien zu sich nehmen, bekommt Ihr Körper mit der Nahrung allein wahrscheinlich nicht ausreichend Magnesium.

Was Magnesium gegen das Altern bewirken kann

Es zügelt Freie Radikale: Neueste Tests am Forschungszentrum für menschliche Ernährung des Nationalinstituts für Agrarforschung in Frankreich haben erbracht, daß die schädliche Arbeit der Freien Radikale in Körperzellen, die Hauptursache des schnellen Alterns, durch Magnesiummangel potenziert wird. Die Körperzellen von Tieren mit Magnesiumdefiziten sind stärker gefährdet, durch Freie Radikale geschädigt zu werden. Die Membranen solcher Zellen werden hart. Damit wird aber der Zusammenhalt der Zellen zerstört, der geregelte Zustrom von Kalzium durch die Membrane unterbrochen. Das »unkontrollierte Einströmen von Kalzium« ist nach Auffassung der französischen Wissenschaftler ein »zentrales Moment im Prozeß des Alterns und für Zellschäden«.

Magnesiumarme Tiere setzen auch größere Mengen von äußerst starken Entzündungserregern frei, den sogenannten Zytokinen, die ihrerseits mehr Freie Radikale und infolgedessen Zellschäden erzeugen. Ein langfristiges Magnesiumdefizit raubt dem Körper außerdem Vitamin E, wahrscheinlich weil zuviel benötigt wird, um die vermehrten Attacken Freier Radikale abzuwehren.

Das schlimmste aber ist der progressive Schaden, den das Fehlen ausreichender Magnesiummengen den Mitochondrien zufügt – den Energiefabriken der Zellen, entscheidend vor allem für die Herztätigkeit. Wenn sie die Arbeit der Mitochondrien beeinträchtigen, stören sie das Leben der Körperzellen zentral – in ihrer Fähigkeit, Energie zu erzeugen. Die Koryphäen auf dem Gebiet der Erforschung von Freien Radikalen halten Schäden an Zell-Mitochondrien in der Tat für die Grundursache des Alterns. Die französischen Forscher bestätigen, daß durch Freie Radikale bewirkte Funktionsstörungen in Mitochondrien bei Tieren, die an Magnesiummangel leiden, der Hauptgrund für das Nachlassen der Körperfunktion und damit vorzeitigen Alterns ist.

Es ist ein Herzensretter: Der Magnesiumforscher Dr. Ronald J. Elin von den National Institutes of Health hat nach der Auswertung von »rund zwanzig Untersuchungen in aller Welt« festgestellt, daß Menschen, die zu geringe Mengen von Magnesium einnehmen, eher zu Herzkrankheiten tendieren. Allem Anschein nach dient Magnesium auf mehrfache Weise zum Schutz des Herzens, insbesondere jedoch dadurch, daß es Krämpfe der Koronararterien und Herzrhythmusstörungen verhütet, die eine Hauptursache von plötzlichen Todesfällen sind. In einer Studie, die in einer kardiologischen Krankenhausabteilung durchgeführt wurde, wiesen 53 Prozent der Patienten niedrige Magnesiumwerte auf. Der Magnesiumspiegel des Körpers kann tatsächlich einen diagnostischen Anhaltspunkt dafür liefern, ob Sie im Falle eines Herzinfarkts sterben oder überleben werden.

Im übrigen hemmt Magnesium die Bildung von Blutverklumpungen, die Arterienverstopfungen begünstigen und Herzinarkte auslösen. Vor allem die Tests Dr. Jerry L. Nadlers vom City of Hope Medical Center in Duarte, Kalifornien, zeigen: Magnesium unterbindet die Freisetzung von Thromboxan, einer Substanz, welche die Klebrigkeit der Blutplättchen und damit auch ihre Tendenz zur Bildung von Blutklumpen begünstigt. Das Mineral agiert in der Regel auch gegen die Verengung der Blutgefäße und damit gegen Blutdrucksteigerungen, Schlaganfälle und Herzinfarkte. Ja, Magnesium hat sich als solch wirksamer Regulator von Herzschlag und Blutdruck erwiesen, daß es gelegentlich als das »Naturkalzium zur Gefäßreinigung« bezeichnet worden ist, womit auf rezeptpflichtige Kalziummedikamente für diesen Zweck Bezug genommen wird.

Es senkt den Blutdruck: Eine Forschungsarbeit an der Harvard-Universität ergab, daß Menschen mit einer an Magnesium armen Ernährung zu hohem Blutdruck tendierten. Das Resultat eines jüngeren schwedischen Tests: Das Einnehmen eines ergänzenden Magnesiumpräparats führte zu einer markanten Senkung des Blutdrucks. Bei Personen, die neun Wochen lang täglich eine Dosis von 360 Milligramm Magnesium einnahmen, sank der systolische Blutdruck von 154 auf 146 und der diastolische Blutdruck von 100 auf 92. In einer Studie holländischer Wissenschaftler von der Medizinischen Fakultät der Erasmus-Universität in Rotterdam nahmen Frauen mittleren und höheren Alters mit mäßig hohem Blutdruck über sechs Monate ein Magnesiumpräparat (485 Milligramm pro Tag). Ihr systolischer Blutdruck (der obere Wert) fiel auf Werte, die durchschnittlich 2,7 mm Hg, der diastolische Blutdruck auf Werte, die 3,4 mm Hg niedriger lagen als bei Frauen, die ein Placebo einnahmen.

Es wirkt vorbeugend gegen und heilend bei Diabetes. Die Diabetes wird in jüngster Zeit immer häufiger mit einem Magnesiummangel in Verbindung gebracht. Andere Belege zeigen, daß schon recht niedrige Dosierungen von Magnesium Diabeteskomplikationen verhüten helfen und positiv in den Krankheitsverlauf eingreifen. Man nimmt inzwischen an, daß Zuckerkranke einen speziellen Fehler im Magnesiumstoffwechsel haben. Wie Tests immer wieder bestätigen, weisen Körperzellen und Blut der meisten Diabetiker zu niedrige Magnesiumwerte auf. Das ist eine beunruhigende Feststellung, denn ein Magnesiummangel zieht möglicherweise Blutgerinnung, Verengung der Blutgefäße, Bluthochdruck, Herzrhythmusstörungen und Insulin-Resistenz nach sich, wie Dr. Robert K. Rude, außerordentlicher Professor an der University of Southern California, meint. Er empfiehlt das zusätzliche Einnehmen einer Tagesdosis von 300 bis 400 Milligramm, vorzugsweise von Magnesiumchlorid, zur Bekämpfung von Mängeln, die durch Diabetes verursacht sind. Diabetes ist durch Magnesiumarmut des Körpers gekennzeichnet.

Nachbemerkung: Selbst wenn Sie nicht unter Diabetes oder Herzerkrankungen leiden, könnte ein knauseriger Umgang mit Magnesium doch eine unerwünschte Konsequenz haben: Sie anfälliger für Insulin-Resistenz machen. In einem Test mit normal gesunden Personen stieg die Insulin-Resistenz durch Magnesiummangel bei allen um 25 Prozent. Solch ein träges, abnormales Verarbeiten von Insulin kann am Ende zu Arterienschäden führen und sogar Diabetes auslösen.

Es hält Knochen stark: Um beim Älterwerden die richtige Knochenstärke zu bewahren, braucht Ihr Körper Magnesium wie auch Kalzium. Die beiden – plus Vitamin D – kooperieren gegen Knochensubstanzverfall. Frauen, die osteoporoseanfällig sind, leiden gewöhnlich an Magnesiummangel. Und ein langzeitiges Magnesiumdefizit kann am Ausbruch von Osteoporose beteiligt sein, wie Dr. Mildred S. Seelig glaubt, die eine Dozentur für Ernährungswissenschaft an der North Carolina University innehat. Wer niedrige Magnesiumwerte hat, neigt auch zu niedrigen Werten von aktivem Vitamin D, das für den Knochenstoffwechsel erforderlich ist. Das bedeutet eine doppelte Anfälligkeit für Knochenbrüche.

Wichtig ist auch das Verhältnis von Kalzium und Magnesium. Ein Zuviel an Kalzium und ein Zuwenig an Magnesium fördert die Klumpenbildung des Blutes, die möglicherweise zu Herzanfällen und Herzschlägen führt. Man sollte mindestens halb soviel Magnesium wie Kalzium bekommen, doch viele ältere Amerikaner bringen es nur auf ein Viertel der notwendigen Magnesiumzufuhr, vor allem, wenn sie zusätzlich Kalziumpräparate einnehmen. Wenn Sie Ihrem Körper also, wie allgemein empfohlen, 1200 Milligramm Kalzium gönnen, braucht er ungefähr 500 Milligramm Magnesium. Laut Dr. Seelig brauchen Sie außerdem um so mehr Magnesium, je mehr Fett und Zucker Sie konsumieren.

Die Verheißungen des Magnesiums

- Es verhindert Gefäßspasmen.
- Es verringert Angina pectoris (Schmerzen im Brustkorb).
- Es steigert die Auflösungsfunktionen bei Blutgerinnseln.
- Es verhindert Klebrigkeit von Blutplättchen, die Blutgerinnsel vorbereitet.
- Es hilft, den normalen Herzschlag zu wahren.
- Es fördert gutartiges Cholesterin (HDL und APO A1).
- Es unterdrückt Triglyzeride.
- Es erhält die normale Knochenstruktur.
- Es hält Freie Radikale fern.

Es verlängert das Leben: Sie sind besser gewappnet, einen Herzinfarkt zu überleben, wenn Sie mit Magnesium nicht knausern. Eine neueste, über zehn Jahre laufende Untersuchung mit 2182 männlichen Testpersonen in Wales stellte fest: Menschen, die sich mit magnesiumarmer Kost ernährten, hatten ein anderthalbmal so hohes Risiko eines plötzlichen Infarkttodes als bei einer Kost mit einem Drittel mehr an Magnesium. Außerdem reduzierte sich für die Konsumenten der stark magnesiumhaltigen Kost die Gefahr kardiovaskulärer Störungen um die Hälfte. Darunter fallen nichttödliche Herzinfarkte, Herzanfälle und Angina pectoris (Schmerzen im Brustkorb). Die schutzbringende Differenz in der Magnesiumdosierung betrug nur 30 Milligramm, eine Menge, die bereits in 14 Gramm Mandeln enthalten ist.

Wie steht's mit der Nahrung? Mit einem großen Konsum von Vollkornkost, Nüssen, Samen und Hülsenfrüchten können Sie Ihrem Körper schon viel Magnesium zuführen. Die zur Zeit gültige, amtlich empfohlene Bedarfsmenge von 300 Milligramm erzielen Sie bereits aus einer einzigen Portion Getreidekleie und Nüsse pro Tag. Der Magnesiumgehalt von Nahrungsmitteln beträgt pro 100 Gramm:

Kürbiskerne:	539 Milligramm
Hundertprozentige Kleie-Frühstückskost:	484 Milligramm
Haselnüsse:	303 Milligramm
Cashewnüsse:	264 Milligramm
Pinienkerne:	235 Milligramm
Erdnüsse:	182 Milligramm
Walnüsse:	171 Milligramm
Haferflocken:	150 Milligramm
Pekannüsse:	132 Milligramm
Wheaties:	110 Milligramm
Tofu:	103 Milligramm
Sojabohnen:	89 Milligramm

Brauchen Sie Zusätze? Mit Sicherheit, sofern Sie sich nicht mit stark magnesiumhaltigen Lebensmitteln ernähren. Zur Verzögerung vorzeitigen Alterns ist ein Zusatzpräparat notwendig.

Wieviel? Nach Expertenaussagen scheint eine spezielle Dosis von 200 bis 300 Milligramm gegen Altern ausreichend zu sein. Dr. Seelig betont, daß die gesamte Tagesdosis Magnesium bei 500 Milligramm liegen sollte. Die typische Multivitamin-Mineral-Tablette enthält ungefähr 100 Milligramm Magnesium bzw. ungefähr 25 Prozent der zur Zeit amtlich empfohlenen Bedarfsmenge. Falls Sie sich dafür entscheiden, eine größere Dosis einzunehmen, brauchen Sie also eine besondere Magnesiumtablette.

Welcher Typ? Magnesiumchlorid, Magnesiumaspartate, Magnesiumgluconat und Magnesiumlaktat scheinen allesamt gut absorbiert zu werden und für die meisten Menschen besser verträglich als Magnesiumoxyd.

Wieviel ist zuviel? Eine größere Tagesdosis als 600 bis 700 Milligramm von elementarem Magnesium könnte Durchfall verursachen. Eine tägliche Dosis von 500 Milligramm elementarem Magnesium wird für eine gesundheitlich durchschnittliche Person mit normaler Nierenfunktion als äußerst sicher angesehen.

Vorsicht: Sie dürfen keine Magnesiumpräparate einnehmen, wenn Sie Probleme mit den Nieren haben oder unter einer gravierenden Herzstörung leiden. Und Sie sollten das Einnehmen von Magnesiumpräparaten aufgeben, wenn Sie davon Durchfall bekommen. Falls Sie bereits einen Herzanfall erlitten haben, müssen Sie vor dem Einnehmen von Magnesiumpräparaten Ihren Arzt konsultieren.

Magnesium: Der Geheimstoff der Nüsse?

Forschungen der jüngsten Zeit haben unter anderem auch zu der überraschenden Entdeckung geführt, daß Menschen, die regelmäßig Nüsse essen, weniger an Herzkrankheiten leiden. Ein Test an der Loma Linda University in Kalifornien fand heraus, daß Nüsse die Nahrung Nummer eins bei der Gruppe der gegen Herzkrankheiten besonders immunen Personen waren. Begeisterte Nüsseverzehrer - mindestens fünfmal wöchentlich - sind nur halb so gefährdet, an Herzinfarkt oder kardiovaskulären Störungen zu sterben als Personen, die weniger als einmal wöchentlich Nüsse essen. Selbst einmaliges Nüsseknabbern pro Woche reduziert das Risiko von Herzerkrankungen um ein Viertel. Diese Wirkung könnte mehrere Gründe haben, unter anderem auch das Vorhandensein des guten Typs von einfach ungesättigten und Omega-3-Ölen in den meisten Nußarten.

Der Magnesiumforscher Dr. Ronald J. Elin, der als Klinischer Pathologe an den National Institutes of Health arbeitet, weist jedoch darauf hin, daß der stärkste Wirkstoff in den Nüssen gegen Herzkrankheiten Magnesium sein dürfte. Nüsse - Mandeln, Hasel- und Cashewnüsse, Pinienkerne, Erd-, Wal- und Pekannüsse - zählen zu den reichhaltigsten Magnesiumquellen.

Dieses Mineral erhält Sie jung: Selen

Wenn Ihr Körper nicht genügend Selen erhält, fallen Sie Viren, Krebs, Herzkrankheiten und anderen Symptomen eines rapiden Alterungsprozesses zum Opfer. Zur Erhaltung Ihrer Jugend sollten Sie dem Beispiel vieler Wissenschaftler folgen und zusätzlich ein gering dosiertes Selenpräparat einnehmen.

Stellen Sie sich einen Wirkstoff vor, der bösartige Viren einschließlich dem Aidsvirus daran hindern kann, aus Zellen auszubrechen und Tod und Verwüstung zu verbreiten. Genau das ist Selen, ein hervorragendes Antioxydans, ein essentielles Spurenmineral mit verschiedenen Wirkungen gegen Altern. Wenn Ihre Körperzellen zuwenig Selen bekommen - was mit dem Älterwerden ohnehin gewöhnlich eintritt -, läuft Ihr Immunsystem aus dem Ruder, und Sie sind infolgedessen in Gefahr, Infektionskrankheiten, Krebs und Herzkrankheiten zur Beute zu fallen. Im übrigen ist Selen nicht nur für sich ein Antioxydans, sondern auch ein wesentlicher Baustein zur Erzeugung von Glutathionperoxydase - einem der entscheidendsten Enzyme des Körpers zur Neutralisierung Freier Radikale, insbesondere solcher, die Fettmoleküle angreifen und buchstäblich ranzig machen. Manche Forscher sind davon überzeugt, daß ein Großteil der Wirksamkeit des Selens gegen Altern aus seiner Eigenschaft rührt, die Erzeugung dieses Erzgegners der Freien Radikale zu fördern.

Was Selenium gegen das Altern bewirken kann

Es blockiert Krebs: »Selen ist ein starker chemovorbeugender Wirkstoff«, erklärt Dr. Donald J. Lisk von der Cornell University, eine Kapazität auf dem Gebiet der Selenforschung. Bei Tieren blockt Selen verschiedene Tumorarten bis zu 100 Prozent ab. Weltweit treten unter Menschen mit niedrigen Blut-Selen-Werten und selenarmer Ernährungsweise mehr Fälle von Brust-, Dickdarm-, Leber-,

Die alarmierenden Fakten

- ▶ Wenn Sie älter werden, fallen Ihre Selenwerte. Nach einer italienischen Studie fiel der Selenspiegel nach dem 60. Lebensjahr um 7 Prozent und nach dem 75. um 24 Prozent.
- ▶ Ein Absinken des Selens bedeutet eine geringere oxydationshindernde Tätigkeit in Blut und Geweben.
- ▶ Leute mit geringen Selenwerten sind mehr von Herzkrankheiten, Krebs und Arthritis betroffen.

Haut-, Lungen- und Luftröhrenkrebs auf. Ein neuerer Test mit 1700 älteren Amerikanern, durchgeführt von Forschern der University of Arizona, zeigte, daß die Probanden mit geringen Blut-Selen-Werten viel anfälliger für Polypenbildung waren – kleine Wucherungen, die zu Dickdarmkrebs führen können. Ein Drittel der Personen mit Dickdarmpolypen wies die niedrigsten Blut-Selen-Werte auf. Andererseits hatten von den Personen mit den höchsten Selenwerten lediglich 9 Prozent Polypen. Das Selenpotential gegen Krebs ist so vielversprechend, daß es gegenwärtig in Kliniken mit einer Dosis von 200 Mikrogramm pro Tag an Menschen daraufhin getestet wird, ob es Dickdarm- und Hautkrebs verhüten kann.

In Forschungen des Nationalen Krebsinstitutes im chinesischen Linxian hat Selen als eines von mehreren Antioxydans-Wirkstoffen zur drastischen Reduktion der Krebsmortalität geführt. Besonders wichtig könnte Selen zum Vorbeugen von Lungenkrebs werden. Eine kürzlich durchgeführte umfangreiche holländische Studie mit ungefähr dreitausend älteren Probanden ergab, daß eine stark selenhaltige Ernährung das Lungenkrebsrisiko um die Hälfte reduzierte.

Selen bekämpft Krebs anscheinend dadurch, daß es Mutationen verhütet, Zellschäden ausbessert und Immunfunktionen stärkt.

Es verringert Herzerkrankungen: Niedrige Selenwerte machen, wie Tests ergaben, anfälliger für Herzkrankheiten. Eine umfangreiche finnische Untersuchung kam zu dem Resultat, daß die Menschen mit den niedrigsten Selenwerten dreimal gefährdeter waren als die Testpersonen mit den Höchstwerten, an Herzkrankheiten zu sterben. Eine weitere Studie zeigte: Je niedriger der Selengehalt des Blutes, um so größer, so ließen Angiogramme (Herzradiographien) erkennen, das Ausmaß der Arterienverstopfung. Selen kann Ihr Herz anscheinend auf mehreren Wegen retten. Es schützt die Arterien, weil es vorbeugend wirkt gegen Plättchenaggregation, die zur Bildung von Blutgerinnseln tendiert. Selen verhindert auch die Oxydation des schlechten Typs von LDL-Cholesterin, die als erste Stufe von Arterienverstopfung betrachtet wird.

> *Es besteht kein Zweifel, daß eine ausreichende Selenzufuhr erforderlich ist, um eine optimale Gesundheit und das volle Lebenszeitpotential zu erreichen.* –
> Dr. Sheldon Saul Hendler, University of California, San Diego

Es verjüngt das Immunsystem: Das Einnehmen von Selen kann helfen, Ihre nachlassenden Immunkräfte wieder in einen jüngeren, gesünderen Zustand zurückzuführen, wie Forscher der Universität Brüssel entdeckt haben. Sie gaben älteren Probanden sechs Monate lang täglich entweder 100 Mikrogramm Selen oder ein Placebo. Sie waren nicht überrascht, daß vom Selenpräparat der Mineralgehalt des Blutes in die Höhe schoß – in zwei Monaten fast aufs Doppelte. Ein besonders wichtiges Resultat: Die Reaktion der Lymphozyten auf Mitogene – ein Indikator für Immunfunktionen –, die bei den älteren Leuten niedrig war, stieg um 79 Prozent bis auf Werte, die bei jüngeren und gesünderen Menschen typisch sind.

Geheimrezepte der Experten

Donald J. Lisk
Angesehener Selenspezialist
Professor für Toxikologie an der Cornell University

Dr. Lisk nimmt zusätzlich ein Präparat mit 100 Mikrogramm Selen und ißt täglich zwei bis vier Paranüsse, die voller Selen sind.

Es bekämpft Viren: Selen kann die Viren unter Kontrolle halten helfen, wie bemerkenswerte neue Forschungen von Wissenschaftlern des U.S. Department of Agriculture ergeben haben. Sie entdeckten, daß ein normalerweise harmloser Virus virulent wurde und ernsthafte Herzmuskelschäden bei Mäusen verursachte, die mit einer an Vitamin-E- oder selenarmen Kost gefüttert wurden. Ohne ausreichendes Vitamin E und Selen war der Schutz gegen Oxydierung geschwächt. Das ermöglichte dem Virus eine Mutation, die ihn von einem Dr. Jekyll in einen Mr. Hyde verwandelte, wie die Forscher Orville A. Levander vom U.S. Department of Agriculture und Melinda A. Beck von der University of North Carolina erklärten. Bei Fütterung mit adäquaten Mengen von Selen und Vitamin E brach der Virus nicht aus und verursachte bei den Mäusen keine Herzmuskelschäden. Man nimmt in der Wissenschaft an, daß ein Mangel an Selen in ähnlicher Weise den Amoklauf vieler anderer Viren auslösen könnte.

Es bremst Aids: Selen könnte sich sogar als ein Schlüsselfaktor zur Eindämmung von Aids erweisen. Bei vielen Aidspatienten ist nämlich ein niedriger Selengehalt im Körper festgestellt worden. Man nimmt inzwischen an, daß der Aidsvirus dem Körper auf langsame Weise Selen entzieht. Wenn das Selen erschöpft ist, bricht der Virus auf der Suche nach neuen Vorräten aus einer infizierten Zelle aus und trägt durch den Angriff auf gesunde Zellen die Infektion weiter, wie Will Taylor vom University of Georgia College of Pharmacy meint. Ihm zufolge könnte das Einnehmen von zusätzlichen Selenpräparaten den Virus zügeln und das Weiterleben von Aidspatienten verlängern helfen.

Das läuft nach der Theorie folgendermaßen ab: Bei vorhandenem Selen erzeugt der Virus tatsächlich ein Protein, um seine eigene Reproduktion zu unterdrücken. Auf stark sinkenden Selenbestand reagiert der Virus mit dem Einschalten von Reproduktionsgenen, um aus dieser Zelle herauszukommen und an anderer Stelle mehr Selen zu finden. »Solange in den Zellen genügend Selen vorhanden ist, benimmt sich der Virus. Wenn der Selenvorrat erschöpft ist, kann der Virus umschalten auf ein hohes Reproduktionstempo und damit voll entwickeltes Aids verursachen«, erklärt Gerhard Schrauzer, emeritierter Professor für Biochemie an der University of California, San Diego. Daß Selen einen so virulenten Virus in Schach halten helfen kann, ist nach Angaben der Experten von fast unvorstellbarer Bedeutung für die Behandlung aller Arten von Viruskrankheiten.

Es mindert Angstgefühle: Wenn Sie sich wegen des Alterns ängstigen, so kann Selen auch hier Hilfe bieten. Die Psychologen David Benton und Richard Cook vom University College in Swansea, Wales, haben mit fünfzig gesunden Männern und Frauen einen Doppelblind-Versuch durchgeführt mit dem Ergebnis, daß nach fünf Wochen täglicher Einnahme von 100 Mikrogramm Selen alle Personen weniger ängstlich, deprimiert und müde waren. Die Gemütsverfassung der Selenkonsumenten zeigte erhebliche Verbesserungen, am meisten bei denen mit Selendefizit und besonders in der Minderung von Angst und Besorgnis. Andere Tests belegten: Ältere Personen, denen Selen plus Vitamin E oder andere Antioxydanzien gegeben wurde, erlebten bedeutsame Verbesserungen der Gemütsverfassung und der geistigen Fähigkeiten sowie einen stärkeren Blutstrom zum Gehirn.

> **Die Nuß gegen Altern**
>
> Eine Paranuß entspricht einer Selentablette, aber nur bei Paranüssen, die beim Kauf noch in der Schale sind. Das zeigten Analysen, die an der Cornell University durchgeführt wurden. Die durchschnittliche Paranuß enthält rund 100 Mikrogramm Selen. (Die handelsübliche Selentablette enthält 50 bis 100 Mikrogramm.) Warum man auf die Schale achten muß: Importierte Nüsse in der Schale wachsen in Teilen des brasilianischen Dschungels, wo der Boden besonders reich an Selen ist. Importierte Paranüsse ohne Schale stammen aus einem anderen Teil Brasiliens, wo der Boden weniger selenhaltig ist. Eine solche Nuß enthält durchschnittlich 12 bis 25 Mikrogramm – immerhin noch eine beträchtliche Menge.

Wie steht's mit der Nahrung? Selen findet sich in Getreiden, Sonnenblumen, Samen, Fleisch, Meeresfrüchten - besonders in Thunfisch, Schwertfisch und Austern - sowie Knoblauch. Für eine kräftige Selenzufuhr gibt es jedoch nichts Besseres als Paranüsse, die auf dem stark selenhaltigen Boden der Wälder am Amazonas wachsen.

Brauchen Sie ein Zusatzpräparat? Ja. Und zum Schutz vor Krebs brauchen Sie laut Dr. Lisk 100 bis 200 Mikrogramm täglich. Lisk hat auch die Wirksamkeit vieler Selenpräparate auf dem Markt getestet und sie als ausgezeichnet bewertet. Es gibt, wie er berichtet, keinen Anlaß zur Sorge, daß sie mehr oder weniger als das angegebene Selen enthalten. Im übrigen werden Sie wahrscheinlich eine Extratablette einnehmen müssen, weil man mit einer typischen Multivitamin-Mineral-Tablette nicht genügend Selen bekommt.

Wieviel ist zuviel? In hohen Dosierungen eingenommen, kann Selenium toxisch sein (Haarverlust, Leberschaden, Gelenkentzündungen). Deshalb sollten Sie es mit Zusatzpräparaten nicht übertreiben. Selbst Übermengen von Paranüssen können sich auf die Leber toxisch auswirken, wie Tierversuche zeigten. Der Mensch müßte jedoch laut Dr. Lisk immerhin 2500 Mikrogramm Selen täglich zu sich nehmen, um eine toxische Wirkung auszulösen. Japanische Fischer bekommen täglich über 500 Mikrogramm, ohne daß Schäden ersichtlich wären. Bei Menschen in China hat allerdings eine Tageszufuhr von 5000 Mikrogramm

Selen ernsthafte toxische Symptome ausgelöst. Es gibt aber überhaupt keinen Grund, gegen Altern mehr als täglich 200 Mikrogramm einzunehmen, und diese Menge ist nach Expertenaussage gefahrlos.

Der antioxydierende Meisterwirkstoff: Glutathion

Sie müssen die Glutathionswerte Ihres Körpers erhöhen, wenn Sie jung bleiben und lange leben möchten. Hohe Glutathionsblutwerte sagen gute Gesundheit im Alter und eine lange Lebensdauer voraus. Niedrige Werte prophezeien frühzeitige Erkrankung und Tod.

Gott behüte, daß Ihre Körperzellen ihren Elan zur Erzeugung des Antioxydations-Wirkstoffs namens Glutathion verlieren. Leider werden sie aber mit den Jahren träge, schwächen auf diese Weise die Abwehr von Schäden durch Freie Radikale und setzen Sie Krankheiten und vorzeitigem Altern aus. Glutathion zählt zu den faszinierendsten Antioxydanzien - eine natürliche Aminosäure, die sich in der Nahrung findet, aber auch körperintern von den Zellen produziert wird - als Teil eines hervorragenden Entgiftungssystems zur Abwehr von Schäden durch Freie Radikale.

Glutathion ist das stärkste, vielseitigste und wichtigste der vom Körper selber erzeugten Antioxydanzien. »Es ist der Meisterwirkstoff«, verkündet John T. Pinto vom Memorial Sloan Kettering Cancer Center in New York. Glutathion ist das Hauptkraftwerk des Körpers zur Entschärfung und Beseitigung der Freien Radikale, die die Leiden des Alterns hervorrufen. Es schützt sämtliche Körperzellen, -gewebe und -organe. Es kann außerdem das Tempo des Alterungsprozesses und die Anfälligkeit gegenüber chronischen Krankheiten regulieren.

Warnung vor Glutathionmangel

Ein Glutathionmangel der Körperzellen sei eine primäre *Ursache* rascheren Alterns, behauptet Calvin Lang, Professor für Biochemie an der University of Louisville. Nach vierzigjährigen Forschungen über Glutathion ist seine Botschaft klipp und klar: Wenn Ihr Blut und Ihre Gewebe große Mengen von Glutathion enthalten, leben Sie länger und besser. Andernfalls verschlechtern Ihre Körperfunktionen sich mit dem Älterwerden sehr rasch, und Sie werden früher sterben. Lang hat ein Experiment mit Mücken durchgeführt: Ihre Lebensspanne verlängerte sich um 40 Prozent, als er sie mit chemischen Stoffen fütterte, welche den Glutathiongehalt in Geweben um 50 bis 100 Prozent ansteigen ließen.

Dr. Lang und Dr. Mara Julius von der University of Michigan haben in Glutathion vor kurzem einen besonders akkuraten Bioindikator des Blutes entdeckt, der bei über 60jährigen Menschen gesunde von kranken unterschied. Probanden mit 20 Prozent höheren Glutathionblutwerten hatten nur ein Drittel der Rate von Arthritis, hohem Blutdruck, Herzkrankheiten, Kreislaufsymptomen, Diabetes, Magenbeschwerden und Entzündungen des Harnsystems wie die Testpersonen mit niedrigeren Glutathionwerten. »Selbst in sehr hohem Alter kommen Leute mit hohen Glutathionwerten nach Krankheiten und Unfällen schneller wieder auf die Beine als jüngere Leute«, sagt Dr. Julius. »Sie sind einfach kräftiger.«

Die Hauptwirkungen des Glutathions gegen Altern liegen darin, daß es Immunzellen regeneriert. Dr. Julius erklärt: »Wenn Sie Ihrem Körper Glutathion entziehen, disintegriert die Zelle und verliert ihre Immunfähigkeit. Wenn Sie einer leidenden Zelle Glutathion zuführen, erholt sie sich und wird immunoeffizient.«

Die alarmierenden Fakten

- Ihr Glutathionblutgehalt sinkt im Alter zwischen vierzig und sechzig Jahren um 17 Prozent.
- Mit wenig Glutathion im Körper liegt die Wahrscheinlichkeit chronischer Erkrankungen, eines allgemeinen Empfindens schwacher Gesundheit, herabgeminderter Organtätigkeit und eines frühen Todes um ein Drittel höher.
- In den Krankenhäusern leiden laut einem Test 77 Prozent der chronisch Kranken an Glutathionmangel.
- Fett steigert den Glutathionbedarf. Je höher der Fettkonsum, desto größer ist deshalb auch der Mangel an Glutathion.

Was Glutathion gegen das Altern bewirken kann

Es verjüngt die Immunität: Wenn wir älter werden, ermöglicht ein plötzliches Absinken der Glutathionwerte in den Zellen eine ungehemmt ansteigende Aktivität der Freien Radikale, was einen allmählichen Niedergang der Immuntätigkeit hervorruft. Dies angeblich unvermeidliche Geschehen kann verhindert und umgekehrt werden durch ein neuerliches Auffüllen des Körpers mit Glutathion. Als Dr. Simin Meydani, ein Wissenschaftler an der Tufts University, den weißen Blutkörperchen älterer Menschen Glutathion zuführte, reaktivierte sich ihre Immuntätigkeit, so daß sie wie die Blutkörperchen wesentlich jünger wirkten. Glutathion steigert insbesondere die Fähigkeit zur Zellteilung und damit die Widerstandskraft der Zellen gegen Eindringlinge von außen.

Glutathion auf einem Blick

Glutathion besteht aus drei Aminosäuren und wird in allen Körperzellen produziert. Sein Hauptzweck besteht in der Zersetzung und Beseitigung von potentiell gefährlichen Toxinen, die in den Körper eindringen. Es ist ein Antioxydans, das die Zellen im ganzen Körper vor Schaden durch Freie Radikale schützt. Weil Glutathion eine natürliche Substanz ist, findet es sich auch in bestimmten Nahrungsmitteln. Es kann jedoch künstlich hergestellt werden und ist in Form von Präparaten erhältlich. Sie können sich Glutathion deshalb sowohl mit der Ernährung wie in Tablettenform zuführen, um gegen das Altern anzukämpfen. Im übrigen können Sie Ihre Glutathionblutwerte durch das Einnehmen von Vitaminen und anderen Verbindungen erhöhen, welche Blöcke bilden, die der Körper zur Erzeugung von Glutathion nutzen kann.

Wie verheerend Glutathionmangel für Zellen werden kann, haben Experten der Stanford University School of Medicine bewiesen. Wenn die T-Zellen - die Soldaten des Immunsystems - gesunder Personen ein Viertel ihres normalen Glutathiongehalts beraubt wurden, zeigten sie sich außerstande, auf Signale zu reagieren, die sie zum Abwehrkampf gegen Mikroben aufriefen. Die ausgehungerten Zellen wurden schließlich so konfus, daß sie sich selbst töteten - ein Phänomen, das in der Wissenschaft als »programmierter Zelltod« bekannt ist.

Nachbemerkung: Glutathion ist dermaßen wirksam, daß es in Reagenzglasversuchen die Vermehrung oder Verbreitung des Aidsvirus bis zu 90 Prozent abblockt. Aidskranke sind durch Glutathionarmut gekennzeichnet. Aus diesem Grunde wird das Antioxydans an HIV-Patienten getestet, um zu erfahren, ob es die Immunfunktionen teilweise wiederherstellen kann.

Es blockiert allgemeine Zellschäden: Glutathion ist eine Art Rambo, der zur Rettung der Körperzellen losstürmt, um die Freien Radikale zu neutralisieren und aufzubrechen, so daß sie schadlos aus dem Körper gespült werden. Laut Dr. Dean Jones, einem außerordentlichen Professor der Biochemie an der Emory University School of Medicine, vermag es mindestens dreißig krebsverursachende Substanzen zu entschärfen. Glutathion wirkt sogar als ein Prophylaktikum gegen die Bildung von Freien Radikalen, weil es Peroxyde zerstört, die »Eltern« der Freien Radikale sind. In den phantastischen Kräften dieses Terminators von Freien Radikalen könnte teilweise die Erklärung liegen, warum häufig eine Verbindung besteht zwischen einem starken Konsum von Obst und Gemüsen, die natürliche Glutathionquellen sind, und relativ geringem Vorkommen von Krebs und anderen chronischen Krankheiten. Ein Test erbrachte kürzlich, daß die Probanden, die das meiste an Glutathion reiche Obst und Gemüse aßen, nur halb so anfällig für Mundkrebs waren wie die Probanden mit den geringsten Verzehrmengen.

Es zersetzt gefährliches Fett: Glutathion kann vor allem dazu beitragen, Sie vor den furchtbaren Folgen des Genusses von gefährlichen ranzigen Fettarten zu bewahren. Glutathion entgiftet die Nahrung im Darmtrakt von oxydiertem bzw. ranzigem Fett oder wäscht es aus, so daß es nicht in einem Hagel aus aggressiven Freien Radikalen auf die Körperzellen niederprasselt. Dr. Tak Yee Aw, außerordentliche Professorin der Physiologie am Louisiana State University Medical Center, hat ein aufsehenerregendes Experiment durchgeführt, indem sie oxydiertes Fett in den Darmtrakt von Tieren einführte. Als sie Glutathion hinzufügte, kam es zu einer drastischen Reduktion der Mengen Freier Radikale, die vorher umgewandelt und dann aus den Darmzellen in den Blutkreislauf gelangt waren. »Denn sobald ranziges Fett in die Zellen eindringt, wird es«, wie Dr. Aw erläutert, »vom Glutathion vernichtet. Wenn zur Vernichtung des ganzen eindringenden ranzigen Fetts ausreichend Glutathion vorhanden ist, bleibt auch nichts zurück, das wieder austreten und im Blut zirkulieren kann.« Falls die Körperzellen im Darmtrakt jedoch zuwenig Glutathion enthalten und Sie zuviel ranziges Fett essen oder beides, dann kollabiert die Abwehr. Gefährliches oxydiertes Fett wird frei, kreist durch den ganzen Körper und intensiviert die Qualen des Alterns.

Es verhütet und heilt Diabetes: Am Duke University Medical Center gelang Wissenschaftlern ein aufsehenerregender Durchbruch. Sie konnten Tiere von Diabetes Typ II, der im Erwachsenenalter einsetzt, heilen, indem sie ihren Glutathiongehalt erhöhten. In dem Experiment entwickelten Mäuse, die für Diabetes anfällig waren, bei Fütterung mit fettreicher Nahrung Diabetes. Der Biochemiker Emmanuel Opara erklärte den Grund: Mit dem Verbrennen des Fetts wurden im Körper der Mäuse große Mengen von Freien Radikalen im Sauerstoff erzeugt. Diese

Radikale beeinträchtigten oder zerstörten die Fähigkeit des Körpers, Zucker umzuwandeln. Das führte zu einer Überladung des Blutes mit Zucker, die Diabetes verursachte.«

Die Verheißung des Glutathions

Zu Ihrer Jungerhaltung verspricht Glutathion folgendes beizutragen:

- Es bewahrt eine gesunde Immuntätigkeit.
- Es verjüngt alte und schwache Immunsysteme.
- Es hilft, Sie vor Krebs zu schützen.
- Es verhütet Lungenschäden durch Freie Radikale.
- Es spült Freie Radikale aus ranzigem Fett, das Sie essen.
- Es hindert Blutcholesterin daran, zu oxydieren und toxisch zu werden.
- Es unterstützt die Heilung mancher Formen von Diabetes des Typ II.
- Es dient zur Verhütung von makulöser Degeneration, einer altersbedingten Augenkrankheit.

Schwer zu glauben, aber wahr: Der Diabetes verschwand, als die Mäuse Glutamin bekamen, eine natürliche Aminosäure, welche den Glutathionspiegel in die Höhe trieb. Daraufhin säuberte das Glutathion das Blut von den destruktiven Freien Radikalen, und der Zuckerstoffwechsel verlief wieder ungestört. Der Blutzucker fiel. Diese Beobachtung macht Dr. Opara und seinen Kollegen Hoffnung, daß Antioxydanzien diese Art von Diabetes auch bei Menschen hinauszögern oder beseitigen könnten. Zur Zeit werden entsprechende Tests durchgeführt.

Ihre Blut-Glutathion-Werte verraten die Differenz zwischen chronologischem und funktionellem Alter. Menschen mit hohem Glutathionsgehalt sind gesünder und jünger. –

Dr. Mara Julius, Epidemologin an der University of Michigan

Wie Sie in Ihre Zellen mehr Glutathion bekommen

Essen Sie zu jeder Mahlzeit glutathionträchtige Nahrungsmittel. Sie wirken gegen die massive Zellzerstörung durch peroxydierte oder ranzige mehrfach ungesättigte Fette. Das meiste Glutathion findet sich in frischen oder tiefgefrorenen

Gemüsen und Obstsorten. Durch Kochen und hitzebedingtes Konservieren wird es vernichtet. Nach Analysen von Dr. Jones an der Emory University School of Medicine hat frisches Obst und Gemüse ungefähr achtmal mehr Glutathion als Obst und Gemüse in Dosen. Das Reiben oder Pressen von Nahrungsmitteln zerstört das Glutathion zumindest teilweise. So wurde beispielsweise in 100 Gramm rohen Möhren 75 Milligramm Glutathion gemessen. Gekochte frische Möhren hatten dagegen nur noch 35 Milligramm und Möhren in der Dose gar keines mehr. Ungekochter Tomatensaft enthielt 169 Milligramm, Tomatensaft in der Dose nur 27 Milligramm Glutathion. Frischer roher Spinat wies 166, gekochter frischer Spinat 108, Dosenspinat 27 Milligramm Glutathion auf.

Fruchtsäfte haben - außer von Orangen - nur wenig Glutathion, Walnüsse viel. Frisches Fleisch hat zwar ebenfalls viel Glutathion, aber ansonsten auch Nachteile für die Gesundheit.

Essen Sie Gemüse, die zur Familie der Kreuzblütler gehören: Rosenkohl, Wirsing, Blumenkohl und Brokkoli (Kreuzblütler) enthalten Verbindungen, die Ihre Körperzellen mit antioxydierend wirkendem Glutathion überschwemmen. Matthew A. Wallig und Elizabeth H. Jeffrey, zwei Wissenschaftler der University of Illinois, haben in Gemüsen aus der Familie der Kreuzblütler den Wirkstoff Cyanohydroxybuten (CHB) als starken Förderer von Glutathion entdeckt. Als Ratten mit CHB gefüttert wurden - mit der Menge, die beim Menschen dem Genuß von einem Pfund Rosenkohl entspricht -, verdreifachte sich die Glutathionmenge in der Bauchspeicheldrüse binnen vier Tagen. In Leberzellen verdoppelte sich das schützende Glutathion binnen drei Tagen.

Zur Familie der Kreuzblütler zählende Gemüse enthalten außerdem Sulforaphan und Iberin, zwei weitere chemische Stoffe, welche die Glutathionerzeugung des Körpers anspornen. Brokkoli hat obendrein hohe Konzentrationen an vorgeformtem Glutathion.

Nehmen Sie Vitamin C: Eine tägliche Dosis von mindestens 500 Milligramm Vitamin C sichert den Erhalt hoher Glutathionwerte rasch und problemlos. Wissenschaftler an der Arizona State University in Tempe gaben in einem Test Männern und Frauen täglich zwei Wochen lang 500 Milligramm Vitamin C und noch einmal zwei Wochen lang 2000 Milligramm. Nach dem Einnehmen der 500-Milligramm-Dosis stieg das Glutathion in den roten Blutzellen um 50 Prozent; die anschließende höhere Dosierung ergab keine zusätzliche Steigerung. Absetzen darf man das Vitamin C aber nicht. Als die Zufuhr ausblieb, sank der Glutathionspiegel binnen einer Woche. Ein anderer Test verzeichnete ein 50prozentiges Absinken des Glutathions bei Männern, die täglich weniger als 60 Milligramm Vitamin C zu sich nahmen - die in einer Orange enthaltene Menge.

Obst und Gemüse, die besonders viel Glutathion enthalten

Gewöhnliche Portionen	*Milligramm*
Avocado, roh	31,3
Wassermelone, roh	28,3
Spargel, frisch gekocht	26,1
Grapefruit, roh, geschält	14,6
Kartoffeln, gekocht mit Schale	12,7
Erdbeeren, tiefgekühlt	11,9
Tomaten, roh	10,9
Orange, roh, geschält	10,6
Cantaloup-Melone, roh	9,4
Blumenkohl, frisch gekocht	8,2
Brokkoli, frisch gekocht	7,8
Pfirsich, roh, geschält	6,8
Zwiebeln, frisch gekocht	6,7
Zucchini, frisch gekocht	6,5
Möhren, roh	5,9
Spinat, roh	5,0

Quelle: Dean Jones, Emory University

Nehmen Sie Glutamin: Seltsamerweise erhöht Glutamin - ein Aminosäurepräparat - den Glutathiongehalt im Blut viel besser als Glutathion selbst. Nach den Erkenntnissen von Forschern in Harvard veranlaßt Glutamin die Leber dazu, mengenweise Glutathion aufzubauen. Der Glutathionanstieg ist schwer zu präzisieren; er hängt großteils von individuellen Faktoren ab, unter anderen davon, wie niedrig die Glutathionreserven des Körpers sind. Als Wissenschaftler in Harvard Tiere mit niedrigen Glutathionwerten Glutamin verabreichten, gingen die Glutathionblutwerte um 40 Prozent hoch. Interessanterweise stiegen die Überlebensraten genauso stark. In einem anderen Test mit menschlichen Versuchspersonen, die Entzündungskrankheiten hatten, stieg das Glutathion im Blut um zirka 20 Prozent, nachdem die Probanden 5000 bis 15 000 Milligramm Glutamin täglich einnahmen.

Nehmen Sie Selen, und essen Sie Paranüsse: Selenpräparate und stark selenhaltige Nahrungsmittel wie Paranüsse regen den Körper auch zur Erzeugung von Glutathion an. Nach Meinung mancher Wissenschaftler ist eine vermehrte Glutathionwirksamkeit ein wesentlicher Grund dafür, daß Selen bei Versuchstieren Krebs verhütet. Sie halten das auch beim Menschen für möglich.

Geheimrezepte der Experten

Dr. Bruce Ames
Berühmter Biochemiker und Antioxydans-Experte

Dr. Ames, Professor für Molekularbiologie an der University of California in Berkeley, ist weltbekannt wegen seiner bahnbrechenden Forschungen über freie Radikale und Antioxydanzien. Er glaubt, daß sie die Schlüsselfaktoren im Alterungsprozeß sind. Zur Verlängerung der Lebensspanne empfiehlt er, Obst und Gemüse zu essen und nicht zu rauchen. Er selber nimmt außerdem täglich folgendes:

- Vitamin C – 250 bis 500 Milligramm
- Vitamin E – 400 IE
- Beta-Carotin – 15 Milligramm (25 000 IE) gelegentlich

»In den nächsten hundert Jahren wird der Mensch eine große Steigerung seiner Lebenserwartung erreichen. Die Leute werden normalerweise hundert – und mehr – Jahre alt.«

Nehmen Sie Glutathion: Wenn Sie nicht sicher sein können, daß Sie genügend Gemüse und Obst mit hohem Glutathiongehalt bekommen, ist es vernünftig, bei der Hauptmahlzeit zusätzlich 100 Milligramm Glutathion einzunehmen. Das hat einen einfachen Grund: Glutathion hilft oxydiertes Fett entgiften, indem es im Darmtrakt die Absorption schädlicher Freier Radikale unterbindet, die daher auch nicht mehr durch den Körper geschleust werden können. Durch zusätzliche Präparate läßt sich auch der Glutathionspiegel im Blut leicht anheben. Bei einem Test hat allerdings eine tägliche Dosis von 3000 Milligramm Glutathion keine bedeutsame Steigerung der Wirkung herbeigeführt. Die Glutathiontabletten müssen zu den Mahlzeiten eingenommen werden, damit die Wirkungen von ungesundem Fett reduziert und ein signifikanter Antioxydierungseffekt gegen Altern erreicht wird.

Wieviel? 50 bis 500 Milligramm Glutathion pro Tag, wie es mit der Nahrung verfügbar ist, reichen zur Entgiftung fettiger Elemente in einer Mahlzeit aus. Diese

Berechnung stammt von Dr. Dean Jones von der Emory University. Er persönlich achtet auf eine Ernährungsweise, die ihm täglich rund 100 Milligramm Glutathion zuführt.

Wieviel ist zuviel? Experten wie Dr. Jones sehen bei Mega-Dosierungen von Tausenden von Milligramm Glutathion pro Tag keinerlei Risiko. Nach seiner Aussage sind solche Mega-Dosierungen bei Menschen bisher ohne erkennbare Nebenwirkungen verwendet worden.

Können Sie Ihr Blut auf seinen Glutathiongehalt untersuchen lassen? Leider sind solche Bluttests nicht leicht zugänglich. Zuverlässige Tests sind erst vor kurzem entwickelt worden und werden zur Zeit fast ausschließlich für Forschungszwecke eingesetzt.

Wer braucht Glutamin? Sie – vielleicht

Glutamin ist ein Aminosäurezusatz, der Glutathion aufstockt. Das allein reicht schon, um Glutamin zu einem wichtigen Wirkstoff gegen Altern zu machen. Aber es leistet noch mehr, wie Dr. Douglas Wilmore, Professor für Chirurgie an der Harvard Medical School, und seine Frau, die Ärztin Dr. Judy Shabert, Verfasserin des Buches *The Ultimate Nutrient Glutamine*, erklären. Aufgrund seiner Glutaminforschungen ist Dr. Wilmore zu der Überzeugung gelangt, daß es für alle kranken oder unter Streß stehenden Menschen essentiell ist, zusätzlich Glutamin einzunehmen. Er stellte fest, daß Glutamin die Immunkräfte stärkt, die Dauer von Krankheiten verkürzt und die Erholung beschleunigt. Glutamin verjüngt sogar die Muskeln, die durch Streß und Krankheit geschwächt sind. Laut Dr. Wilmore ist Glutamin für Kranke oder Streßgeplagte ein optimaler Nährstoff, um den Sie Ihre Ernährung unbedingt ergänzen müssen, denn man kann Altern durchaus als eine Form von Streß betrachten. Am Brigham and Women's Hospital in Harvard ist es inzwischen fast üblich, Patienten, die sich vor einer Operation in Lebensgefahr befinden, ungefähr 30 000 Milligramm Glutamin zu geben.

Wenn völlig gesunde Menschen vielleicht kein zusätzliches Glutamin brauchen, so ist es doch wegen seiner antioxydierenden Eigenschaften in gewissen Fällen ein geeignetes Zusatzpräparat gegen Altern. Dr. Wilmore, ein 66jähriger Mann, der sich bester Gesundheit erfreut und wöchentlich über sechzig Kilometer läuft, nimmt täglich zwei Teelöffel Glutaminpulver (8000 Milligramm) und in

Zeiten einer Infektionskrankheit das Doppelte. (Dr. Emmanuel Opara von der Duke University, der in einem Experiment mit zuckerkranken Mäusen Glutamin zur Erhöhung der Glutathionswerte benützte, nimmt aus allgemeinen Gesundheitsgründen regelmäßig 2000 Milligramm Glutamin.)

> *Die prallen Muskeln Ihrer Jugendzeit sind anscheinend nicht wiederzugewinnen, doch muß deren gegenwärtiger Zustand sich nicht weiter verschlechtern. Wenn man seinen Körper in gestreßten Zeiten mit Glutamin versorgen würde, könnte man Muskelschwund verhüten. Bevor Muskeln regeneriert werden können, muß der Glutaminspiegel auf ein normales Niveau gebracht werden.* –
> Dr. Judy Shabert, die Verfasserin des Buches *The Ultimate Nutrient Glutamine*

Glutaminpuder ist besser als Tabletten, da es ohne Geschmack und in Flüssigkeit leicht löslich ist. Man kann es mit Wasser, Apfelmus oder in kalten Pudding mischen, wie Dr. Shabert empfiehlt, nicht jedoch mit stark sauren Nahrungsmitteln wie Essig oder mit heißen Gerichten. Man kann das Glutaminpuder auch in Zitrussaft lösen, sofern man ihn dann sofort trinkt. Hitze und Säure zerstören Glutamin, obwohl Magensäure die Absorption von Glutamin gar nicht ungünstig beeinflußt. Eine typische 50- bis 500-Milligramm-Tablette Glutamin ist nach Meinung Dr. Shaberts wahrscheinlich eine zu kleine Dosis, um viel zu bewirken, und im Vergleich mit Glutaminpuder ziemlich teuer.

Glutamin ist anscheinend selbst in hoher Dosierung absolut ungefährlich. Laut Dr. Wilmore sind Mengen bis zu 40 000 Milligramm täglich, die unter ärztlicher Aufsicht eingenommen wurden, ohne merkliche nachteilige Auswirkungen geblieben.

Vorsicht: Falls Sie krank sind, sollten Sie Glutamin nur unter ärztlicher Aufsicht einnehmen.

Unschlagbar im Kampf gegen das Altern: Co-Enzym Q-10

Wenn Sie sich zusätzlich gegen vorzeitiges Altern absichern möchten, sollten Sie, wie viele Wissenschaftler, ein Präparat mit Co-Enzym Q-10 einnehmen. Es hilft die Mängel auszugleichen, die mit dem Altern kommen und insbesondere mit Herz, Gehirn, Immunfunktionen und allgemeiner Widerstandsfähigkeit gegen chronische Krankheiten zu tun haben. Es könnte Sie außerdem jünger und in hohem Alter munterer machen.

Vielleicht haben Sie noch nie etwas gehört von einem Antioxydans-Wirkstoff, der als Co-Enzym Q-10, Ubiquinol-10 oder Vitamin Q bekannt ist. Der Begriff ist nicht gerade allgemein geläufig - noch nicht. Er wird es bestimmt werden. Co-Enzym Q-10 ist von den Wissenschaftlern als einer der vielversprechendsten neuen Antioxydanzien begrüßt worden, die uns zur Verfügung stehen, um Altern hinauszögern und altersgemäße Krankheiten, insbesondere Herzkrankheiten, zu verhüten oder zu behandeln. Diese natürliche Substanz wird vom Körper erzeugt. Sie findet sich auch in gewissen Nahrungsmitteln, vor allem in Meeresfrüchten, und wird inzwischen synthetisch hergestellt. Als Präparat ist sie in Reformhäusern erhältlich. Die genaue Bedarfsmenge ist ungewiß. Sicher scheint nur, daß es hilft, mehr einzunehmen, als der Körper selbst erzeugt. Es wäre möglich, daß Sie viel zu schnell altern, weil Ihre Körperzellen nicht ausreichend Co-Enzym Q-10 erhalten.

Bei jedem Menschen über fünfzig könnte das Einnehmen zusätzlicher Co-Enzym-Q-10-Präparate alterndes Gewebe reaktivieren, die Auswirkungen des Alterungsprozesses und altersbedingte Krankheiten mindern. –
Professor Anthony W. Linnane, Center for Molecular Biology and Medicine, Monash University, Clayton, Australien

Leider läßt die Erzeugung dieser meist als CoQ-10 bezeichneten Substanz im Körper etwa vom zwanzigsten Lebensjahr an nach, so daß Sie in den mittleren Jahren unter ernsthaftem Mangel leiden. Die Zellen alternder und kranker Herzen weisen gravierende CoQ-10-Defizite auf. Das erlaubt die Schlußfolgerung, daß der Anstieg degenerativer Herzkrankheiten bei Menschen über fünfzig mit Absenkungen von CoQ-10 in Verbindung steht. Gerade wenn der Körper zur Abwehr von Alterskrankheiten am meisten CoQ-10 braucht, sinkt die körpereigene Produktion. Das Problem läßt sich auf einem einfachen Wege durch das Einnehmen von CoQ-10-Präparaten lösen. Denn wieder einmal ist für die verheerenden Effekte des Alterns allem Anschein nach zum großen Teil ein Mangel an Antioxydanzien, in diesem Fall CoQ-10, verantwortlich.

Was genau ist CoQ-10?

Über die vielen Wege, wie CoQ-10 das Altern bekämpft, weiß niemand Genaues. Folgendes aber ist wissenschaftlich bekannt: CoQ-10 ist ein Antioxydans ähnlich dem Vitamin E, das Fettmoleküle vor dem Oxydieren oder dem Eindringen wildgewordener Freier Radikale schützt, die Zellen irreparablen Schaden zufügen können. CoQ-10 trägt zur Stabilisierung der Zellen bei, damit die Zellen intakt, funktionstüchtig und lebendig bleiben. Einige Wissenschaftler sind jedoch der Überzeugung, daß die bedeutsamsten Qualitäten des CoQ-10 in den winzigen Energiefabriken der Zellen angesiedelt sind, den sogenannten Mitochondrien. Hier wird durch die Verbrennung von Sauerstoff die nötige Kraft gewonnen, welche die Zellen zur Fortsetzung des Lebensprozesses benötigen. Dieser Prozeß wird durch den Begriff der Bioenergetik erfaßt. CoQ-10 wird häufig als der »Funken« bezeichnet, der die mitochondrischen Motoren in Gang setzt, ohne die das Leben der Körperzellen und folglich das menschliche Leben zu existieren aufhört.

Warum CoQ-10 und andere Antioxydanzien für die Erhaltung der Jugendlichkeit so wichtig sind, wird rasch verständlich, wenn man begreift, daß das Altern im direkten Verhältnis zum Grad der Beschädigungen der Mitochondrien durch Freie Radikale beschleunigt wird. Wie Dr. Bruce Ames erklärt, schalten solche Schäden die Kraftversorgung der Zellen bis zu 80 Prozent aus. Solche Energieverluste beeinträchtigen, wie Tests ergeben haben, die Arbeit von Herz, Leber und Gehirn. Mit anderen Worten: Die Energie läßt nach, die Bioelektrizität fällt, die Lampen werden matt oder erlöschen. Das aber könnte durch ein Zurückgewinnen der verlorenen Kraftreserven verhindert werden.

CoQ-10 ist in den Herzmuskelzellen hoch konzentriert, die immense Energie benötigen, damit ein gesundes Herz täglich hunderttausendmal schlägt. Diese Tatsache könnte auch erklären, warum CoQ-10-Defizite besonders in schwachen Herzen anzutreffen sind.

Ich glaube, daß kardiovaskuläre Krankheiten in starkem Maße durch einen Mangel an CoQ-10 verursacht sein könnten. –
Dr. Karl Folkers, University of Texas

Was Co-Enzym Q-10 gegen das Altern bewirken kann

Es rettet die Arterien: Co-Enzym Q-10 bekämpft Arteriosklerose an ihrer Wurzel. Es erweist sich als außerordentlich befähigt, die unerbittliche Oxydierung von Blutcholesterin abzustoppen, die Anfangsphase der Arterienverwüstung, welche Herzanfälle und -infarkte beschleunigt. Forscher Balz Rei von der Universität Boston glaubt, daß Ubiquinol-10 die Oxydation des schlechten LDL-Cholesterins verhütet, das die Arterien zerstört, noch viel effizienter als Vitamin E, dessen stark oxydationshemmende Wirkkraft auf diesem Sektor anerkannt ist, oder als Beta-Carotin. CoQ-10 wird jedoch in diesem Prozeß rasch aufgebraucht. Es ist daher für das Jung- und Freihalten der Arterien entscheidend, sich immer wieder viel davon zu beschaffen. Da fetter Fisch unter den Nahrungsmitteln der beste CoQ-10-Lieferant ist, wird vielleicht verständlich, warum Fischesser gesündere Arterien haben.

Ich bin davon überzeugt, daß sich Ubiquinol-10 (Co-Enzym Q-10) als genauso wichtig wie die Vitamine E und C erweisen wird. –
Der führende Antioxydans-Forscher Dr. Bruce N. Ames, University of California in Berkeley

Läßt schwache Herzen wiederaufleben: Verschlechterung des Herzens, auch Kardiomyopathie genannt, eine potentiell tödliche Schwäche des Herzmuskels, ist bei älteren Leuten die Gefahr Nummer eins fürs Herz. Das Herz wird größer und zu schwach, um genug Blut zu pumpen, so daß der Patient ein Herzkrüppel bleibt und ein Kandidat für Herztransplantation wird. Ein Hauptgrund für die wachsende Epidemie von Herzversagen ist ein verbreiteter unvermuteter Mangel an CoQ-10, behauptet Dr. Karl Folkers, Leiter des Institute for Biomedical Research an der University of Texas in Austin, der seit 1957 Untersuchungen über CoQ-10

Andere Länder schwören darauf

In vielen Ländern wird CoQ-10 schon seit Jahrzehnten zur Behandlung von chronischen Alterskrankheiten, insbesondere von Herzstörungen, eingesetzt. Weltweit ist es über vierzig Millionen Herzpatienten verschrieben worden. In Japan und Europa ist es als Mittel zur Behandlung von durch Blutstauung bedingten Herzproblemen anerkannt.

Israel: In israelischen Krankenhäusern wird Co-Enzym Q-10 in kardiologischen Abteilungen routinemäßig Patienten verabreicht, die an Herzstörung durch Blutstau leiden, wie Dr. Yaàcov Gindin, Direktor des Geriatrischen Lehr- und Forschungsinstituts im Kaplan-Krankenhaus in Jerusalem, erklärt.

Italien: In Italien ist CoQ-10 in großangelegten, überregionalen Untersuchungen mit 2500 Patienten getestet worden. Von 1113 Patienten mit Herzinsuffizienz im Durchschnittsalter von 69 Jahren erholten sich 80 Prozent, als sie zur Ergänzung der konventionellen Therapie eine tägliche Dosis von 100 Milligramm CoQ-10 bekamen. Bei einem Anschlußtest wurde festgestellt, daß eine vierwöchige Dosis von 50 Milligramm CoQ-10 täglich – für sich allein eingenommen oder auch im Zusammenhang mit anderen Therapieformen – die Symptome von Kardiomyopathie und die allgemeine Lebensqualität erheblich besserte. Wie italienische Forscher außerdem von einem Doppelblind-Test berichteten, hat das Einnehmen von CoQ-10 dazu geführt, daß viel weniger Patienten ins Krankenhaus eingeliefert werden mußten oder bei chronischer Kardiomyopathie ernsthafte Komplikationen entwickelten.

Schweden: Vor kurzem haben schwedische Wissenschaftler herausgefunden, daß niedrige CoQ-10-Werte im Blut bei Herzpatienten den Tod ankündigten. In einer Gruppe von 94 willkürlich ausgewählten Krankenhauspatienten über fünfzig wiesen die Kranken, die binnen sechs Monaten starben, niedrigere CoQ-10-Werte auf als die Überlebenden. Nach einer neueren Erhebung nehmen in Schweden ungefähr 15 Prozent und in Dänemark 20 Prozent der Bevölkerung CoQ-10-Präparate ein.

Japan: Japanische Wissenschaftler begannen in den sechziger Jahren, die Wirkung von CoQ-10 bei Kardiomyopathie zu untersuchen. Bis 1976 hatten sie fünfundzwanzig Studien einschließlich zweier großangelegter Doppelblind-Versuche abgeschlossen. Bei rund 70 Prozent der Patienten ergab die Einnahme von CoQ-10 positive Auswirkungen. 1987 nahmen über zehn Millionen Japaner mit Herzproblemen auf ärztliche Verschreibung CoQ-10 als Medikament ein. Herstellung und Vertrieb von CoQ-10 liegen in japanischer Hand. Die Substanz wird von mehreren japanischen Firmen synthetisiert und produziert und anschließend exportiert.

leitet. Er hat ein Viertel weniger CoQ-10 im Blut von Herzpatienten als von gesunden Leuten gefunden und auch ernste Mängel an CoQ-10 in den Herzgeweben von 75 Prozent der Herzkranken. Nach seinen Feststellungen besserte sich der Zustand von drei Viertel der älteren Patienten mit Kardiomyopathie wesentlich, nachdem sie Co-Enzym Q-10 genommen hatten.

Senkt den Blutdruck: Ein Durchschnitt von 225 Milligramm von CoQ-10 täglich reduzierte den Blutdruck bei ungefähr 85 Prozent von 109 Patienten mit hohem Blutdruck, wie eine neue Studie des Kardiologen Peter Langsjoen aus Texas in Kooperation mit Forschern der University of Texas in Austin zeigte. CoQ-10 verursachte bei 15 Prozent der Patienten keine Änderungen im Blutdruck, und einem Patienten ging es schlechter. Im allgemeinen senkte die Einnahme von CoQ-10 den systolischen Druck von 159 auf 147 und den diastolischen von 94 auf 85 in einer Zeitspanne von drei bis vier Monaten. Echokardiogramme (Ultraschallbilder des Herzens) zeigten Verbesserungen der Herzfunktionen.

Sehr wichtig ist folgender Hinweis: Zu Beginn der Tests bekamen fast alle Patienten Medikamente gegen hohen Blutdruck. Nach der Behandlung mit CoQ-10 waren 51 Prozent der Patienten imstande, die entsprechenden ein bis drei Medikamente ganz abzusetzen, und 25 Prozent der Patienten konnten ihren Blutdruck nur mit Hilfe von CoQ-10 unter Kontrolle halten.

> *CoQ-10 ist ein bemerkenswertes Zeug. Nach dem Einnehmen fühlen die Menschen sich viel besser. Es bewirkt solch wesentliche Verbesserungen, daß es für mich undenkbar ist, in meiner ärztlichen Praxis ohne CoQ-10 auszukommen. –* Der Kardiologe und Co-Enzym-Q-10-Forscher Dr. Peter Langsjoen in Tyler, Texas

Es fördert die Immuntätigkeit: Co-Enzym Q-10 ist wirksam gegen Altern, weil es die Tätigkeit des Immunsystems anregt bzw. einen Immunmangel aufhebt. Um ein Beispiel zu nennen: Ältere Mäuse erzeugen nur ein Drittel der Antikörper gegen fremde Invasoren als junge Mäuse. Wenn alte Mäuse jedoch CoQ-10 bekommen, steigt die CoQ-Produktion um das Zweieinhalbfache, so daß sie 80 Prozent der CoQ-10-Produktion junger Mäuse erreicht. Das gleiche geschieht auch bei Menschen. In von Dr. Folkers durchgeführten Tests stieg Immunoglobulin oder Antikörper G (IgG), der wichtigste Antikörper im Blut, wesentlich an bei Patienten, die oral eine tägliche Dosierung von 60 Milligramm CoQ-10 bekamen. Der Anstieg vollzog sich gewöhnlich ein bis drei Monate nach Behandlungsbeginn.

Es bewahrt das Gehirn vor Schaden: Einige Wissenschaftler vermuten, daß CoQ-10 aufgrund seiner Schutzwirkung für die Zell-Mitochondrien zur Verhütung von degenerativen Gehirnkrankheiten beitragen könnte, die - wie die Alzheimersche Krankheit, Lou-Gehrig-Krankheit und ein allmählicher Verlust von Erinnerungsvermögen und Hirntätigkeit - allzuoft als »normale« Alterserscheinungen betrachtet werden. Dazu bemerkt Dr. Denham Harman von der University of Nebraska, ein führender Wissenschaftler auf dem Gebiet der Freien-Radikale-Forschung: Die Mitochondrien seien Hauptziel der schädlichen Angriffe Freier Radikale auf Gehirnzellen. Das Co-Enzym Q-10 gilt als eines der wenigen bekannten Antioxydanzien, die zu den Mitochondrien durchdringen und ihre Vitalität wiederherstellen können.

Es verlängert Jugend und Leben: Mäuse, die mit einer Co-Enzym-Q-10-haltigen Diät gefüttert werden, bleiben länger jung. Was aber noch eklatanter scheint: Im Unterschied zu Mäusen, die kein CoQ-10 bekommen, bleiben sie bis ins hohe Alter höchst aktiv. Das haben kürzlich Tests von Dr. Steven B. Harris an der UCLA ergeben. Außerdem sähen solche Mäuse auch »phantastisch aus, ihr Fell wirkt schöner, sie pflegen sich besser - sie sehen ein paar Monate jünger aus«, berichtet Dr. Stephen Coles vom California Institute of Technology, ein Spezialist für CoQ-10 und andere gegen Altern wirksame Substanzen. Interessanterweise traten die positiven Eigenschaften des CoQ-10 aber erst in Erscheinung, als die Mäuse alt wurden; bei jungen Mäusen machte sich CoQ-10 nicht bemerkbar. Dr. Coles bemerkt: »In der ersten Lebenshälfte sehen alle Mäuse gleich aus. Wenn sie sich aber dem Lebensende nähern, springt der Unterschied einem förmlich ins Gesicht. Dann sehen die mit CoQ-10 versorgten Mäuse laufend besser aus.« 30 Prozent von ihnen lebten in den UCLA-Tests außerdem rund zwei Monate länger als die andern. Neue Rekorde für die Lebensspanne von Mäusen sind mit CoQ-10 allerdings nicht erzielt worden.

Dr. Harris, Dr. Coles und Roy Walford, Professor für Gerontologie an der UCLA, nehmen zur Prophylaxe gegen Altern übrigens 30 Milligramm CoQ-10 täglich.

Sie sollten CoQ-10 nicht in der Erwartung einnehmen, daß Sie SOFORT *besser aussehen und sich* SOFORT *besser und glücklicher fühlen werden. CoQ-10 ist eine Versicherungspolice für die Zukunft. Die Auszahlung findet erst gegen Ende des Lebens statt. –*
Dr. L. Stephen Coles, California Institute of Technology

Sollten Sie ein Präparat einnehmen? Dies empfiehlt sich zur Absicherung gegen Altern, besonders wenn Sie fünfzig Jahre oder älter sind und wahrscheinlich wenig Co-Enzym Q-10 im Körper haben. Bei nachlassender Herztätigkeit ist es noch wichtiger.

Wieviel? Wenn Sie alles in allem bei guter Gesundheit sind, dürfte die übliche Dosis gegen Altern - 30 Milligramm - ausreichen. Wer Symptome von chronischen Krankheiten aufweist, braucht eine höhere Dosis, die meistens zwischen 50 und 150 Milligramm liegt. Dr. Langsjoen hat entdeckt, daß 120 Milligramm zweimal täglich, also insgesamt 240 Milligramm pro Tag, bei 80 Prozent der Patienten mit Herzinsuffizienz die CoQ-Blutwerte so anheben, daß sie optimaler Herztätigkeit entsprechen. CoQ-10 hält sich äußerst lang im Blut. Testergebnissen zufolge erreicht es den maximalen Blutwert nach einer einzigen Dosis von 100 Milligramm. Man müsse die Tagesmenge also nicht verteilen, sagt Dr. Langsjoen, sondern könne 100 oder 200 Milligramm getrost auf einmal nehmen.

Vorsicht: Ohne ärztlichen Rat dürfen Sie ein Medikament, das Sie gerade einnehmen, nicht durch CoQ-10 ersetzen. Im Krankheitsfall - einschließlich Kardiomyopathie - wird das CoQ-10 normalerweise in Verbindung mit und nicht anstelle von anderen Medikamenten verwendet. Man braucht ärztliche Aufsicht zur weiteren Kontrolle der Herztätigkeit und wegen eventuell notwendiger Rezeptänderungen. Falls Sie für spezielle Befunde Medikamente einnehmen, sollten Sie Ihren Arzt fragen, ob Sie zusätzlich CoQ-10 nehmen dürfen.

Welcher Typ? Alles in den USA erhältliche CoQ-10 wird in Japan hergestellt. CoQ-10 gibt es in Form von gepreßten Tabletten und - laut Dr. Langsjoen wegen ihrer raschen Absorption besonders empfehlenswert - von mit Puder gefüllten Kapseln sowie in Gelkapseln auf Ölbasis. Ein paar Firmen stellen es auch als Oblaten mit Geschmack her.

Wichtig: CoQ-10 sollte immer mit ein wenig Fett - wie Erdnußbutter oder Olivenöl - oder in einer Kapsel auf Ölbasis eingenommen werden. Sonst wird es vom Körper nicht gut absorbiert. Man hat festgestellt, daß CoQ-10-Tabletten, die mit etwas Wasser geschluckt wurden, intakt wieder ausgeschieden werden und somit unwirksam sind.

Wie schnell tritt eine Wirkung ein? Als generelles Antioxydans zum Schutz der Körperzellen wirkt CoQ-10 praktisch sofort. Es ist allerdings unwahrscheinlich, daß Sie eine positive Wirkung verspüren - das tun Sie ja auch nicht bei anderen antioxydierend tätigen Vitaminen wie E oder C. Im Falle eines akuten CoQ-10-Defizits könnte sich jedoch bereits binnen weniger Tage eine positive Wirkung einstellen. Im allgemeinen ist die Besserung bei Herzpatienten graduell und wird laut Dr. Folkers innerhalb von ein bis drei Monaten oder länger offenkundig.

Wieviel ist zuviel? Gibt es Nebenwirkungen? »Nein«, sagt Dr. Coles, »CoQ-10 hat keine schädlichen Auswirkungen.« Co-Enzym Q-10 gilt als eine der sichersten Substanzen, die je getestet wurden. Laut Dr. Folkers ist in allen Langzeitexperimenten selbst mit hohen Dosierungen weder bei Tieren noch bei Menschen eine spürbare Toxizität verzeichnet worden. Es gab nur eine einzige, merkliche, doch sehr seltene Nebenwirkung bei oralem Einnehmen von CoQ-10: eine leichte, vorübergehende Übelkeit.

Wie steht's mit der Nahrung? Die CoQ-10-haltigen Nahrungsmittel sind noch nicht umfassend erforscht. Die reichsten Quellen sind jedenfalls fettiger Fisch, insbesondere Makrelen und Sardinen, sowie Innereien wie Herz, Leber und Nieren, Rindfleisch, Sojaöl und Erdnüsse. Ein Pfund Sardinen oder zweieinhalb Pfund Erdnüsse liefern um die 30 Milligramm CoQ-10.

Wie man die CoQ-10-Werte sonst noch erhöhen kann

Nehmen Sie Vitamin E: Nach Ergebnissen aus Tierexperimenten kann Vitamin E die Produktion von CoQ-10 anregen. Das deutet auf eine weitere Möglichkeit, wie sowohl CoQ-10 als auch Vitamin E die Immunkräfte steigern können. Bei einem Test mit Tieren wurde der CoQ-10-Gehalt der Leber durch Vitamin-E-Zugaben um 30 Prozent erhöht.

Nehmen Sie ausreichend Selen: Dieses Spurenmineral aktivierte selbst in hinlänglich versorgten Geweben die Biosynthese von CoQ-10, was möglicherweise die Bedeutung von Selen als Mittel im Kampf gegen Krebs und zum Schutz des Herzens erhöht.

Nehmen Sie Vitamine der B-Gruppe: Zur Erzeugung von CoQ-10 braucht der Körper die Vitamine B_6, B_{12}, B_2, Niazin und Folsäure.

Damit Sie einen klaren Kopf bewahren: Ginkgo

Falls Sie irgendein Problem mit dem Kreislauf haben oder Erkrankungen meiden wollen – einschließlich eines Nachlassens der geistigen Fähigkeiten, das mit dem Alter kommen kann –, dann ist Ginkgo das richtige für Sie; genau das, was Ihnen der Arzt verschreiben würde, wenn er davon wüßte. Aber glücklicherweise können Sie es sich selber in Reformhäusern besorgen.

Zugegeben, der Name Ginkgo klingt seltsam, als wäre es eine Substanz aus dem Märchenland. Doch in Wahrheit handelt es sich um einen recht weit verbreiteten Zierbaum, der überall in der Welt wächst. Die Substanzen seiner Blätter werden – in Pulverform oder als Flüssigkeit – schon seit langem wegen ihrer jungerhaltenden Wirkung auf das Gehirn geschätzt. Und nach fünf Jahrtausenden wechselnder Beliebtheit erlebt dieser Ginkgo biloba, wie der Baum heißt, nun ein gewaltiges Comeback, und zwar deshalb, weil seine Eigenschaften den Bedürfnissen einer zunehmend älter werdenden Bevölkerung entgegenkommen. Seine Wirkkräfte gegen Altern haben besonders in Deutschland und in Frankreich Furore gemacht, wo sie von Millionen und aber Millionen von Menschen mit großem Erfolg in Anspruch genommen werden.

Ginkgo sei die wichtigste medizinische pflanzliche Substanz, die »während des letzten Jahrzehnts in Europa auf den Markt kam«, sagt Dr. Varro E. Tyler von der Purdue University, eine Kapazität in der Heilpflanzenforschung. In Deutschland, wo dieser Blattextrakt gründlich getestet worden ist, wird er von den Ärzten jährlich mehr als fünfmillionenmal verschrieben – hauptsächlich gegen gefürchtete Alterssymptome inklusive Gedächtnisverlust.

> **Was ist Ginkgo?**
>
> In der Fachsprache wird dieser Wirkstoff gegen Altern genau als Extrakt aus Ginkgo biloba (EGb) bezeichnet. Ginkgo ist der Name eines großen Zierbaums, der seit 200 Millionen Jahren existiert und noch heute in allen gemäßigten Klimazonen der Welt gedeiht. Seine Blätter – der medizinisch relevante Bestandteil des Baums – sind in zwei Lappen unterteilt, woher der Zusatz biloba rührt. Man braucht ungefähr fünfzig Pfund von den trockenen Blättern für ein Pfund Ginkgo-biloba-Extrakt, der dann in Form von Flüssigkeit, Kapsel oder Tablette angeboten wird.

Ginkgos Geheimnisse

Die bekannteste alternsverhütende Eigenschaft von Ginkgo ist, nach Berichten in hochangesehenen wissenschaftlichen Zeitschriften, seine Fähigkeit, den Blutkreislauf zu verbessern. Bei älteren Menschen ist der Kreislauf heikel, weil die Gefäße gewöhnlich gealtert, unelastisch und verstopft sind. Anscheinend hilft Ginkgo dem Blut, sich selbst durch kleinste enge Gefäße zu zwängen, um sauerstoffarmes Gewebe von Gehirn, Herz und Gliedern zu ernähren. Auf diese Weise reaktiviert es beispielsweise oft das Gedächtnis und beseitigt Muskelschmerzen. Über Ginkgo sind bereits mehr als dreihundert wissenschaftliche Arbeiten veröffentlicht worden. In vielen wird bestätigt, daß Ginkgo den Blutstrom stimuliert, der Gewebe mit Sauerstoff versorgt. Höchstwahrscheinlich dehnt er dabei die Blutgefäße, und das verhindert das Zusammenkleben von Blutplättchen, das zu Blutgerinnseln führt. Im übrigen liefert Ginkgo nicht nur den gesunden Gehirnpartien heilsamen Sauerstoff und Blut, sondern speziell auch krankheitsgeschädigten Bereichen, wobei er vor allem dem alternden Gehirn neue Lebensenergien bringt.

Ein anderer Grund für die Kraft, die Ginkgo spendet: Er ist ein starkes Antioxydans. Den Ergebnissen eines jüngsten Tests zufolge ist Ginkgo stärker als Vitamin E im Kampf gegen Freie Radikale und verhindert damit höchst destruktive Oxydierung der Membranen fetter Zellen. Dr. K. Drieu vom Institute Pasteur in Paris schreibt die Wirkung von Ginkgo in erster Linie dem »Wiederaufbau der Membran-Integrität« nach Angriffen der Freien Radikale zu. Dr. Drieu hat in bemerkenswerten neuen Tests mit Tieren nachgewiesen, daß Ginkgo die Fähigkeit der Gehirnzellen wiederbeleben kann, Signale von Neurotransmittern zu empfangen, die Gehirnfunktionen steuern. So hat Ginkgo zum Beispiel spezielle

Rezeptorzonen der Gehirnzellen erneuert und dadurch die Weiterleitung von Serotonin ermöglicht - ein entscheidender chemischer Gehirnstoff, der mit dem Altern verlorengegangen war. Das ist eine weitere außerordentliche Eigenschaft von Ginkgo, welche altersbedingte Beeinträchtigungen des Gehirns vielleicht umkehren können.

> *In Europa hat Ginkgo sich den Ruf erworben, die Lebensqualität älterer Menschen verbessert zu haben. Es sollte von allen eingeplant werden, die ein reifes und gesundes Alter zu erleben hoffen. -*
> Rob McCaleb, Vorsitzender des Herb Research Institute in Colorado, einer gemeinnützigen Organisation zur Erforschung von Kräutern

Was Ginkgo gegen das Altern bewirken kann

Er verbessert die Gehirntätigkeit: Häufig kollabiert mit dem Alter die Fähigkeit des Körpers, ausreichend sauerstoffgesättigtes Blut durch steife, enge Kapillargefäße im Gehirn zu schleusen, was zu der sogenannten Zerebralinsuffizienz beitragen kann - ein hübscher Fachausdruck für das Heraufdämmern der Senilität. Die Anzeichen sind bekannt: Geistesabwesenheit, Verwirrung, Mangel an Tatkraft, Müdigkeit, Depression, Angst, Schwindel, Depression mit Ohrensausen.

Es besteht gar kein Zweifel, daß Ginkgo die Symptome von zerebraler Insuffizienz lindern kann. Das wird von erstklassigen Forschungen belegt, darunter einer Analyse von vierzig kontrollierten Tests durch Dr. Jos Kleijnen und Dr. Paul Knipschild an der Universität Limburg im holländischen Maastricht. In einem Bericht im *British Journal of Clinical Pharmacology* von 1992 schlossen die Forscher, daß das positive Belegmaterial zugunsten einer Behandlung von zerebraler Insuffizienz mit Ginkgo dem gleichrangig ist, das für das Medikament Codergocrin (Hydergine TM) spricht, das bei zerebraler Insuffizienz gewöhnlich verordnet wird. Die holländischen Ärzte zitieren insbesondere zwei deutsche Forschungen aus dem Jahre 1991. Ein Test mit 99 älteren Patienten, die etwas länger als zwei Jahre an Gehirnstörungen gelitten hatten, erbrachte das Ergebnis, daß 73 Prozent der Personen, die Ginkgo bekommen hatten, nach drei Monaten Fortschritte zeigten, verglichen mit 8 Prozent von den Probanden, denen ein Placebo verabreicht wurde. In einem anderen, ähnlichen Test untersuchten deutsche Wissenschaftler 200 Patienten im Durchschnittsalter von 69 Jahren, die ungefähr vier Jahre lang Gedächtnisprobleme gehabt hatten. Nachdem sie drei Monate lang Ginkgo eingenommen hatten, besserte sich das Erinnerungsvermögen bei 71 Prozent; bei Personen, die ein Placebo bekommen hatten, ging es nur 32 Prozent besser.

Die holländischen Forscher waren von dem Wert von Ginkgo so überzeugt, daß sie erklärten, es bei Anzeichen von persönlicher zerebraler Insuffizienz selber einnehmen zu wollen, vor allem, weil bei keinem einzigen Test irgendwelche merklichen oder gar ernsten Nebenwirkungen aufgetreten waren. Die übliche wirksame Tagesdosis zur Behandlung von zerebraler Insuffizienz betrug in den Tests 120 Milligramm. Verbesserungen sind normalerweise nach vier bis sechs Wochen spürbar.

> *Die Behandlung von Hirnödem ist eines der ungelösten Probleme der Neurologie und Neurochirurgie. In Experimenten mit Tieren hat sich jedoch Ginkgoextrakt zur Verringerung von chemisch induzierten Gehirnödemen als wirksam erwiesen. Außerdem schützt es die Leber, es reduziert Arrhythmien, hemmt das Zusammenziehen der Bronchien bei allergischen Reaktionen, die potentiell lebensgefährlich sind, und wird mittlerweile unter anderem als Mittel zur Behandlung von Asthma, bei Inakzeptanz von Transplantatgeweben, Schockzuständen, Schlaganfällen, Organerhaltung und Hämodialyse untersucht.* –
> Dr. Ryan Huxtable, University of Arizona College of Medicine

Er kurbelt alte Gehirne wieder an: Ginkgo wirkt anscheinend besonders schnell und effizient bei älteren Menschen, die es besonders brauchen. Einer italienischen Forschungsarbeit zufolge stieg dank intravenösem Einspritzen von Ginkgoextrakt bei rund 70 Prozent der Probanden die Durchblutung des Gehirns. Bei den jüngeren Patienten im Alter von dreißig bis fünfzig Jahren zeigte sich jedoch nur eine 20prozentige, bei Patienten zwischen fünfzig und siebzig dagegen eine 70prozentige Steigerung der Durchblutung. Außerdem stieg die Durchblutung bei den älteren Menschen in einer wesentlich kürzeren Zeit an.

Er führt zu einem rasch wiedererstarkendem Gedächtnis: In manchen Fällen kommt es zu einer schnellen Verbesserung des Erinnerungsvermögens. In einem französischen Doppelblind-Versuch mit achtzehn durchschnittlich 69 Jahre alten Männern und Frauen mit leichten Gedächtnisproblemen erhöhte sich dank Ginkgo die Geschwindigkeit, mit der sie Informationen verarbeiteten. Die Forscher gaben allen Personen eine Stunde vor dem Test eine starke Dosis von 320 oder 600 Milligramm Ginkgo biloba oder ein Placebo. Ginkgo verringerte die zur Verarbeitung der Information notwendige Zeit um die Hälfte.

Ginkgo verlangsamt die Entwicklung der Alzheimerschen Krankheit im Frühstadium: Nach einem – überhaupt erstmaligen – Doppelblind-Test mit vierzig Alzheimer-Patienten in Deutschland scheint Ginkgo sogar die Symptome im Anfangsstadium der Alzheimerschen Krankheit abzuschwächen. Das dreimal tägliche Einnehmen von 80 Gramm Ginkgo bewirkte nach einem Monat eine bedeutende Besserung von Gedächtnis, Aufmerksamkeit und psychomotorischer Leistung. Da die Alzheimersche Krankheit partiell als Folge von Schäden durch Freie Radikale betrachtet wird, könnte es sein, daß die oxydationsverhütende Eigenschaft von Ginkgo die Weiterentwicklung verlangsamt. Das gilt besonders dann, wenn Ginkgo früh genug eingenommen wird. Dr. Donald J. Brown, der Direktor der Natural Product Research Consultants in Seatlle, meint: »Der Extrakt von Ginkgo biloba könnte sehr wohl eine der wenigen ›smart drugs‹ (die Gehirnfunktionen förderndes Medikament, Anm. d. R.) sein, die diesen Namen rechtfertigen.«

Die Verheißungen von Ginkgo

Nach dem gegenwärtigen Forschungsstand vermag Ginkgo folgendes zu leisten:

- Er verbessert die Durchblutung der Arterien, Venen und Kapillargefäße.
- Er optimiert bei älteren Menschen die Gedächtnisleistung und Verarbeitung von Informationen.
- Er verlangsamt die Weiterentwicklung der Alzheimerschen Krankheit.
- Er verringert Schmerzen in den Beinen, die durch eine verminderte Durchblutung ausgelöst werden.
- Er verhütet bakterielle Aktivität bei Zahnfleischerkrankungen.
- Er lindert Schwindel oder Benommenheit.
- Er reduziert Ohrensausen (Tinnitus).
- Er verhütet ein Abnehmen der Sehkraft wegen Sauerstoffmangels in der Retina.
- Er hilft gegen Hörverlust, der von verminderter Durchblutung herrührt.
- Er senkt Bluthochdruck.
- Er erhöht gutartiges HDL-Cholesterin.
- Er verhindert abnormale Blutgerinnung.
- Er lindert männliche Impotenz, indem er die Durchblutung des Penis fördert.
- Er wirkt lindernd bei der Raynaudschen Krankheit, einer Kreislauferkrankung, die kalte Hände und Füße zur Folge hat.

Er verbessert die peripherische Durchblutung: Wenn man älter wird, kann es wegen einer eingeschränkten Durchblutung der peripherischen Arterien zu Schmerzen in den Beinen kommen - zur sogenannten »Schaufensterkrankheit«. Die Schmerzen treten auf, wenn ein zu schwacher Kreislauf Sauerstoffmangel in den Muskeln und infolgedessen eine Erzeugung von Freien Radikalen und Toxinen hervorruft. Es gibt handfeste Belege dafür, daß diese Beschwerden durch Ginkgo erleichtert werden können, weil das Mittel kreislaufstimulierend wirkt. Eine deutsche »Meta-Analyse« von fünf Tests hat gezeigt, daß Patienten bei »Tretmühlentests« nach Einnehmen von Ginkgo viel weiter schmerzfrei zu laufen vermochten als Patienten, die ein Placebo bekommen hatten.

In einer über sechs Monate dauernden Untersuchung hat ein Drittel der Patienten dank Ginkgo die Laufstrecke um über 100 Prozent auszudehnen vermocht. Die übrigen Probanden konnten 30 Prozent länger laufen.

Welcher Typ und wieviel? Bei fast allen wissenschaftlichen Tests ist eine standardisierte Forrm von Ginkgo benutzt worden, das EGh 761, ein Erzeugnis der deutschen Firma Willmar Schwabe. Das Präparat enthält 24 Prozent von gewissen Verbindungen namens Ginkgoflavon-Glykosiden und ist in Reformhäusern käuflich. Die übliche Dosierung gegen Altern beträgt dreimal täglich eine genormte 40-Milligramm-Ginkgo-Tablette. Eine Tasse Tee aus Blättern vom Ginkgo-Baum im Vorgarten hat nicht die gleiche Wirkung.

Wie lange dauert es, bis eine Wirkung spürbar wird? Mit der üblichen täglichen Dosis von 120 Milligramm Ginkgo dauert es mindestens vier bis sechs Wochen, manchmal länger, bis sich eine Wirkung bemerkbar macht. In einem neuen deutschen Test besserten sich nach sechs Wochen das Kurzzeitgedächtnis und nach sechs Monaten die Lernfähigkeit. Die Wirkung hält nicht ewig an. Man muß Ginkgo ständig einnehmen. Sobald man aufhört, fallen Durchblutung und andere Probleme wieder auf ihren ursprünglichen Stand zurück.

Wieviel ist zuviel? Innerhalb der Gruppe der natürlichen Heilmittel gilt Ginkgo als exzeptionell ungefährlich. Er hat leichte widrige Reaktionen wie Magenverstimmung und Kopfschmerzen ausgelöst, doch sind keinerlei ernsthafte Nebenwirkungen registriert worden. Ein Test brachte folgendes Resultat: Während einer sechsmonatigen Behandlung mit Ginkgo litt von 8500 Probanden ein halbes Prozent vorübergehend unter leichten Nebenwirkungen wie Magenverstimmung. Bei älteren Patienten verursacht eine tägliche Dosis von 120 Milligramm und mehr außerdem nach den Erkenntnissen am Anfang vorübergehend Schwindelgefühl. In diesem Fall könnte ein Herabsetzen der Dosis Abhilfe schaffen. Bei therapeutischer Anwendung lassen sich Kopfschmerzen und Schwindel zu Anfang bei älteren Leuten umgehen, wenn man mit einer niedrigen Dosis beginnt und die Dosierung innerhalb von sechs Wochen schrittweise erhöht. Dies sollte jedoch unter ärztlicher Aufsicht geschehen.

Vorsicht: Patienten, die ärztlich verordnete Medikamente einnehmen oder Probleme mit der Blutgerinnung haben, sollten ihren Arzt konsultieren, bevor sie Ginkgo nehmen. Wer Nebenwirkungen spürt, sollte Ginkgo sofort absetzen und den Arzt aufsuchen.

Geheimrezepte der Experten

Dr. Ronald Klatz
40 Jahre alt
Präsident der American Academy of Anti-Aging Medicine

Dr. Klatz ist Gründer und Vorstand dieser American Academy, die sich der Ausbildung von Ärzten in der klinischen Praxis alternsverhütender Medizin widmet. Als erste Organisation dieser Art faßt sie Altern als Krankheit auf, die einer spezifischen Behandlung bedarf.

Dr. Klatz nimmt täglich zusätzlich zur Nahrung folgende Substanzen ein:

- Vitamin E – 800 IE
- Vitamin C – 2000 bis 12 000 Milligramm
- Beta-Carotin – 15 Milligramm
- Selen – 200 Mikrogramm
- Co-Enzym Q-10 – 100 Milligramm
- Ginkgo-biloba-Extrakt – 80 Milligramm
- Knoblauchkapseln (Kyolic) – 12 Kapseln
- Eine hochdosierte Multivitamin-Mineral-Tablette ohne Kupfer und Eisen

Ein Prophylaktikum gegen Altern?

Fragen Sie sich ernsthaft, warum Sie mit dem Einnehmen von Ginkgo warten sollten, bis Sie Ihre Kräfte verloren haben. Warum sollten Sie diese Heilpflanze nicht wie Vitamin E und C und andere oxydationsverhütende Substanzen zur Vorbeugung gegen Schäden durch Freie Radikale verwenden? Neue Forschungen haben triftige Gründe für die Einnahme erbracht. Während man sich früher einzig und allein mit den therapeutischen Eigenschaften von Ginkgo befaßte, erweisen neue Forschungen Ginkgo als starkes Antioxydans mit generellen Abwehrkräften gegen Altern, die das Ausbrechen von Symptomen des Alterns vorbeugend verhüten können.

Belgische Wissenschaftler haben entdeckt, daß Ginkgo tatsächlich eine der mächtigsten körpereigenen Antioxydans-Abwehrsubstanzen namens Superoxyd Dismutase nachahmt – die gleiche Substanz, die Obstfliegen ihre Jugend zurückgibt. Japanische Forscher haben entdeckt, daß Myricetin und Quercetin, zwei in Ginkgo konzentrierte Antioxydanzien, Gehirnzellen vor Beschädigung durch Freie Radikale schützten. Diese Erkenntnis könnte die Schutzwirkung des Ginkgo für alternde Gehirnzellen mit mangelnder Sauerstoffversorgung erklären. Die Forscher nehmen an, daß die oxydationsverhütende Eigenschaft dieser zwei Flavonoiden die Oxydierung der Gehirnzellen durch Freie Radikale unterdrückt.

Aus diesem Grunde könnte eine vorbeugende Dosis Ginkgo von 40 bis 80 Milligramm täglich von den mittleren Jahren an eine jugendliche Gehirntätigkeit im Alter bewahren helfen. Dr. Ronald Klatz, 40, Präsident der American Academy of Anti-Aging Medicine in Chicago, ist davon überzeugt. Er nimmt täglich 80 Milligramm Ginkgo als »Neuroschutz« gegen eine Schwächung des Gehirns im höheren Alter. »Wenn ich damit früh genug anfange«, sagt er, »werde ich später hoffentlich weniger unter einer Degeneration des Gehirns leiden.«

Ginkgo scheint insbesondere Menschen gutzutun, die erste Anzeichen von nachlassenden geistigen Fähigkeiten spüren. Ginkgo könnte solchen Verfall aufhalten und so eine später vielleicht einmal notwendige Einweisung in eine Anstalt verzögern oder gänzlich unnötig machen, meinen Experten.

Altbewährt und immer gut: Knoblauch

Knoblauch ist eines der Wundermittel der Natur gegen das Altern. Sie können ihn mit der Nahrung oder in Tablettenform einnehmen. Falls Sie Knoblauch mögen, essen Sie ihn roh oder gekocht, zerdrückt oder gehackt. Falls Sie Knoblauch nicht gern mögen, nicht nach Knoblauch riechen möchten oder frischen Knoblauch aus anderen Gründen ablehnen, sollten Sie Knoblauchtabletten nehmen.

Wenn Sie vitaler und länger leben möchten, dann versorgen Sie Ihre Zellen mit dem uralten Heilgewürz Knoblauch. Seit beinah fünftausend Jahren wird es als Gesundheitstonikum und Allheilmittel hochgeschätzt. Den Grund beginnt die Wissenschaft heute zu erkennen. Die Knolle ist vollgepackt mit mindestens vierhundert chemischen Stoffen, darunter auch sehr vielen Antioxydanzien, die Zellen wirksam vor Schäden und Ihren ganzen Körper vor vorzeitigem Altern schützen.

> *Nach dem Yoga nehmen wir allmorgendlich eine Zehe Knoblauch, hacken sie und schlucken sie. –*
> Sarah L. (104 Jahre) und A. Elizabeth (102 Jahre) Delany in ihrem Buch *Having Our Say: The Delany Sisters' First 100 Years*

Knoblauch ist eine unglaublich komplexe Zusammensetzung aus vielen Substanzen. Wissenschaftler sind sich noch immer nicht darüber im klaren, welche dieser Substanzen die größte Wirkung haben. Bekannt ist jedenfalls, daß Knoblauchinhaltstoffe eine ganze Reihe von Wirkungen haben – als Antibiotika, antivirale Agenten, zur Senkung des Cholesterins, als Antikoagulans, Blutdrucksenker, Krebsverhüter, Abführmittel, entzündungshemmendes Agens und vielleicht auch als Schutz für alternde Gehirnzellen. Versuchstiere, die mit Knoblauch gefüttert wurden, zeigten im Alter weniger Beschwerden und lebten länger.

Was Knoblauch gegen das Altern bewirken kann

Er verhütet und unterdrückt Krebs: Knoblauch kann Ihnen helfen, dem Krebs zu entkommen, wenn Sie älter werden. Menschen, die Knoblauch essen, neigen sehr viel weniger dazu, gewisse Krebsarten wie Magen- oder Dickdarmkrebs zu bekommen. Bei älteren Frauen, die mehr als einmal wöchentlich Knoblauch aßen, war die Wahrscheinlichkeit, Dickdarmkrebs zu entwickeln, etwa halb so groß wie bei Frauen, die nie Knoblauch aßen – so das Ergebnis eines Tests mit 42 000 älteren Frauen, den Wissenschaftler der University of Minnesota in Iowa durchführten. Untersuchungen in China und Italien ergaben, daß Knoblauch- und Zwiebelesser nur ein halb so großes Risiko haben, Magenkrebs zu bekommen. Außerdem kann Knoblauch auch als chemotherapeutisches Mittel wirken, das Krebs unterdrücken kann, wenn er einmal ausgebrochen ist. Neues Beweismaterial vom Memorial Sloan Kettering Cancer Center in New York zeigt auf, daß Knoblauchverbindungen tatsächlich das Wachstum von Krebszellen unterdrücken. Forschungen Dr. John Pintos vom Sloan Kettering erbrachten, daß menschlicher Prostatakrebs nur ein Viertel so schnell wie erwartet wucherte, wenn er einem Knoblauchstoff namens SAMC ausgesetzt wurde. Die Implikationen sind eindeutig, berichtet Dr. Pinto: Knoblauch kann Menschen vermutlich nicht nur davor bewahren, Krebs zu bekommen, sondern auch ihr Leben verlängern, wenn sie bereits Krebs haben. In Experimenten mit Tieren ist Knoblauch als zuverlässiges Gegenmittel bei praktisch allen Krebsarten registriert worden. Anscheinend unterbindet er Krebs in allen Geweben wie etwa Brust-, Leber- und Dickdarmgeweben, wie der Knoblauchforscher John Milner von der Pennsylvania State University meint.

Er reduziert Cholesterin: Schon eine halbe bis eine ganze frische Knoblauchzehe täglich oder entsprechend dosierte Tabletten mindern hohes Cholesterin (über 200) um durchschnittlich 23 Punkte oder rund 9 Prozent. So lautet das Resultat einer umfangreichen Auswertung von Forschungen, die Stephen Warshafsky vom New York Medical College in Valhala, New York, vorgenommen hat. Seine Analyse berüchsichtigte unter anderem Tests mit einer täglichen Dosis von 900 Milligramm Kwai-Knoblauchpulver in Drageeform, einem getrockneten Pulver und eine Dosis von 1000 Milligramm Kyolic – einem Knoblauchextrakt. Erstaunlicherweise lassen die Studien darauf schließen, daß zwei Knoblauchzehen täglich oder die entsprechende Dosis in Tablettenform genauso wirksam sein können wie Cholesterin senkende Medikamente, die als wirksam anerkannt sind, wenn sie den Cholesterinspiegel um 15 Prozent senken. Man muß Knoblauch über einen Monat lang einnehmen, damit es das Cholesterin spürbar reduziert. Eine ähnliche britische Meta-Analyse bzw. forschungsstatistische Analyse von anderen Tests ergab für Knoblauchmittel Cholesterinsenkungen von durchschnittlich 12 Prozent.

Deutsche Wissenschaftler an der Universität München haben im Knoblauch sechs chemische Substanzen isoliert, die Blutcholesterin auf eine ähnliche Weise reduzieren wie das Medikament Mecavor. Sie unterbinden die Cholesterinerzeugungen der Leber. Der Knoblauch unterdrückte in Tierversuchen die Cholesterinsynthese zu rund 50 Prozent. Als besonders stark gegen Cholesterin wirksame Knoblauchsubstanz erwies sich Ajoen. Diese Verbindung hemmt auch Blutgerinnsel und ist sowohl in rohem wie gekochtem Knoblauch enthalten.

Er entgiftet Cholesterin: Vor allem hindern die antioxydierenden Kräfte im Knoblauch Freie Radikale daran, das schlechte LDL-Cholesterin zu oxydieren. Damit wird seine Fähigkeit lahmgelegt, Arterien zu verstopfen. In einem Test, den William Harris vom University of Kansas Medical Center durchführte, reduzierte ein zweiwöchiges Einnehmen von täglich sechs 100-Milligramm-Kapseln Knoblauchpulver (Kwai) die Oxydierung des LDL-Cholesterins um beachtliche 34 Prozent. Selbst bei hohem Cholesterinspiegel neutralisiert Knoblauch also tendenziell die Gefahr von Arterienverstopfung.

Außerdem senkt Knoblauch den Blutdruck. In einem deutschen Doppelblind-Versuch senkte das Äquivalent von zwei Knoblauchzehen pro Tag den Blutdruck nach drei Monaten von 171/102 auf 152/89.

Er bekämpft Blutgerinnsel: Außerdem bekämpft Knoblauch maßgeblich Herzkrankheiten, indem er die Bildung von gefährlichen Blutgerinnseln beeinträchtigt bzw. »Blut verdünnt«. Knoblauch hindert Blutplättchen daran, zusammenzukleben oder an den Arterienwänden hängenzubleiben, womit Arterienverstopfung beginnt. Eric Block, Professor für Chemie an der State University of New York in Albany, hat die chemische Substanz Ajoen (*ajo* ist das spanische Wort für Knoblauch) im Knoblauch isoliert, die eine koagulationshemmende Eigenschaft besitzt. Knoblauch kurbelt auch das gerinnselauflösende fibrinolytische System an. In einem Doppelblind-Versuch indischer Medizinstudenten steigerte das Einnehmen von täglich drei rohen Knoblauchzehen die gerinnselauflösende Körpertätigkeit um rund 20 Prozent. Gekochter Knoblauch scheint sogar eine noch stärkere thrombosehemmende Wirkung zu haben.

Knoblauch bekämpft auch das Altern und Blutgerinnungen in peripheren Arterien und Herzarterien. Er kann sporadisch auftretende Schmerzen lindern, die in den Beinen aufgrund einer Blockierung oder auch Verengung der Arterien auftreten. Nachdem Patienten bei solch sporadisch auftretenden Beinschmerzen Knoblauchpulver (Kwai, 800 Milligramm pro Tag) eingenommen hatten, waren sie imstande, ohne Unterbrechung 50 Meter weiter zu gehen als Patienten, die ein Placebo bekommen hatten. Normalerweise können solche Patienten wegen krampfartiger Schmerzen ohne Pause immer nur kurze Entfernungen zurücklegen. Die Besserung zeichnete sich nach Angaben der deutschen Forscher nach fünf Wochen Behandlung mit Knoblauch ab.

Er verhütet Herzinfarkt: Der Genuß von Knoblauch vermag Sie selbst nach dem Auftreten von Herzkrankheiten bzw. nach einem Herzinfarkt zu retten. Der Kardiologe Arun Bordia vom Tagore Medical College in Indien ist ein Pionier der Knoblauchforschung. Ihm zufolge löst Knoblauch offenbar Gerinnsel in den Arterien auf und bewirkt damit eine teilweise »Heilung« von Arterien, die durch Arteriosklerose geschädigt waren. Dr. Bordia hat herausgefunden, daß Knoblauch bei Kaninchen mit starker Arteriosklerose das Ausmaß der Arterienverstopfung herunterdrückt. Noch bemerkenswerter scheint folgende Beobachtung: Nach einem Herzinfarkt kann das Einnehmen von Knoblauch offenbar weitere Herzinfarkte und damit Infarkttode verhindern. In Dr. Bordias Test mit 432 Herzinfarktpatienten ereigneten sich bei denen, die zwei Jahre lang täglich zwei oder mehr frische Knoblauchzehen – roh oder gekocht – aßen, nur halb so viele Todesfälle wie bei denen mit einer knoblauchfreien Ernährung. Nach drei Jahren war die positive Wirkung noch eindrucksvoller. Die Zahl der Herzinfarkte mit und ohne tödlichen Ausgang war unter den Knoblauchkonsumenten auf ein Drittel der Ziffer der anderen Gruppe gefallen.

Dr. Bordia meint: Da die positive Wirkung des Knoblauchs bei längerem Einnehmen allmählich zunahm, ist die plausibelste Erklärung ein Rückgang der Herzarterienverstopfung.

Er verjüngt Gehirn und Immunsystem: Bemerkenswerte neue Tierforschungen in Japan zeigen, daß das Essen von Knoblauch bei gealterten Ratten eine alterstypische Verschlechterung von Gehirnfunktion und Immunsystem wieder zum Besseren wenden kann. Laut Dr. Hiroshi Saito, Professor für Pharmazeutik an der Universität Tokio, kann Knoblauch sogar alzheimerähnliche »Senilität« verhüten und rückgängig machen. Auf der Suche nach neuen medikamentösen Behandlungsmöglichkeiten für senile Dementia hat Dr. Saito Dutzende von natürlichen und synthetischen Produkten überprüft und nachgewiesen, daß Knoblauchextrakt die Zersetzung von Gehirnzellen (Neuronen) bei Ratten unterbindet und –

noch erstaunlicher - sogar das Entstehen neuer Tochtergehirnneuronen stimuliert. Knoblauch sichert also das Überleben von Gehirnzellen und »initiiert eine neurale Regeneration«, erklärt Dr. Saito. Seiner Meinung nach können sich also dank Knoblauch alte Gehirne wieder verjüngen.

Knoblauchmedikamente fürs Herz

Knoblauchverbindungen sind als ACE-Hemmer, das heißt zur Senkung von Blutdruck, patentiert worden. Knoblauch verhält sich ähnlich wie eine neue Klasse rezeptpflichtiger Blutdruckmittel - die Angiotensin konvertierenden Enzyme oder sogenannten ACE-Hemmer. Man hat in Knoblauchextrakt außerdem »Betablokker«-Eigenschaften entdeckt, weil er Intensität und Häufigkeit von vaskulären Muskelkontraktionen verringert. Betablocker sind Medikamente für Herz und Blutdruck.

Er hat auch festgestellt, daß Knoblauch die Gehirne alter Mäuse wieder in Schwung bringt. Mäuse schnitten nach Fütterung mit Knoblauch bei Lern- und Gedächtnistests besser ab als alte Mäuse, die nicht mit Knoblauch gefüttert worden waren. Knoblauch fressende Mäuse produzierten auch mehr Antikörper und Lymphozyten, weiße Blutzellen, die infektions- und krebshemmend wirken.

Man reibe 400 Gramm Knoblauch, gebe es zusammen mit dem Saft aus 24 Zitronen in ein Marmeladenglas und lasse die Mischung zugedeckt 24 Tage lang stehen. Anschließend davon täglich abends einen Teelöffel einnehmen. -
Ukrainisches Heilmittel gegen Altersschwäche

Er verlängert die Lebenszeit: Dr. Saito, einer der führenden japanischen Altersforscher, hat auch herausgefunden, daß Knoblauch die Lebensspanne von Labormäusen verlängerte. Nach eigener Aussage begann er Knoblauch zunächst deshalb zu testen, weil er bei den Chinesen von alters her als Heilmittel für altersbedingte Dementia gilt. Der Knoblauchextrakt, den er bei seinen Experimenten verwendet hat, ist in den USA unter der Bezeichnung Kyolic erhältlich.

In einem anderen Experiment hat Allizin - die Substanz, die dem Knoblauch den typischen Geruch gibt - die Erzeugung der beiden wirkkräftigen, im Körper produzierten oxydationshemmenden Enzyme Katalase und Glutathionperoxydat in die Höhe getrieben. Bei niedrigen Lebensformen wirken beide erwiesenermaßen lebensverlängernd.

Das Prozac aus dem Supermarkt

»Ich vermute, daß Knoblauch eine beruhigende, angst- und streßmildernde Wirkung hat und auf ähnliche Weise Depression abbaut wie etwa Prozac, allerdings mit wesentlich milderer Wirkung«, erklärt Dr. Gilles Fillion vom Institute Pasteur in Frankreich. »Nach dem Genuß von Knoblauch fühlt man sich wohler.«

Dr. Fillion hat entdeckt, daß Knoblauch die Freisetzung von Serotonin beeinflußt, einer im Gehirn allgegenwärtigen chemischen Verbindung, die ein breites Spektrum von Stimmungen und Verhaltensweisen mit reguliert – wie Angst, Depression, Schmerz, Aggression, Streß, Schlaf und Erinnerung. Ein höherer Grad an Serotonin und Serotonintätigkeit im Gehirn wirkt sich in der Regel beruhigend, schlaffördernd und depressionslindernd aus. Dr. Fillion ist der Ansicht, daß Knoblauch eine adäquate Versorgung des Gehirns mit Serotonin unterstützt. Ein japanischer Test hat gezeigt, daß Knoblauchextrakt bei Mäusen die rund 60prozentige Wirkung von Valium zur Linderung von Streß erreichte.

Die Leistungen von Knoblauch im Abbremsen von Degeneration des Gehirns und des Immunsystems bei gealterten Tieren ist auffällig und beeindruckend. Das bedeutet zwar nicht, daß Knoblauch die Jugend wiederherstellen oder den Altersprozeß gänzlich verhindern kann, aber er kann ihn immerhin verlangsamen. –
Dr. Yongxiang Zhang, Universität Tokio

Welche Art? »Sie können Knoblauch roh oder gekocht essen. Sie können Präparate fast jeder Art nehmen. Wirken müßte eigentlich alles«, erklärt Dr. John Milner von der Pennsylvania State University, der viele Arten von Knoblauchverarbeitung getestet hat. Selbst Knoblauchpulver vom Gewürzregal in der Küche hemmt nach seiner Meinung das Altern. Kochen und Zerdrücken beeinflußt die Wirksamkeit von Knoblauch allerdings schon. Roh, zerdrückt oder gehackt enthält Knoblauch zum Beispiel sehr viel Allizin, das der Pflanze außer dem charakteristischen Geruch auch stark antibakteriell wirksame Eigenschaften verleiht. Gekocht oder desodorisiert enthält Knoblauch jedoch keine nennenswerten Allizinwerte und ist deshalb gegen Bakterien und Viren nur mehr wenig oder gar nicht nützlich. Laut Dr. Eric Block ist Knoblauch als Antibiotikum roh und gehackt am effizientesten.

Und was ist mit Knoblauchtabletten? Im großen und ganzen enthalten Knoblauchtabletten die gleichen alternshemmenden chemischen Verbindungen wie frischer Knoblauch. Besonders in Deutschland, Japan und in den USA sind Präparate an Tieren und Menschen getestet worden und haben eindeutig positive Auswirkungen gegen Krebs und kardiovaskuläre Erkrankungen gezeigt. Knoblauchkapseln sind das in Deutschland meistverkaufte rezeptfreie Heilmittel. In den USA nehmen zahlreiche Wissenschaftler nach eigener Aussage neben dem Genuß natürlichen Knoblauchs zusätzlich regulär Knoblauchtabletten ein. Die am gründlichsten getesteten Knoblauchpräparate sind das japanische Kyolik und das deutsche Kwai. Die Hersteller von Kyolik geben voller Stolz an, daß die Knoblauchforschung zu 80 Prozent ihr Produkt verwendet hat.

Das japanische Kyolik – kaltgepreßter »lang gereifter Knoblauchextrakt« – ist geruchsfrei, eine Flüssigkeit oder ein Trockenpulver, das für längere Zeit in Alkohol eingelegt wird und voller Schwefelverbindungen ist. Manche Forscher bevorzugen es deshalb, weil es eine der pharmakologisch aktiven chemischen Verbindungen des Knoblauchs, nämlich S-Allyististein, in genormter Menge enthält. Kyolik enthält kein Allizin.

Das deutsche Kwai ist ein ebenfalls gründlich getestetes Knoblauchpräparat, das im Gegensatz zu Kyolik Allizin freisetzt und seinen Anspruch auf gesundheitlichen Nutzen weitgehend auf Allizin stützt. Diese Dragees lösen sich nicht im Magen, sondern im Darmtrakt auf.

Unter den Wissenschaftlern herrscht Uneinigkeit, welche chemische Verbindung in Knoblauch die wichtigste ist, und daher auch Unstimmigkeit über die relative Qualität der Knoblauchpräparate. Es hat sich jedoch in gut durchdachten Tests erwiesen, daß sowohl Kwai als auch Kyolik Blutcholesterin und -hochdruck senken und oxydations- wie koagulationshemmend wirken. Experten empfehlen das Einnehmen der Knoblauchtabletten zu den Mahlzeiten.

Wieviel? Eine halbe frische bis zu zwei oder drei Knoblauchzehen pro Tag müßten Ihren Zellen die nötige jungerhaltende Injektion geben. Bei einem Test mit Herzinfarktpatienten, die täglich zwei Zehen aßen, verringerte sich das Todesfallrisiko in den folgenden zwei Jahren um 66 Prozent. Was Präparate betrifft, so hat sich eine Tagesdosis von 600 bis 900 Milligramm aktives Knoblauchpulver für das Herz als schützendes Mittel erwiesen. Etwa anderthalb Knoblauchzehen verhinderten in einer Untersuchung der Pennsylvania State University das Aufkommen krebserregender Nitrosamine im Magen der freiwilligen Probanden.

Wie hoch ist die Wirksamkeit? Die alternshemmende Wirkung des Knoblauchs schwankt je nach Größe der Zehe und dem Boden, in dem sie gewachsen ist. So ist etwa Knoblauch aus stark selenhaltiger Erde besonders reich an dem Spurenelement Selen, das die alternshemmenden Eigenschaften der Knolle noch verstärkt. Ein Fingerzeig für die Dosierung: Zwei oder drei frische Knoblauchzehen entsprechen einem Teelöffel Knoblauchpulver (im Gewürzregal) oder vier Tabletten mit je 1000 Milligramm Kwai, vier Gel-Kapseln Kyolik oder einem Eßlöffel flüssiges Kyolik.

Wieviel ist zuviel? Roher Knoblauch kann in hoher Dosierung toxisch sein. Gekochter Knoblauch ist ungefährlich. Ein Konsum von mehr als drei rohen Zehen pro Tag kann Durchfall, Blähungen und Fieber hervorrufen. Das Einnehmen von mehr als 20 Gramm Knoblauch (sieben bis zehn Zehen) pro Tag ist mit Magenblutungen in Verbindung gebracht worden. Bei Tabletten sollten Sie die vom Hersteller empfohlene Dosierung einhalten.

Die Verheißungen von Knoblauch

- Er bringt die Immunfunktionen auf Vordermann.
- Er senkt hohe Cholesterinwerte etwa so gut wie manche rezeptpflichtigen Medikamente.
- Er wirkt koagulationshemmend, das heißt, er verdünnt das Blut und hemmt die Entwicklung gefährlicher Blutgerinnsel.
- Er bewahrt alternde Gehirne vor mentalen Störungen wie etwa Gedächtnisverlust, verringerte Denk- und Lernfähigkeit, Depressionen, eventuell auch Dementia.
- Er unterdrückt generellen Körperverfall, der Angriffen von Freien Radikalen auf Körperzellen zuzuschreiben ist.

Knoblauch enthält mindestens ein Dutzend Antioxydanzien.

Ein Teller voller Wunder: Obst und Gemüse

Von den vielen Obst- und Gemüsearten sollten Sie essen, was Sie bekommen können. Durch nichts – ich wiederhole: durch nichts – können Sie Injektionen gegen Altern erhalten, die dem Verzehr von Obst und Gemüse gleichwertig wären. Früchte und Gemüse sind keine banalen Schöpfungen der Natur. Sie stellen vielmehr gewaltige Kräfte dar, mit denen zu rechnen ist. Sie enthalten unzählige bekannte wie unbekannte Wirkstoffe, die Ihre Zellen zu Festungen gegen die Kräfte der Freien Radikale machen. Was wir als Altern bezeichnen, ist in Wirklichkeit zu einem großen Teil nur das Resultat eines Obst- und Gemüsedefizits in der Ernährung.

Wenn Sie – in Übereinstimmung mit vielen Wissenschaftlern – davon überzeugt sind, daß die Hauptursache für das Altern und Dahinsiechen und Sterben im zunehmenden Unvermögen Ihrer Körperzellen begründet ist, den zersetzenden Freien Sauerstoffradikalen Widerstand zu leisten, dann müssen Sie zu folgendem Schluß kommen: Je mehr Antioxydanzien aller Arten Sie Ihren Zellen zuführen, desto langsamer werden Sie von den Verheerungen des Alters eingeholt. Es gibt aber nur eine Quelle, nur einen Schatz, der die Antioxydanzien in ihrer ganzen Fülle und Kraft birgt: Obst und Gemüse. »Dort liegt das Gold«, sagt der Biochemist Bruce Ames. Und wenn das auch vielleicht nicht sehr aufregend klingt, so ist es doch eine aufregende Sache. Die Früchte und Gemüse, die Sie verzehren, besitzen großartige Lebenskräfte für Ihre Körperzellen. Von ihnen hängt Ihr Wohlergehen in allen Phasen Ihres Daseins ab, doch nie so sehr wie zur Zeit des Älterwerdens.

Alle Arten von Obst und Gemüse sind so voller bekannter wie unbekannter Antioxydanzien, daß es einem die Sprache verschlagen kann. Noch ist weitgehend ungeklärt, welches die wirksamsten sind. Die meisten Spezialisten sind der Ansicht, daß Obst und Gemüse in der Abwehr des Alterns und seiner Symptome deshalb so erfolgreich sind, weil viele Substanzen zusammenarbeiten. Es ist unwahrscheinlich, daß die eine oder andere Verbindung isoliert sich als Wunderwaffe herausstellen wird. Zwar rechnen Wissenschaftler damit, daß sie eines Tages gewisse Substanzen aus Obst und Gemüse extrahieren und synthetisieren können werden, die gegen spezifische Krankheiten und zur Jungerhaltung verwendbar sind. Es scheint aber unmöglich, daß die Wissenschaft je eine Brokkolipille zustande bringen wird, die es mit echtem Brokkoli aufnehmen könnte. Es gibt nur einen sicheren Weg, das volle Geschenk der Natur gegen das Altern zu nutzen: Obst und Gemüse komplett - in ihrer ursprünglichen, komplexen Form - zu verzehren.

Die alarmierenden Fakten

- ▶ Mehr als die Hälfte der amerikanischen Bevölkerung ißt normalerweise keine einzige Portion Obst, Gemüse oder Fruchtsaft pro Tag.
- ▶ Weniger als 10 Prozent der amerikanischen Bevölkerung essen fünf oder mehr Portionen Obst oder Gemüse pro Tag. Die meisten Amerikaner essen nicht annähernd soviel.
- ▶ Verzicht auf Obst und Gemüse verdoppelt das Krebsrisiko.

Was Obst und Gemüse gegen das Altern bewirken können

Die erstaunlichen Kräfte von Obst und Gemüse, die Schäden Freier Radikale, die Alter und chronische Krankheiten hervorrufen, eindämmen zu helfen, sind weithin nachgewiesen worden. Wie sie helfen können, vorzeitiges Altern zu verhindern, erfahren Sie auf den folgenden Seiten.

Sie verhüten Krebs: So unglaublich es auch klingen mag - ein regelmäßiger Verzehr von Obst und Gemüse kann Ihr persönliches Krebsrisiko um die Hälfte verringern. Das ist die Schlußfolgerung, zu der die Krebsforscherin Dr. Gladys Block von der University of California in Berkeley nach einer methodisch unangreifbaren Analyse von fast 200 Tests in siebzehn Ländern gekommen ist. Selbst Raucher können den Schaden, der zu Krebs führt, mit Obst und Gemüse teilweise rückgängig machen, besonders wenn sie stark Beta-Carotin-haltiges Obst und Gemüse essen (Karotten, Süßkartoffeln, Spinat und grünes Blattgemüse). Schon eine Karotte oder eine halbe Tasse Spinat täglich können das Lungenkrebsrisiko um 50 Prozent reduzieren, selbst bei ehemals langfristig starken Rauchern, wie mehrere Forschungstests erkennen lassen.

Kohl, Brokkoli, Blumenkohl und andere Gemüse aus der Familie der Kreuzblütler enthalten chemische Stoffe, die das Entfernen von schädlichem Östrogen aus dem Körper beschleunigen und damit Brustkrebs vereiteln. Laut Forschern an der Johns Hopkins University gibt es bei Tomatenessern eine fünfmal niedrigere Wahrscheinlichkeit für Bauchspeicheldrüsenkrebs.

Frauen, die besonders viel Obst und Gemüse aßen - vor allem tief orangefarbenes und dunkelgrünes Gemüse -, hatten nur ein halb so großes Risiko, Gebärmutterkrebs zu bekommen, wie Frauen mit besonders niedrigem Konsum von Obst und Gemüse. Das ergab eine schweizerische Forschung. Ein Test der University of Alabama hat Beta-Carotin-reiche Gemüsearten ebenfalls als wichtiges Abwehrmittel gegen Gebärmutterhalskrebs entdeckt.

Und in Fällen, in denen bereits Krebs diagnostiziert wurde, kann der Verzehr von viel Obst und Gemüse das Fortschreiten der Krankheit verhindern. Wissenschaftler am Krebsforschungszentrum in Hawaii haben die Auswirkungen der Ernährungsweise bei 463 Männern und 212 Frauen mit Lungenkrebs untersucht. Frauen, die sich den Teller mit Obst und Gemüse füllten, erhöhten ihre Überlebenszeit fast ums Doppelte im Vergleich mit den Frauen, die wenig Gemüse aßen. Bei den Männern haben anscheinend Tomaten, Orangen und Brokkoli die Überlebenschancen verbessert.

> *Es ist niemals zu spät, das Risiko eines künftigen kardiovaskulären Vorfalls durch gesteigerten Verzehr von Obst und Gemüse zu verringern.* –
> Dr. JoAnn Manson, Assistenzprofessorin für Medizin an der Harvard Medical School

Sie verhüten kardiovaskuläre Erkrankungen: Immer wieder bestätigen neue Forschungen, daß viel Obst und Gemüse Sie vor Herzinfarkten und Schlaganfällen bewahren und sogar helfen kann, Arterien nach einem Herzinfarkt wieder zu befreien. Eine neuere Harvard-Untersuchung hat ergeben, daß Frauen, die pro Tag eine zusätzliche Karotte oder ein sonstiges an Beta-Carotin reiches Gemüse aßen, ihr Herzinfarktrisiko um 22 Prozent und ihr Schlaganfallrisiko um ganze 70 Prozent verringerten. Andere Forschungsprojekte dokumentieren: Opfer von Schlaganfällen mit hohen Blutwerten von Carotinoiden aus Obst und Gemüse haben größere Chancen zu überleben oder ohne bleibende Schäden davonzukommen. Eine an Obst und Gemüsen reiche Ernährung trägt auch zur Senkung von Bluthochdruck bei. In einem italienischen Test konnten 81 Prozent der Probanden, die täglich drei bis sechs Portionen Obst und Gemüse aßen, die bisherige Dosis von Blutdruckmedikamenten um die Hälfte herabsetzen. Etliche brauchten gar keine Medikamente mehr.

Geheimrezepte der Experten

Dr. Walter Willet
Professor für Epidemiologie und Ernährung
Harvard University School of Public Health

Dr. Willet ist der Verfasser zahlreicher Studien, die ergeben, daß die Anfälligkeit für chronische Krankheiten wie Herzerkrankungen und Krebs durch die Ernährung und Antioxydanzien stark beeinflußt werden. Er nimmt folgende Nahrungsmittelergänzungen zu sich:

- Vitamin E-400 IE
- Eine Multivitamin-und-Mineralien-Tablette (hauptsächlich wegen der Folsäure und der übrigen Arten von Vitamin B)

»Die Dosierung ist ungefährlich und der Kostenfaktor minimal. Warum sich also nicht zusätzlich absichern?« Er ißt weder Fleisch noch Margarine und hält sich an eine mediterrane Ernährungsweise mit viel Olivenöl, Obst und Gemüse.

Sie erhalten geistige und physische Fähigkeiten: Ein Defizit von einer chemischen Substanz in Tomaten könnte Ihre Fähigkeit beeinträchtigen, mit dem Alter fertig zu werden. Das haben Dr. David Snowden und seine Kollegen an der University of Kentucky mit ihren Forschungen nachgewiesen. Probanden mit den niedrigsten Blutwerten eines oxydationshemmenden roten Pigments namens Lykopen hatten die schlechteste mentale und physische Verfassung. Es gibt aber praktisch nur eine einzige Möglichkeit, wie Lykopen in den Blutkreislauf gelangt: durch den Verzehr von Tomaten. (Lykopen ist auch in Wassermelonen und in geringem Maße in Aprikosen enthalten.)

In Dr. Snowdens Test von 88 Frauen über 75 waren Probandinnen mit geringen Lykopenblutwerten weniger zu »selbstversorgenden Aufgaben« wie Gehen, Baden, Anziehen, Essen und Aufs-WC-Gehen imstande. Genauer gesagt: Frauen mit niedrigem Lykopenspiegel erwiesen sich viermal häufiger hilfsbedürftig als Frauen mit überdurchschnittlich hohen Lykopenwerten. Dr. Snowden vertritt die These, daß ein jahrelanger Lykopenmangel es Freien Radikalen ermöglichte, Gelenke, Muskeln und Gehirnzellen so stark zu beschädigen, daß ein allgemeines Nachlassen der physischen und mentalen Funktionen die Folge war. »Geringe Lykopenwerte sind kennzeichnend für mentale und physische Behinderung«, schließt Dr. Snowden.

Ein Mangel an Folsäure, die konzentriert in grünem Blattgemüse und in Hülsenfrüchten vorkommt, wird ebenfalls mit nachlassenden mentalen Fähigkeiten und Depressionen in Verbindung gebracht.

Sie retten das Sehvermögen: Menschen, die weniger als dreieinhalb Portionen Obst oder Gemüse am Tag essen, sind im Alter viermal anfälliger für grauen Star, wie Paul Jacques von der Tufts University meint. Carotinoide, Vitamin C und Folsäure sind anscheinend besonders wichtig zur Abwehr von Schäden durch Freie Radikale, welche die Lichtundurchlässigkeit der Linse, den Katarakt, hervorrufen. Spinat scheint spezielle sehkraftbewahrende Kräfte zu haben. Ein jüngster Forschungsbericht im *British Medical Journal* dokumentiert Spinat als das Nahrungsmittel, das sich bei einer Gruppe von älteren Frauen zur Verhütung von grauem Star als besonders wirksam erwies. Spinat kann wahrscheinlich auch eine weitere sehkraftzerstörende Alterserkrankung abbremsen: den Verfall der Makula, des winzigen Flecks genau in der Mitte der Retina, durch von Freien Radikalen verursachte Schäden. Die Ophtamologin Johanna M. Seddon vom Massachusetts Eye and Ear Infirmary hat festgestellt, daß Menschen durch reichlichen Genuß von stark carotinoidhaltigen Gemüsen wie Spinat und Mangold die Chancen einer Makuladegeneration um 43 Prozent verringerten.

Wie man das Altern aufhalten kann

- Essen Sie mindestens fünf bis neun Portionen Obst und Gemüse täglich. Eine Portion besteht aus einer halben Tasse gekochtem oder gehacktem rohem Obst oder Gemüse, einer ganzen Tasse rohem Blattgemüse, einem mittelgroßen Stück Obst oder 170 Gramm Obst- oder Gemüsesaft.
- Essen Sie viele verschiedene Arten von Obst und Gemüse, denn noch ist wissenschaftlich unerforscht, welche den wirksamsten Schutz bieten.
- Wählen Sie, wann immer möglich, frisches und tiefgefrorenes Obst und Gemüse statt Dosenware. Auch wenn das Konservieren nicht alle Arten von Antioxydanzien zerstört, so gehen doch einige verloren, so insbesondere Glutathion und Indol.
- Beschränken Sie sich nicht nur auf den Konsum von Obst- und Gemüse*säften.* Die aus Obst und Gemüse gewonnenen Saftextrakte enthalten zwar alternshemmende Substanzen, aber nicht das gesamte Spektrum, wie es im ganzen Stück von Obst und Gemüse gefunden wird. Es gibt heute allerdings starkmotorige Mixer, die Obst und Gemüse komplett einschließlich, wie bei Zitrusfrüch-

ten, Samen und Membrane auspressen. In dem Fall bekommen Sie in der flüssigen Form sogar noch mehr Substanzen als mit der natürlich-ganzen Frucht.

- ▶ Essen Sie Obst und Gemüse sowohl leicht gekocht als auch roh. Beides hat Vorteile. Rohe Nahrungsmittel sind in der Regel reicher an Antioxydanzien. Manche werden durch Kochen vernichtet, andere nicht. Leichtes Kochen kann etwa die Absorption von Beta-Carotin steigern. Gemüse wie Brokkoli oder Blumenkohl sollte man roh oder so leicht gekocht verzehren, daß sie noch knackig sind, weil ein langes Kochen alle wesentlichen alternshemmenden Substanzen vernichtet.
- ▶ Um sich so viele Antioxydanzien wie nur möglich zuzuführen, sollten Sie dunkelfarbige Früchte und Gemüse wählen. Die starke Pigmentierung ist ein Zeichen von Antioxydanzien. Die tief orangefarbenen Karotten und Süßkartoffeln und besonders dunkelgrüne Blattgemüse wie Spinat und Feldsalat enthalten beispielsweise die meisten oxydationshemmenden Carotinoide wie Beta-Carotin und Lutein. Blaue Trauben sowie rote und gelbe Zwiebeln enthalten mehr an oxydationshemmendem Querzetin als weiße. Die auffällig dunklen Heidelbeeren enthalten besonders hohe Konzentrationen von oxydationshemmenden Flavonoiden.
- ▶ Um beim Kochen von Gemüse möglichst viele Antioxydanzien zu erhalten, sollte man sie im Mikrowellenherd kochen. So wurden beispielsweise im Mikrowellenherd nur 15 Prozent des Vitamin-C-Gehalts von Brokkoli zerstört, dagegen bei Kochen in einer halben Tasse Wasser 50 Prozent. Das ergaben Tests des U.S. Department of Agriculture. Gedämpfte, gegrillte und in Pfannen gerührte Gemüse enthalten in der Regel ebenfalls mehr Antioxydanzien als Gemüse, die in Wasser gekocht werden.

Zehn superwirksame Obst- und Gemüsearten

Jedes Obst oder Gemüse, das Sie essen, wird Ihnen auf Ihrer Suche nach Jugendlichkeit bekannte wie unbekannte hilfreiche chemische Substanzen zuführen. Die folgenden zehn enthalten ein so großes Kräftepotential, daß Sie sie auf keinen Fall ignorieren dürfen.

Anmerkung: Knoblauch ist ein alternshemmendes Nahrungsmittel, das auch in Tablettenform eingenommen werden kann.

1. Avocado: Sie ist aufgrund ihres großen Gehalts an Glutathion, dem »Meister-Antioxydans«, das außer anderen Wunderwerken auch höchst destruktive Fette in Nahrungsmitteln neutralisieren hilft, eine Spitzenkraft zum Zellenschutz. Avocados selbst sind zwar äußerst fetthaltig, doch handelt es sich dabei zum großen Teil um gutes Fett, um einfach ungesättigte Fette, die gegen Oxydierung gefeit sind. Nach neuesten Forschungen senkt und optimiert die Avocado auch das Cholesterin noch besser als eine fettarme Ernährung. Die Avocado enthält obendrein viel Kalium, das die Blutgefäße schützt.

2. Beeren: Heidelbeeren, Preiselbeeren, Erdbeeren, Himbeeren – sie alle können dank ihres Reichtums an Antioxydanzien die Körperzellen gegen vorzeitiges Altern in Schutz nehmen. So enthalten beispielsweise Heidelbeeren mehr vom Antioxydans Anthozianin als irgendein anderes Nahrungsmittel – dreimal soviel wie die zweitgrößten Lieferquellen: Rotwein und grüner Tee. Sowohl Heidelbeeren als auch Preiselbeeren enthalten Abwehrkräfte gegen Entzündungen der Harnwege. Ein Test ergab, daß jene älteren Menschen mit dem höchsten Erdbeerkonsum bei allen Krebsarten die geringste Quote hatten. Beeren sind besonders reich an dem Antioxydans Vitamin C, einem rundum wirksamen Jugendelixier.

3. Brokkoli: Die alternshemmenden Eigenschaften des Brokkolis können überhaupt nicht hoch genug veranschlagt werden. Er ist mit einer Vielzahl von Antioxydanzien gesegnet. Besondere Hervorhebung verdient das sogenannte Sulforaphan, eine Entdeckung von Wissenschaftlern an der Johns Hopkins University. Bei Tieren trieb der Brokkoliwirkstoff die Tätigkeit der Entgiftungsenzyme dermaßen in die Höhe, daß er die Krebsrate um zwei Drittel herunterdrückte. Brokkoli ist vollgepackt mit Vitamin C, Beta-Carotin, Querzetin, Indolin, Glutathion und Lutein – alle miteinander Kämpfer gegen die Freien Radikale. Brokkoli zählt zu den reichsten Quellen des Spurenelements Chrom, eines Lebensverlängerers und Schutzes gegen die zerstörerischen Einwirkungen von Insulin und Blutzucker. Bei Frauen unterstützt Brokkoli die Beseitigung des schädlichen Östrogentyps, der Krebs fördert. Brokkoli-Esser haben auch weniger Dickdarm- und Lungenkrebs sowie kardiovaskuläre Krankheiten. Bei Lungenkrebspatienten wurden Zusammenhänge vermutet zwischen dem Essen von Brokkoli und längerem Überleben.

4. Kohl: Wie Brokkoli ist auch der Kohl ein Gemüse aus der Familie der Kreuzblütler mit stark oxydationshemmender Wirkung. Ein maßgeblicher Test ergab folgendes Resultat: Die männlichen Probanden, die wöchentlich einmal Kohl aßen, hatten im Vergleich zu denen, die Kohl einmal im Monat aßen, nur ein 66prozentiges Dickdarmkrebsrisiko. Kohl wehrt anscheinend auch Magen- und Brustkrebs ab. Ein bestimmtes Antioxydans in Kohl, das Indol-3-Karbinol, beschleunigt die Beseitigung der schädlichen Art von Östrogen, die Brustkrebs fördert. Dr. H. Leon Bradlow vom Strang Cornell Cancer Research Laboratory in New York City hat entdeckt: Bei rund 70 Prozent einer großen Gruppe von Frauen begann nach fünf Tagen Kohldiät das gefährliche Östrogen zu verschwinden. Als wirksame Menge gilt ein Fünftel bis ein Drittel eines Kohlkopfes. Wirsing ist ganz besonders zu empfehlen. Der größte Nutzen ergibt sich dann, wenn man Kohl und sonstige Gemüse aus der Familie der Kreuzblütler roh oder nach kurzem Kochen ißt.

5. Karotten: Karotten sind berühmt für ihre Heilkräfte gegen altersbedingte Krankheiten. Nach einem jüngsten Harvard-Test reduzierte sich für Frauen, die mindestens fünfmal wöchentlich Karotten aßen, das Risiko eines Schlaganfalls um 68 Prozent. Laut einem anderen Test mit männlichen Probanden verringerte der Genuß von zwei bis drei Karotten pro Tag die Blutcholesterinwerte um 10 Prozent. Beta-Carotin, das wesentliche Antioxydans in Karotten, tritt in zahllosen Forschungen als ein Bollwerk gegen Altern und Krankheit hervor. Die tägliche Dosis Beta-Carotin, die in einer mittelgroßen Karotte enthalten ist, halbiert das Lungenkrebsrisiko selbst bei ehemals starken Rauchern. Leute mit niedrigen Beta-Carotin-Blutwerten neigen eher zu Herzinfarkt und verschiedenen Formen von Krebs oder auch zu Schlaganfall mit Todesfolge oder bleibenden Schäden. Beta-Carotin schützt die Augen vor altersbedingten Erkrankungen. Der orangefarbige Pigmentstoff stärkt auch das Immunsystem. Eine mittelgroße Karotte enthält etwa 6 Milligramm Beta-Carotin. Um sich eine anständige Injektion mit Beta-Carotin zu geben, sollten Sie sich Karottensaft gönnen. Eine Tasse enthält 24 Milligramm Beta-Carotin.

6. Zitrusfrüchte: Orangen sind so prallvoll mit Antioxydanzien, daß Beamte des National Cancer Institute sie als Komplettpackung mit allen bekannten natürlichen Wirkstoffen gegen Krebs bezeichnet haben – Carotinoide, Terpene, Flavonoide und Vitamin C inbegriffen. Die Grapefruit wiederum hat besonders in der Haut und in den Saftbeuteln eine einzigartige Faser, die Cholesterin drastisch senkt und sogar die altersbedingte Arteriosklerose rückgängig machen könnte. Grapefruit ist auch reich an Glutathion, das alle Arten von Zellschäden durch Freie Radikale abwehrt – und somit auch das Altern.

7. Trauben: Die geheimnisvolle Wirkkraft der Trauben gegen Altern läßt sich leicht definieren. Nach Angaben von Forschern an der University of California, Davis, enthalten Trauben zwanzig bekannte Antioxydanzien, die im Verbund gegen Freie Sauerstoffradikale angehen. Diese Antioxydanzien befinden sich in der Haut und in den Kernen. Je farbintensiver die Haut ist, desto höher ist die oxydationshemmende Ration. Das bedeutet: Rote und blaue Trauben sowie blauer Traubensaft sind wirksamer als helle. Die Antioxydanzien in Trauben verhindern Arterienverstopfung und Oxydierung von LDL-Cholesterin und entspannen die Blutgefäße. Bei Tests an der University of Wisconsin ist festgestellt worden, daß drei Gläser blauer Traubensaft die gleiche Wirkung haben wie ein Glas Rotwein. Das Antioxydans Querzetin, das auch in Zwiebeln und Tee stark enthalten ist, scheint in Trauben eine der Hauptsubstanzen gegen Altern zu sein.

Rosinen - also getrocknete Trauben - zählen ebenfalls. Rosinen besitzen tatsächlich stärkere Konzentrationen von alternshemmenden Antioxydanzien als frische Trauben, aber nicht so hohe wie Rotwein, wie Tests ergaben, die Dr. Gene Spiller vom Health Research and Studies Center, Inc., in Los Altos, Kalifornien, durchführte. Er machte die Entdeckung, daß Rosinen die drei- bis vierfache Menge gewisser Phenole oder Antioxydanzien enthalten wie frische Trauben. Eine Portion Rosinen (40 Gramm) enthielt auch dreimal mehr Antioxydanzien als ein Glas Weißwein und ein Drittel der Antioxydanzien von einem Glas typischen französischen Rotweins.

8. Zwiebeln: Zwiebeln, mit Knoblauch eng verwandt, enthalten ebenfalls verschiedene alternshemmende Wirkstoffe. Dank ihres Reichtums an Antioxydanzien können Zwiebeln Krebs, insbesondere Magenkrebs, verhindern, »Blut verdünnen«, Blutgerinnsel unterbinden und das gute HDL-Cholesterin vermehren. Rote und gelbe Zwiebeln - nicht die weißen - sind die querzetinhaltigsten Nahrungsmittel überhaupt. Querzetin ist ein berühmtes Antioxydans, das krebserregende Substanzen neutralisiert, Krebswachstum beschleunigende Enzyme abblockt und entzündungshemmend Bakterien, Pilze und Viren bekämpft. Es verhindert auch die Umwandlung von LDL-Cholesterin zu Gift, das die Arterien angreift. Tests haben ebenfalls erwiesen, daß Zwiebeln die Eigenschaft von Fetten wie Butter zunichte machen, die Bildung von Blutgerinnseln und damit Arterienverstopfung zu initiieren. Bei Pferden sind Zwiebeln schon seit langem zur Auflösung von Blutgerinnseln verwendet worden.

9. Spinat: Dieses grüne Blattgemüse ist ebenfalls reich an einer Vielzahl von Antioxydanzien. Kein Wunder also, daß die Wirksamkeit des Spinats und seiner

Substanzen gegen durch Freie Radikale verursachte Krankheiten in Forschungen häufig ans Licht kam - beispielsweise gegen Krebs, Herzerkrankungen, Bluthochdruck, Schlaganfall, grauen Star, Degeneration der Makula und selbst psychische Krankheiten. Eines der bemerkenswertesten Antioxydanzien im Spinat ist Lutein, das als ebenso effizient gilt wie das bekanntere Beta-Carotin. Spinat ist reich an beidem. Das Essen von viel Spinat verringert das Risiko einer Degeneration der Makula - eine mögliche Ursache von Blindheit - um 45 Prozent. Eine Tasse roher Spinat oder eine halbe Tasse gekochter Spinat täglich kann das Lungenkrebsrisiko um die Hälfte reduzieren, sogar bei ehemals starken Rauchern. Spinat ist auch reich an Folsäure, das Gehirn und Arterien schützt, und an einem weiteren Wirkstoff gegen Krebs.

10. Tomaten: Die gewöhnliche Tomate ist ein überraschend starkes Kraftwerk gegen Altern. Tomaten sind bei weitem die reichhaltigste, wenn nicht gar die einzig verläßliche Quelle des bemerkenswerten Antioxydans Lykopen. Deutsche Untersuchungen haben gezeigt, daß Lykopen noch wirksamer gegen gewisse Freie Radikale angeht als das vielgerühmte Beta-Carotin. Neue Forschungen erlauben den Schluß, daß Lykopen bei älteren Menschen die geistigen und physischen Funktionen erhält. Hohe Lykopenwerte im Blut verringern außerdem das Risiko von Bauchspeichel- und Gehirnkrebs. In einem neueren italienischen Test hatten die Probanden mit dem höchsten Tomatenkonsum ein halb so großes Risiko, Krebs im Verdauungstrakt zu bekommen - in Mundhöhle, Rachen, Speiseröhre, Magen, Dick- oder Dünndarm - als jene mit dem geringsten Verzehr von Tomaten. Chemische Verbindungen in der Tomate unterdrücken das Entstehen von krebserregenden Nitrosaminen. Nur Tomaten und Wassermelonen enthalten erwähnenswerte Mengen von Lykopen, Aprikosen nur relativ geringe. Das Lykopen der Tomate wird übrigens durch Kochen und Konservieren nicht zerstört. Aus diesem Grund sind auch Tomatensaft, Dosentomaten und Tomatensaucen jeglicher Art jungerhaltend.

Vegetarier leben länger

Man kann zweifellos die Konsequenzen des Alterns abmildern und sein Leben verlängern, wenn man mehr Obst und Gemüse und weniger Fleisch ißt. Die besten Chancen für langsames Altern und maximale Lebenslänge sind jedoch gegeben, wenn Sie nur Obst und Gemüse (sowie Fisch) essen. Vegetarier wiegen weniger, haben niedrigere Cholesterinwerte und niedrigeren Blutdruck, erleben weniger Herzinfarkte und Krebs und haben stärkere Immunsysteme. Sie leben einfach länger als Fleischesser.

Bei Vegetariern ist die Wahrscheinlichkeit eines Todesfalls durch Herzinfarkt um 28 Prozent und durch Krebs um 39 Prozent geringer als bei Fleischessern, wie ein Test mit sechshundert Vegetariern ergab, den britische Wissenschaftler der London School of Hygiene and Tropical Medicine 1994 durchführten.

Selbst unter rauchenden und übergewichtigen Vegetariern lag das Risiko niedriger als bei rauchenden und übergewichtigen Fleischessern.

Eine großangelegte Untersuchung an 27 530 erwachsenen Adventisten zeigte, daß mit zunehmendem Verzehr von Fleisch und Geflügel die Todesquote in die Höhe kletterte. Bei Männern, die bereits in jungen Jahren Vegetarier geworden waren, wurde eine auffallend niedrigere Tendenz zum Tod durch eine Herzkrankheit festgestellt. Auf ähnliche Weise kamen Wissenschaftler an der University of North Carolina zu dem Schluß, daß - bildlich gesprochen - die Früchte eines frühen Vegetariertums möglicherweise erst im Erwachsenenalter zu ernten sind.

> *Wenn wir – also die Gesellschaft – zu einer vegetarischen Ernährung übergingen, würde das Herzleiden Nummer eins verschwinden – die arteriosklerotische Erkrankung der Herzkranzgefäße. –*
> Dr. William Roberts, Chefredakteur des *American Journal of Cardiology*

Vegetarierinnen bleiben Brust- und Eierstockkrebs anscheinend erspart. Frauen, die sich mit Fleisch ernähren, haben offenbar durchgängig höhere Östrogenblutwerte als Vegetarierinnen. Wahrscheinlich ist das auf die in Fleisch vorkommenden ungesättigten Fette zurückzuführen. Östrogen fördert Brust- und Eierstockkrebs. Im übrigen leiden Vegetarier auch seltener an Dickdarmkrebs.

Außerdem haben Vegetarier weniger häufig Diabetes II, Nierensteine, Osteoporose und Arthritis. Die Erklärung dafür, daß Vegetarier ganz allgemein nicht so anfällig für Alterserscheinungen und Krankheiten sind, liegt in einem stärkeren Immunsystem.

Eine neuere deutsche Untersuchung hat dokumentiert, daß die weißen Blutkörperchen von (männlichen) Vegetariern für Tumorzellen zweifach so tödlich wirkten wie bei Fleischessern. Bei Vegetariern wurde also die gleiche Aufgabe von nur halb so vielen weißen Blutkörperchen besorgt. Ihre weißen Blutkörperchen waren anscheinend effizienter.

Leben Vegetarier länger, bleiben sie länger jung und gesünder, weil sie mehr Obst und Gemüse essen oder weil sie Fleisch meiden? Wahrscheinlich beides, sagen Experten. Sie vermeiden nämlich die alternsbeschleunigenden Stoffe im Fleisch und ziehen gleichzeitig vollen Nutzen aus den alternsverzögernden Eigenschaften von Obst und Gemüse.

Warum Vegetarier langsamer altern

Sie haben höhere Werte pflanzlicher Antioxydanzien im Blutkreislauf, die das Altern und chronische Krankheiten abwehren.

Sie haben ein lebhafteres Immunsystem zur Abwehr von Infektionen und anderen immunbedingten Krankheiten einschließlich Krebs.

Sie nehmen weniger Eisen auf. Eisen, das zellzerstörende Wirkkräfte in Freien Radikalen fördert, kommt in konzentrierter Form im Fleisch vor.

Sie essen generell weniger Kalorien und geringere Mengen von gefährlichen Fetten.

Zauberstarkes Meeresöl für die Körperzellen: Fisch

Essen Sie zum Schutz Ihrer Körperzellen gegen Attacken des Alterns wöchentlich mindestens zwei oder drei Portionen Fisch – vorzugsweise fettigen Fisch. Fisch ist das einzige Nahrungsmittel, bei dem ein Weniger an Fett nicht »besser« bedeutet!

Ein möglicher Grund für ein unnötig schnelles Altern: Sie essen nicht genügend Fisch und Meeresfrüchte. Somit mangelt es Ihren Körperzellen an Fischöl. Ohne dieses einzigartige pharmakologische Fett drehen die Zellen durch und schicken eine Fülle von chemischen Falschsignalen aus, die Gelenke kaputtmachen, Arterien verstopfen, Schmerzen verursachen und Krebswucherungen beschleunigen, mit anderen Worten: Ohne Fischverzehr betreiben Sie den Nieder- und Untergang Ihres Körpers. Da gibt es gar keine Frage – durch die Forschung wird immer wieder bestätigt: Fischesser sind besser gerüstet, um altersbedingten Leiden wie Herzkrankheiten, Krebs, Arthritis, Diabetes, Psoriasis zu entkommen. Und in aller Welt leben Fischesser länger. Die Japaner, die im durchschnittlichen Lebensalter den Weltrekord halten, essen dreimal soviel Fisch wie die Amerikaner.

Alle Fischarten und Meeresfrüchte sind reich an einem ganz besonderen Fett, den sogenannten Omega-3-Fettsäuren – insbesondere jedoch fettiger Fisch wie Lachs, Makrelen und Sardinen. Omega-3-Fettsäuren schützen vor allem die Arterien, indem sie – ähnlich wie auch das Aspirin – »das Blut verdünnen« und auf diese Weise das Entstehen von Blutgerinnseln verhüten, die Herzinfarkt und Schlaganfall auslösen. Außerdem verringert dies Fischöl den Blutdruck und ein potentiell gefährliches Blutfett, die sogenannten Triglyzeride; es erhöht das gute HDL-Cholesterin, normalisiert den Puls, macht gealterte Arterien flexibler und unterbindet Entzündungsprozesse, die Arthritis, Krebs, Psoriasis, Diabetes und generell Funktionsstörungen der Körperzellen fördern. Fisch ist außerdem reich an starken Antioxydanzien einschließlich Selen und Ubiquinol (Co-Enzym Q-10), die Krankheiten und Altern im allgemeinen bekämpfen. Ganz besonders viel Co-Enzym Q-10 findet sich in Lachs, Makrelen und Sardinen.

Was Fisch gegen das Altern bewirken kann

Er verlängert das Leben: Sie können dem Tode trotzen und Ihrem Leben Jahre hinzufügen - selbst wenn Sie schon von einer Herzkrankheit zu Boden gestreckt wurden -, wenn Sie endlich anfangen, Fisch zu essen. Dr. William Burr vom Medical Research Council in Cardiff in Wales hat im Rahmen einer berühmt gewordenen Anweisung Herzinfarktopfer aufgefordert, entweder mehr fetten Fisch wie Lachs und Sardinen zu essen - mindestens zwei Portionen pro Woche - oder mehr Fasern zu essen oder aber den generellen Fettkonsum zu reduzieren. Unter den Patienten, die sich fürs Fischessen entschieden, sank die Todesrate während der folgenden zwei Jahre um rund 30 Prozent. Unter den Patienten, die mehr Faserstoffe aßen oder den Fettkonsum reduzierten, war weder ein Rückgang der Herzkrankheit noch ein Verlängern der Lebensdauer festzustellen.

Er hält Arterien jung: Je mehr Fischöl Ihre Körperzellen enthalten, desto weniger Belag und Altersabnutzung zeigen die Arterien. Zu diesem Ergebnis gelangten dänische Wissenschaftler aufgrund von willkürlich durchgeführten Autopsien. Im übrigen traten - wie kanadische Wissenschaftler entdeckten - bei Konsumenten von Fisch (mehr als 250 Gramm pro Woche) Arterienverstopfungen statistisch nur halb so oft auf wie bei Nichtfischessern. Am wirksamsten war fettiger Fisch wie Lachs und Sardinen. Andererseits hat eine maßgebliche Forschungsarbeit ergeben, daß Arterien nach einer Angioplastie (Gefäßdehnung) von Fischölkapseln im allgemeinen eher nicht offengehalten wurden.

Der Verzehr von Fischöl zählt zu den verläßlichsten Methoden zur Reduktion der gesundheitsgefährdenden Triglyzeride. Außerdem hat das Einnehmen von Fischöl oder Essen von Lachs Tests zufolge die Werte des positiven HDL-Cholesterins gesteigert.

Er verringert Herzinfarkte: Durchschnittlich 30 Gramm Fisch täglich reichen schon, die Gefahr eines Herzinfarkts um die Hälfte zu verringern, wie eine bahnbrechende dänische Untersuchung demonstrierte. Man hat kürzlich entdeckt, wie Fischöl einen Herzinfarkt verhütet: durch unmittelbare Stärkung der Herztätigkeit, so daß es Herzrhythmusstörungen, Herzkammerflattern und unregelmäßigen Herzschlag, die plötzlichen Tod auslösen können, abblockt. Australische Forschungen haben nachgewiesen, daß Affen mit sehr geringen Mengen Fischöl davor bewahrt werden konnten, tödliche Herzrhythmusstörungen zu entwickeln. Zu ähnlichen Ergebnissen kamen Forscher an der Ohio State University, als sie

Affen Infusionen von Fischöl gaben. In 87 Prozent der Fälle wurde dadurch ein potentiell tödliches Herzflattern abgeblockt.

Er stellt die Elastizität der Arterien wieder her: 3000 Milligramm Fischöl täglich - die in 200 Gramm Makrele oder Dosensardinen enthaltene Menge - machten steife, gealterte Arterien deutlich flexibler, so daß sie sich in Reaktion auf Blutdruckschwankungen besser zu dehnen vermochten. Diese Feststellung machten Wissenschaftler an der University of Minnesota.

Er wehrt Diabetes ab: Im Vergleich zu völlig fischloser Nahrung führte schon der tägliche Genuß von nur 30 Gramm Fisch jedweder Art - ganz gleich, ob fettig, mager oder aus der Dose - zu einem um die Hälfte verminderten Risiko von Diabetes Typ II. Dieses Ergebnis von Tests regierungsamtlicher niederländischer Wissenschaftler wird dadurch erklärt, daß Fischöl einer Glukose-Intoleranz vorbeugt.

Er bewahrt vor Schlaganfall: Unter Männern, die mindestens 150 Gramm Fisch pro Woche aßen, verringerte sich die Wahrscheinlichkeit eines Schlaganfalls um die Hälfte, vermutlich wegen »dünneren« Blutes und weniger Blutgerinnseln. So lautet das Resultat einer neuen niederländischen Forschung.

Er unterbindet Dickdarmkrebs: Eine bedeutende italienische Forschungsarbeit hat folgendes demonstriert: Eine tägliche Zufuhr von Fischöl - entsprechend der Menge von 240 Gramm Makrele - unterdrückte bei 90 Prozent von dickdarmkrebsanfälligen Personen ein abnormales Zellwachstum um 62 Prozent. Und diese Beobachtung konnten die Wissenschaftler bereits nach zwei Wochen machen.

Er vereitelt Blutkrebs: Laut Forschern in Harvard verzögert Fischöl anscheinend die Ausbreitung bzw. Metastasierung von Brustkrebs. In Japan, dem Land der Welt, wo Frauen am meisten Fisch essen, kommt Brustkrebs fünfmal seltener als in den USA vor. Belgische Wissenschaftler haben vor kurzem die Brustkrebstodquoten von dreißig Ländern verglichen und erkannt, daß die Quote bei Fischkonsumentinnen niedriger lag als bei Frauen, die keinen Fisch aßen. Am höchsten lag die Quote bei Frauen, die sich mit tierischen Fetten ernährten. Außerdem ergaben Tests von Dr. David P. Rose an der American Health Foundation, einer wichtigen gemeinnützigen Institution für Gesundheitsforschung, daß Mäuse bei einer stark fischölhaltigen Ernährung im Vergleich zu einer stark maisölhaltigen Fütterung eine auf 40 Prozent reduzierte Tendenz zu Tumoren mit Metastasenbildung zeigten.

Er schützt Raucherlungen: Fischkonsum kann sogar etwas von der unglaublichen Belastung wegnehmen, der Zigarettenraucher durch Freie Radikale ausgesetzt sind. Er verlangsamt nämlich die Verschlechterung der Lungentätigkeit. Ein Test mit knapp 5000 aktiven oder ehemaligen Rauchern dokumentierte folgendes: Probanden, die pro Woche durchschnittlich etwa vier Fischportionen aßen, waren zu 45 Prozent weniger anfällig für Bronchitis oder Emphyseme (Luftvorkommen im Gewebe) als Personen, die wöchentlich nur eine halbe Portion oder noch weniger Fisch aßen. Die Theorie lautet: Fischöl verhütet Entzündungen, die Zellschäden auslösen.

Wie wirkt Fisch?

Die positiven Wirkungen von Fisch werden zum Großteil seinem hohen Gehalt eines einzigartigen Fett-Typs zugeschrieben, den Omega-3-Fettsäuren. Sie verhindern unter anderem das Aufkommen von hormonähnlichen Substanzen, den Prostaglandinen, die Entzündungsvorgänge auslösen und dadurch Arterien und Gelenke zersetzen sowie Krebs und allgemeine Zellfunktionsstörungen fördern können. Die Omega-3-Fettsäuren bewirken das unter anderem, indem sie große Mengen schädlicher Omega-6-Fettsäuren ersetzen, Fette, die hauptsächlich in Mais- und Sonnenblumenölen vorkommen und sich Freien Radikalen als ideale Operationsbasis für rasche Oxydationen anbieten.

Kurzum, falls es im Körper zuviel Omega-6 und zuwenig Omega-3 gibt, dann beherrschen die Omega-6-Fettsäuren die chemischen Reaktionen in den Zellen und richten damit große Zerstörung an. Viele Experten erklären das Grassieren von Alterskrankheiten damit, daß wir in der Regel zehnmal soviel schädliche Omega-6-Fette als Omega-3-Fette zu uns nehmen. Alles, was Sie zur Korrektur dieses Ungleichgewichts unternehmen, nützt der Erhaltung Ihrer Jugendlichkeit. Tierversuche belegen außerdem, daß Omega-3-Fettsäuren die Tätigkeit oxydationshemmender Enzyme ankurbeln; von Omega-6-Fettsäuren dagegen wird sie gemindert.

> *Bei Tieren verringert Fischöl die Größe und Anzahl von Tumoren wie ihren Drang zur Ausbreitung. Maiskeimöl bewirkt genau das Gegenteil.* –
> Dr. Artemis Simopoulos, Präsident des Center of Genetics, Nutrition and Health in Washington, D.C.

Wie man seinem Körper alternshemmendes Fischöl zuführt

- Essen Sie fettigen Fisch. Den höchsten Gehalt an alternshemmenden Omega-3-Fettsäuren haben Makrelen, Sardellen, frischer und konservierter Hering, frischer und konservierter Lachs, Dosensardinen, frischer Thunfisch. Mäßig ist der Gehalt in Steinbutt, Haifisch, Blaubarsch, weißem Thunfisch in Dosen, Stint, Austern, Schwertfisch, Barsch und Regenbogenforelle.
- Essen Sie nur Sardinen, die in Wasser oder in ihrem eigenen, Omega-3-reichen Öl eingelegt sind.
- Essen Sie Fisch ohne große Zusätze von anderem Fett wie Mayonnaise, Butter oder Sahnesaucen. Solche Nahrungsmittel neigen dazu, Ihre Zellen mit ungutem Fett zu überwältigen, was zu Zellschäden führt und die alternshemmende Wirkung von Fisch zum Teil aufhebt. Frittieren beeinträchtigt die alternshemmende Wirkung ebenfalls.
- Verzehren Sie insbesondere keine Omega-6-Fettsäuren wie Maiskeimöl, gewöhnliches Färberdistelöl und Sonnenblumenöl. Sie neutralisieren die positiven Wirkungen von Fisch in den Zellen besonders stark, weil sie viele Freie Radikale ausstoßen, die Zellen beschädigen können.

Kann man dem Körper zuviel zuführen? Sie müssen wissen, daß der Genuß von sehr viel öligem Fisch oft Blutungen verlängert und eventuell die Immunität schwächt. Hüten Sie sich vor Unmengen von fettigem Fisch und Fischölkapseln, wenn Sie koagulationshemmende oder sonstige blutverdünnende Medikamente einnehmen. Fragen Sie Ihren Arzt. Falls Sie täglich Fisch essen, sollten Sie auf jeden Fall Vitamin-E-Kapseln (200 bis 400 IE pro Tag) einnehmen, damit die optimale Tätigkeit des Immunsystems erhalten bleibt. Das empfiehlt Simin Meydani von der Tufts University aufgrund von neuesten Forschungen.

Was ist mit Fischölkapseln? Dr. Alexander Leaf, emeritierter Professor für Vorsorgemedizin an der Harvard University School of Public Health, zieht es vor, Fisch zu essen. Doch er hat auch keine Bedenken dagegen, täglich bis zu einem Gramm (1000 Milligramm) Mega-3-Fischöl in Kapseln einzunehmen. Diese Menge entspricht in der Regel dem Gehalt von Kapseln. Falls Sie Fischölkapseln einnehmen, sollten Sie unbedingt auch Vitamin E einnehmen, damit das Immunsystem auf der Höhe bleibt. Hohe therapeutische Dosierungen von Fischöl sollten Sie nur unter ärztlicher Aufsicht einnehmen.

Fischöl ohne den Fisch

Die lebensrettenden, junghaltenden Omega-3-Fettsäuren finden sich auch in bestimmten pflanzlichen Nahrungsmitteln. Besonders reich an Omega-3-Fettsäuren sind Weizenkeimöl, Rapsöl, Walnüsse, Sojabohnen und Leinsamenöl.

Die pflanzlichen Omega-3-Fettsäuren stellen vor allem für Vegetarier eine Alternative dar, sind allerdings biologisch nicht so aktiv wie Omega-3-Fettsäuren vom Fisch.

Omega-3-Fettsäuren in Pflanzen

Viel	*Gramm von Omega-3-Fettsäuren pro 100 Gramm*	*Mittel*	*Gramm von Omega-3-Fettsäuren pro 100 Gramm*
Weizenkeimöl	6,9	Portulak	0,9
Walnußöl	10,4	Haferkeime	1,4
Rapsöl	11,1	Sojabohnenkerne, geröstet	1,5
Leinsamenöl	53,3	Bucheckern	1,7
		Sojabohnenkeime	3,2
		Sojabohnenöl	6,8
		Walnüsse	6,8

Quelle: U.S. Department of Agriculture

Das asiatische Geheimrezept für ein langes Leben: Sojabohnen

Wenn Sie keine Sojabohnen essen, dann enthalten Sie sich einen einfach zugänglichen Jugendtrank vor. Das Beste, was Sie tun können, um Ihre Zellverteidigung gegen das Altern und altersbedingte Krankheiten zu mobilisieren, ist, ihr Substanzen der Sojabohne zuzuführen.

Die Sojabohne mag wie ein winziges Teilchen der Natur, eine triviale Schöpfung ohne Folgen erscheinen. Aber dieser Eindruck ist falsch. Sie ist eigentlich eine Antialternspille, vollgepackt mit starken Antioxydanzien, die Wunder in Ihren Zellen vollbringen können. In Ihrem Körper wird die Sojabohne zu einer mächtigen Kraft, die Ihr Schicksal verändern könnte, indem Sie den Alternsprozeß verlangsamt und so Einfluß darauf haben kann, wann Sie Krankheiten und dem Tod begegnen.

Diese Entdeckung ist schon vor Jahrzehnten von Dr. Denham Harman gemacht worden, dem Urheber jener Theorie, derzufolge die Freien Radikale die Ursache des Alterns sind. Er fand heraus, daß Sojabohnen das schädliche Wirken der Freien Radikale zu bremsen vermögen – und genau das ist der Punkt, der über das Tempo des Alterns entscheidet. Labortiere, die mit Sojabohnenprotein gefüttert wurden, hatten sehr viel weniger Zellschäden durch Freie Radikale als Tiere, die mit Kasein gefüttert wurden, einem Protein in Milch und Milchprodukten. Kurzum, durch den Konsum von Sojabohnen wurde der Prozeß des Alterns verzögert, durch Milch- oder Tierproteine beschleunigt. Die Fütterung mit Sojabohnen statt mit Kasein verlängerte die Lebensspanne der Tiere obendrein um 13 Prozent.

Dies mag erhellen, warum Vegetarier ein längeres Leben genießen und weshalb die Japaner, die von allen Nationen der Welt die meisten Sojabohnen essen – dreißigmal mehr als die Amerikaner –, am längsten leben.

Vor kurzem haben Wissenschaftler die Quelle der immensen biochemischen Energie der Sojabohne identifiziert. Die Bohne ist ein einziges Kraftwerk von Antioxydanzien und anderen krankheitsabbauenden Stoffen - darunter Genistein, Daidzein, Proteasenhemmer, Phytaten, Saponin, Phytosterolen, Phenolsäuren und Lecithin. Viele von ihnen sind Antioxydanzien, die einen Mehrfrontenkrieg gegen Altern und chronische Erkrankungen führen können. So bezeichnet beispielsweise Dr. Ann R. Kennedy von der University of Pennsylvania School of Medicine einen bestimmten Proteasenhemmer in der Sojabohne - den sogenannten Bowman-Birk-Inhibitor - wegen seiner vielseitigen Aktivität gegen unterschiedliche Krebsarten als ein »universelles Krebsvorsorgemittel«. Dr. Stephen Barnes, Professor der Pharmakologie an der University of Alabama in Birmingham, lobt das Genistein der Sojabohne als einzigartigen, unglaublich vielversprechenden Hemmer von Brust- und Prostatakrebs. Dr. Harman weist ferner darauf hin, daß die Aminosäuren in Sojabohnen weniger anfällig für Oxydierung sind. Im Gegensatz zu vielen anderen Nahrungsmitteln speit die Sojabohne also nicht Kaskaden von schädlichen Freien Radikalen in Ihren Körper aus, die die Körperzellen angreifen und altern lassen.

Das Heilmittel, das Sojabohnen zu etwas Besonderem macht

Sojabohnen sind einzigartig, weil sie eine seltene Quelle für hohe Konzentrationen eines Wundermittels sind - des sogenannten Genisteins. Genistein ist ein starkes Antioxydans mit weitreichender biologischer Wirkung gegen Altern und gegen Krebs. So beeinträchtigt Genistein beispielsweise in fast allen Stadien wesentliche Prozesse der Entwicklung von Krebs: Genistein blockiert ein Enzym, das Krebsgene aktiviert, und auf diese Weise wird Krebs gleich im Anfangsstadium verhütet. Es verhindert die sogenannte Angiogenese - die Hervorbringung neuer Blutgefäße, die wuchernde Krebszellen als Nahrung benötigen. In Reagenzglasexperimenten reduzierte Genistein direkt das Wachstum sämtlicher Arten von Krebszellen in Brust, Dickdarm, Lunge, Prostata, Haut und Blut (Leukämie). Es hatte auch einen antihormonellen Effekt, wodurch es ein besonderes Potential für die Abwehr von Brust- und eventuell auch von Prostatakrebs besitzt.

Doch das ist noch nicht alles. Genistein rettet auch Arterien; denn so, wie es das Wuchern von Krebszellen verhindert, unterbindet es auch die Proliferation von weichen Muskelzellen in den Arterienwänden, die Belag und Verstopfung fördern. Und Genistein stemmt sich rigoros gegen das Wirken des Enzyms Thrombin, das Blutverdickung und Klümpchenbildung und somit Herzinfarkt und Schlaganfall begünstigt. Beachtlich ist ferner, daß Genistein anscheinend sogar die Zahl der Zellteilungen in der Brust verringert. Damit gewinnen die Enzyme mehr Zeit, DNA-Schäden zu reparieren, die damit wiederum nicht in Form von Mutationen dauerhaft an neugeschaffene Zellen weitergegeben werden.

Und was noch erstaunlicher ist: Bereits eine kurze Behandlung mit Genistein der Sojabohne in frühem Lebensalter könnte wie eine Impfung gegen Krebs wirken. Coral Lamartiniere, eine Kollegin von Dr. Barnes an der University of Alabama, hat mit ihren Forschungen nachgewiesen, daß schon eine sehr geringe Dosis Genistein, das weiblichen Ratten kurz nach der Geburt verabreicht wird, Ausbruch, Größe und Wucherungsrate von Krebs im mittleren und höheren Alter hinauszögern bzw. dämpfen kann. In dem betreffenden Experiment wurde einer Gruppe von neugeborenen Ratten ein als blutkrebserregend bekannter chemischer Stoff injiziert. Ein Teil der Ratten bekam außerdem Genistein, der andere eine inaktive Verbindung. Von den Ratten, die bei der Geburt Genistein erhielten, entwickelten nur 60 Prozent im späteren Leben Brustkrebs. Die Ratten aber, welche die Placebo-Tablette erhielten, bekamen ausnahmslos Tumore. Das könnte bedeuten, daß Säuglinge, die heute Milch auf Sojabasis trinken oder schon vor dreißig Jahren getrunken haben, bereits gegen Brustkrebs geimpft und zum Teil gegen künftige bösartige Krebszellen immun sind, erläutert Dr. Barnes. Bisher sind allerdings noch keine Versuche mit Menschen zur Verifizierung angestellt worden.

Wegen seiner hohen Wirksamkeit wird Genistein von Wissenschaftlern als potentieller neuer Typ eines Heilmittels bei Krebs betrachtet. Doch wozu warten? Sie können das Heilmittel gleich bekommen: Sie müssen nur Sojabohnen essen.

Eine weitere chemische Substanz in der Sojabohne, das Daidzein, enthält einige, aber nicht alle Wirkkräfte des Genisteins. Auch Daidzein verhindert bei Tieren Krebs; es ist ebenfalls ein Isoflavon, das gegen Östrogen aktiv ist. Beide Verbindungen der Sojabohne zusammen - Genistein plus Daidzein - gelten als doppelte Hoffnung gegen rasches Altern und insbesondere gegen Krebs.

Die alarmierenden Fakten

- Amerika baut rund die Hälfte der Sojabohnen der ganzen Welt an und exportiert davon zwei Drittel, hauptsächlich nach Japan. Was im Lande bleibt, wird fast ausschließlich für die Tierfütterung verwendet.
- Die Japaner, die im Durchschnitt den Langlebigkeitsweltrekord halten, essen etwa 30 Gramm Sojabohnen täglich. Die Amerikaner essen insgesamt so wenig, daß sich eine Menge überhaupt nicht berechnen läßt. In Amerika gibt es das Vierfache an Fällen mit tödlichem Brustkrebs, das Fünffache an Prostatakrebsfällen.

Was Sojabohnen gegen das Altern bewirken können

Sie wirken vorbeugend gegen Brustkrebs: Es könnte sein, daß Sie anfälliger für Brustkrebs sind - nicht etwa wegen des Fettes, das Sie konsumieren, sondern weil Sie keine Sojabohnen essen, behauptet Dr. Barnes. Seine Forschungen haben belegt, daß Sojabohnen bzw. ihr wesentlicher Wirkstoff Genistein bei Tieren Brustkrebs um 40 bis 65 Prozent reduzieren. Japanerinnen, die bekanntlich regelmäßig Sojabohnennahrungsmittel essen, haben nur ein Viertel so oft Brustkrebs wie Amerikanerinnen. Kürzlich stellte eine Untersuchung in Singapur fest, daß diejenigen vor den Wechseljahren stehenden Frauen, die besonders viel Sojaprotein aßen, nur halb so oft an Brustkrebs litten wie die Frauen mit einem durchschnittlichen Konsum von Sojaprotein.

Geheimrezepte der Experten

Dr. Andrew Weil
University of Arizona College of Medicine

Dr. Weil ist einer der angesehensten Vertreter angewandter »Alternativmedizin«, die natürliche Substanzen und Antioxydanzien zur Vorbeugung und Behandlung von Krankheiten und Altern bevorzugt.

Dr. Weil nimmt folgendes ein und empfiehlt es anderen als eine »gute, gefahrlose Richtlinie für jeden Tag«:

- Beta-Carotin - 25 000 IE (15 Milligramm)
- Vitamin E (natürlich) - 400 IE, wenn Sie unter vierzig Jahre alt sind; 800 IE, wenn älter
- Selen - 200 Mikrogramm
- Vitamin C - 1000 bis 2000 Milligramm zweimal täglich

Die chemischen Substanzen der Sojabohne bekämpfen Brustkrebs offenbar auf mindestens zwei Arten: Sie haben einen direkten Antikrebseffekt auf Zellen, und außerdem wirken sie in ganz ähnlicher Weise auf das Östrogen ein wie das Krebsmedikament Tamoxifen - sie behindern die Fähigkeit des Östrogens, bösartige Veränderungen im Brustgewebe hervorzurufen. Aus diesem Grund sollten Sojabohnen das Aufkommen und Verbreiten von Brustkrebs vor und nach der Menopause abwehren helfen.

Sie blockieren Prostatakrebs: Sojabohnen könnten auch das Rätsel lösen, weshalb Japaner zwar Prostatakrebs bekommen, daran jedoch nicht im gleichen Ausmaß sterben wie westliche Männer. Für schwachen, latenten Prostatakrebs sind die Japaner nämlich genauso anfällig wie Männer der westlichen Welt. Bei den Japanern wachsen die Krebszellen nur nicht schnell genug, um tödlich zu werden. Diese Tatsache schreibt der finnische Wissenschaftler Herman Adlerkreutz mit Nachdruck der Wirkung von Sojabohnen zu. Er führte einen Test durch, bei dem er im Blut japanischer Männer die bis zu 100fache Menge von Substanzen der Sojabohne entdeckte als im Blut finnischer Männer. Sojabohnenerzeugnisse sind nach seinen Worten dafür bekannt, daß sie bei Labortieren zu drastischen Reduktionen von Prostatakrebs führen. Reagenzglasexperimente haben gezeigt, daß die Sojabohnenverbindung Genistein die Ausbreitung von Prostatakrebszellen verhindert. Dr. Adlerkreutz vertritt die These, daß die chemischen Wirkstoffe der Sojabohne eine antihormonelle Wirkung ausüben, die das Wachsen von Prostatakrebszellen behindern, so daß sie keine potentiell tödlichen Tumoren bilden.

Wenn man nicht regelmäßig Sojabohnen ißt, wird das Krebsrisiko doppelt so hoch. –

Dr. Mark Messina, Mitverfasser des Werkes *The Simple Soybean and Your Health*

Sie retten Arterien: Sojabohnen sind ein Heilmittel für alte Arterien. Sojabohnenprotein hemmt und heilt vielleicht sogar teilweise Arterienkrankheiten. Forschungen italienischer Wissenschaftler an der Universität von Mailand haben folgendes ergeben: Beim Verzehr von Sojabohnenprotein statt Fleisch und Milchproteinen sanken hohe Blutcholesterinwerte innerhalb von drei Wochen um ganze 21 Prozent. Die Sojabohnen wirkten selbst dann, wenn die Patienten auf eine cholesterinreiche Diät gesetzt worden waren. Außerdem erhöhte Soja die Cholesterinwerte des guten HDL-Typs um etwa 15 Prozent und unterdrückte Triglyzeride. Außerdem wurde ein besserer Blutstrom zum Herzen hin nachgewiesen, was für eine Regeneration der Arterien spricht.

Des weiteren unterbindet Sojamilch, wie Vitamin E auch, die Oxydierung des schlechten LDL-Cholesterins, das somit die Arterien nicht schädigen kann. Zu diesem Resultat kamen neuere japanische Forschungen.

Sie regulieren den Blutzuckerspiegel: Im Kampf gegen heimtückisches Insulin im Blut und für gleichbleibende Blutzuckerwerte können Sie auf Sojabohnen bauen. Sie helfen das Fortschreiten von Diabetes und Herzkrankheiten verlangsamen. Sojabohnen sind vor allem reich an zwei Aminosäuren, Glyzin und Arginin, die beide Insulin reduzieren. In Forschungen, die Dr. David Jenkins von der University of Toronto durchführte, kamen die Sojabohnen nach Erdnüssen in puncto Förderung, niedriger Blutzuckerreaktionen und damit bei der Senkung von Insulin auf den zweiten Platz. Hohe Werte von Blutinsulin und Blutzucker sind stark für Zellenzerstörung und Altern verantwortlich.

Sie stärken den Knochenbau: Der Verzehr von großen Mengen Sojaprotein – beispielsweise von Sojamilch, Sojabohnen und Tofu wie in der Ernährung asiatischer Frauen – dient der Stärkung des Knochenbaus. Zu diesem Ergebnis kommt Dr. Mark Messina, ehemals ein Mitarbeiter des National Cancer Institute und heute ernährungswissenschaftlicher Berater. Zum einen waschen tierische Proteine sehr viel mehr Kalzium mit dem Urin aus dem Körper als Sojaproteine. Ein Test hat ergeben, daß Frauen täglich 50 Milligramm mehr Kalzium verloren, wenn sie Fleisch aßen, als wenn sie die gleiche Menge an Proteinen durch Sojamilch zu sich nahmen. »Ein täglicher Kalziumverlust von 50 Milligramm mehr oder weniger könnte sich über einen Zeitraum von zwei Jahrzehnten äußerst schädlich auf die Knochenmasse auswirken«, erklärt Dr. Messina. Tierforschungen dokumentieren außerdem einen unmittelbar positiven Effekt chemischer Stoffe in Sojabohnen auf die Gesundheit von Knochen.

Wie steht's mit der Nahrung? Die alternshemmende Wirkung der Sojabohne liegt in ihrem Protein. Es ist enthalten in Sojamilch, Sojamehl, ganzen Bohnen, Tofu, Miso, Tempeh und Sojafleisch. In Sojasaucen und Sojabohnenöl finden sich nur sehr wenig alternsverzögernde Substanzen. Spuren von Genistein sind auch in anderen Bohnen entdeckt worden. Die Sojabohne enthält jedoch die bei weitem höchste Konzentration. Übrigens sind nicht alle Sojabohnen weiß. Vor kurzem wurde Genistein in schwarzen Bohnen entdeckt, die sich dann als schwarze Sojabohnen herausstellten.

Wieviel? Amerikaner essen so wenig Sojabohnennahrungsmittel, daß zweifelsohne jeder Zusatz für die Abwehr von Alterskrankheiten hilfreich sein wird. Asiaten essen durchschnittlich etwa 50 bis 75 Milligramm Genistein täglich, was etwa einer 120-Gramm-Portion aus festen oder weichen Tofus entspricht. Dr. Messina empfiehlt täglich eine Tasse Sojamilch oder 90 bis 120 Gramm Tofu.

Forschungen der University of Texas zufolge bleiben die Sojabohnensubstanzen Genistein und Daidzein 24 bis 36 Stunden lang im Körper. Für eine reguläre Versorgung der Zellen müssen Sie also täglich Sojabohnennahrungsmittel essen.

Eine japanische Suppe gegen Altern

Es ist wissenschaftlich erwiesen, daß Japaner, die täglich eine Schüssel Misosuppe essen, das Risiko eines tödlichen Magenkrebses um ein Drittel mindern. Der wahrscheinliche Grund: Miso, ein fermentiertes Sojabohnenprodukt, ist Forschungen der japanischen Okayama University Medical School zufolge ein Antioxydans. Bei Tests hat Miso Freie Radikale neutralisiert, Fette im Körper vor dem Ranzigwerden bewahrt und somit Arterienverstopfung verhindert. Miso verdankt seine oxydationshemmenden Eigenschaften sowohl den gewöhnlichen Verbindungen der Sojabohne als auch speziellen Substanzen, die durch die Fermentierung entstehen.

Eine Strategie zur Verzögerung des Alterns: Wie Sie Ihren Körperzellen mehr Soja zuführen können

- Verwenden Sie bei Backrezepten statt ausschließlich Weizenmehl eine Mischung aus einem Drittel Sojamehl und zwei Dritteln Weizenmehl.
- Gießen Sie fettfreie Sojamilch über Müsli oder Frühstücksflocken. Das empfiehlt der Krebsforscher John Weisburger, der es selber so macht.
- Benutzen Sie für Plätzchen-, Kuchen- und Puddingrezepte Sojamilch anstelle von Kuhmilch.
- Benutzen Sie Sojaproteinpulver zum Getränkemixen. Ein Lieblingsgetränk von Dr. Barnes: ein Drittel einer Tasse tiefgekühltes Pinacolada-Mix, eine halbe Tasse Wasser und 240 Gramm Sojaproteinpulver. Das Ganze so lange umrühren, bis sich das Pulver aufgelöst hat.
- Essen Sie zwischen den Mahlzeiten geröstete Sojabohnen. Sie sind in den meisten Lebensmittelgeschäften erhältlich.
- Machen Sie sich Ihre Milchshakes mit Tofu oder Sojamilch statt mit Kuhmilch.
- Geben Sie zu Pfannengemüse Stücke von Tofu oder Tempeh (fermentiertes, getrocknetes Tofu) oder beides.
- Essen Sie Fleischimitate – »Hot dogs« und »Hamburger« –, die hauptsächlich aus Soja hergestellt sind. Sie sind den echten Sachen optisch und geschmacklich verblüffend gleich.
- Essen Sie als Gemüse gekochte grüne Sojabohnen.
- Kochen Sie getrocknete Sojabohnen genauso wie andere getrocknete Bohnen. Verwenden Sie sie als Zutaten für Eintopfgerichte und Suppen.
- Ersetzen Sie in Hackbraten, Eintopfgerichten, Tacos, Spaghettisaucen und Chili

das Hackfleisch teilweise oder ganz durch Pflanzenproteingewebe. Es ist in Granulat- oder Würfelform erhältlich. Wenn es Wasser aufnimmt, ähnelt es Hackfleisch oder Eintopffleisch.

Wo die alternsverzögernden Wirkstoffe der Sojabohnen stecken

	Insoflavonen in Milligramm (Genistein und Daidzein)
Sojamilch: 1 Tasse	40
Tofu: ½ Tasse	40
Tempeh: ½ Tasse	40
Miso: ½ Tasse	40
Sojafleisch, gekocht: ½ Tasse	35
Sojamehl: ½ Tasse	50
Sojabohnen, gekocht: ½ Tasse	35
Sojanüsse: 30 Gramm	40

Quelle: Mark Messina, Ph. D., Virginia Messina, R. D., Kenneth D. R. Setchell, Ph. D., The Simple Soybean and Your Health, Avery Press, 1994

Noch eine alte Weisheit für ein langes Leben: Tee

Trinken Sie Tee, um teilzuhaben an einem der Geheimnisse der menschlichen Geschichte. Seit vier Jahrtausenden ist Tee in den Kulturen Asiens als außerordentlich wirksames Getränk gegen den Prozeß des Alterns bekannt. Heute wird seine Wirkkraft durch die Wissenschaft bestätigt.

Wenn Sie das sprichwörtliche Lebenselixier trinken wollen, müssen Sie Tee trinken. Tee ist ein ganz außergewöhnliches Getränk – hauptsächlich, weil er aus den Blättern der *Camellia sinesis* hergestellt wird, einer immergrünen Pflanze warmer Klimazonen, die mit Kombinationen von einzigartigen Antioxydanzien gesegnet ist. Diese Wirkstoffe gehen beim Teemachen ins heiße Wasser über. Schwarzer Tee, grüner Tee, Oolong-Tee – also echter Tee, nicht die sogenannten Kräutertees – können Ihre Chancen, ein hohes Lebensalter zu erreichen, erheblich steigern, wie neue Forschungen zeigen. Das Trinken eines so mit Antioxydanzien vollgepackten Tees verheißt hinausgezögertes Altern, ein längeres Leben und die Abwehr vieler chronischer Erkrankungen einschließlich Krebs und Herzkrankheiten. Wenn auch der asiatische grüne Tee mehr Antioxydanzien gewisser Typen enthält, so scheint doch der im Westen beliebte schwarze Tee ähnlich effizient bei der Abwehr von Angriffen Freier Radikale auf die Körperzellen und damit bei der Abwehr des Alterns.

Was immer Freie Radikale bekämpft, verlangsamt jedoch nicht nur den Prozeß des Alterns, es erhöht auch Ihre Chancen, länger zu leben. Allem Anschein nach ist Tee in der Tat ein Wirkstoff für langes Leben. Zwei neue Forschungen in Norwegen und den Niederlanden haben Teetrinken als eine Versicherungspolice gegen Krankheit und vorzeitigen Tod anerkannt. Das Projekt der norwegischen Regierung, das 20000 Testpersonen umfaßte, kam zu dem Resultat, daß die Sterblichkeitsrate bei den Menschen niedriger ist, die täglich mindestens eine Tasse Tee trinken. Ähnliches ergab ein groß angelegter ernährungswissenschaftlicher Test der niederländischen Regierung mit älteren männlichen Personen.

Probanden, die pro Tag zwei, drei Tassen schwarzen Tee tranken, starben tendenziell später und waren weniger anfällig für chronische Krankheiten, insbesondere aber für Herzerkrankungen. Die Wissenschaftler schrieben diese Auswirkungen den oxydationshemmenden Flavonoiden der Nahrung zu, als deren Hauptquelle sie den Tee bezeichnen.

Der prominente Krebsforscher Dr. John Weisburger von der American Health Foundation trinkt etwa fünf Tassen Tee täglich. Er sagt, daß Tee etwa genauso viele Antioxydanzien liefert wie zwei Früchte- oder Gemüseportionen.

Die Geheimnisse des Tees

Tee ist eine chemische Suppe aus zahlreichen oxydationshemmenden Polyphenolen wie Katechin und Querzetin, die auch in Weintrauben, Beeren, Zwiebeln oder Rotwein konzentriert sind. Italienische Forscher haben nachgewiesen, daß Tee die oxydationshemmende Tätigkeit im Blut um zirka 50 Prozent belebt. In einer neueren Studie hat Mauro Serafini vom Nationalen Institut für Ernährung in Rom Testpersonen etwas mehr als eine Tasse starken Tee – drei Teelöffel mit schwarzem oder grünem Tee, der zwei Minuten ziehen mußte – zu trinken gegeben. Die Tests zeigten, daß die oxydationshemmende Aktivität des Blutes bei den Teetrinkern um 41 bis 48 Prozent in die Höhe schoß – bei grünem Tee innerhalb von dreißig, bei schwarzem binnen fünfzig Minuten. Nach achtzig Minuten war die oxydationshemmende Aktivität bei beiden Gruppen wieder normal.

Tee wirkt auch dadurch, daß er das ungemein wichtige Enzym-Entgiftungs-System der Leber anregt, das den Körper von Freien Radikalen und anderen zellschädlichen fremden chemischen Stoffen befreit. Wie die Tests Dr. John Weisburgers von der American Health Foundation zeigen, wirken schwarzer und grüner Tee gleichermaßen positiv. Tee neutralisiert außerdem die zellzerstörenden Nitrosamine von Pökelfleisch und die heterozyklischen Amine (HCA), die beim Kochen des Fleisches gebildet werden. Das bedeutet: Die gesundheitlichen Risiken des Fleischessens können durch das Trinken von Tee teilweise abgemindert werden.

Was Tee gegen das Altern bewirken kann

Er verhindert kardiovaskuläre Todesursachen: Zwingendes Beweismaterial über die Wirkkräfte von Tee zur Abwehr von tödlichen Herzkrankheiten kommt von einer über fünf Jahre dauernden Testserie mit 805 Männern im Alter zwischen 65 und 84 Jahren in den Niederlanden. In der Gruppe derjenigen, die dank des Genusses von zwei oder mehr Tassen Tee pro Tag die meisten oxydationshemmenden Flavonoide aufnahmen, bestand nur eine halb so hohe Quote an tödlicher Herzkrankheit wie bei mäßigeren Teetrinkern. Andere Forschungsergebnisse ergaben, daß Tee den Cholesterinspiegel senkt (9 Punkte bei norwegischen Männern, die fünf oder mehr Tassen Tee trinken) und Arterienbelag verhütet. Bei Autopsien hat sich herausgestellt, daß Teetrinker jüngere, weniger geschädigte Arterien hatten. Eine Untersuchung von 6000 japanischen Frauen bewies, daß das Risiko eines Schlaganfalls bei täglich mindestens fünf Tassen grünem Tee um die Hälfte niedriger ist als bei geringerem Teekonsum. Im übrigen unterstützt schwarzer Tee anscheinend die Auflösung und Verhütung von Blutverklumpung. Laut Robert Nicolesi, Professor für klinische Wissenschaften und Teeforscher an der University of Massachussetts, verhindert schwarzer Tee genauso wirksam wie Vitamin E oxydative Veränderungen im schädlichen LDL-Cholesterin, die zu Arterienverengung und -verstopfung führen.

Er unterdrückt Krebs: Tiere, die grünen oder schwarzen Tee zu trinken bekommen, sind weniger anfällig für Krebs. Das gilt auch für Menschen. Eine Studie des Nationalen Krebsinstituts in Shanghai ergab, daß bei Männern, die täglich mindestens eine Tasse grünen Tee tranken, das Risiko von Speiseröhrenkrebs um 20 Prozent niedriger ist - bei Frauen um 50 Prozent! Bei Nichtrauchern und Antialkoholikern ist die schützende Wirkung noch größer - bis zu 60 Prozent. Sie sollten Ihren Tee jedoch nicht siedend heiß trinken, weil das Ihr Speiseröhrenkrebsrisiko verfünffachen würde. Solch heißer Tee verbrüht die Schleimhäute der Speiseröhre; die dadurch möglicherweise entstehenden Wunden könnten mit der Zeit zu Krebsgeschwüren führen. Und einem Test der University of Southern California School of Medicine zufolge hatten langjährige ältere Teetrinker (mehr als zwei Tassen pro Tag) im Vergleich zu jenen, die weniger als eine Tasse Tee pro Tag tranken, ein um 63 Prozent geringeres Pankreaskrebsrisiko.

Anscheinend gebietet Tee sogar der Ausbreitung von Krebs Einhalt. Wissenschaftler der Rutgers University wiesen nach, daß Teesubstanzen Leukämie- und Lebertumorzellen in ihrer Fähigkeit zur Erzeugung von DNA behinderten. Ohne solches DNA können die Krebszellen sich aber nicht reproduzieren und den

Tumor ausweiten. Tee hemmt auf mindestens fünf verschiedene Weisen das Aufkommen und Weiterwuchern von bösartigen Tumoren, erklärten Forscher der Rutgers University.

Er hält das Zahnfleisch gesund: Es gibt in schwarzem wie in grünem Tee Verbindungen, die gewisse bakterielle Aktivitäten bekämpfen, welche die Zerstörung von Zahnfleischgewebe bzw. Paradontose und Zahnausfall verursachen. Das haben Wissenschaftler des Tokyo Dental College festgestellt. Tee hat diesen Prozeß wirksamer gebremst als das in solchen Fällen üblicherweise angewandte Antibiotikum Tetracyclin. Schwarzer, grüner und Oolong-Tee helfen auch Zahnlöcher zu vermeiden, hauptsächlich, indem die wichtigste Kariesbakterie, der *Streptococcus mutans*, angegriffen wird.

»Trinken Sie zu den Mahlzeiten Tee. Das neutralisiert krebserregende Substanzen, die Sie mit der Nahrung aufnehmen«, rät der Krebsforscher Hans Stich von der University of British Columbia, denn: »Das in Japan und China übliche Trinken von grünem Tee zu den Mahlzeiten gilt als ein wesentlicher Grund für die niedrigen Krebsraten in diesen Ländern.«

Falls Sie nicht auf Rotwein stehen

Ein überraschendes Faktum: Tee kann Ihnen fast die gleichen oxydationshemmenden Vorzüge vermitteln wie Rotwein. Manche Teesorten sind sogar noch reicher an Katechinen, d. h. an chemischen Verbindungen, die als eine der wirksamsten oxydationshemmenden Waffen des Rotweins betrachtet werden. Ein Glas Rotwein enthält beispielsweise 300 Milligramm Katechine; eine Tasse grüner Tee enthält dagegen 375 und eine Tasse schwarzer Tee 210 Milligramm. Zu diesen Ergebnissen kam Dr. Andrew Waterhouse an der University of California in Davis. Teetrinken dürfte also den Alterungsprozeß genauso effektiv verzögern wie Rotwein und ist für viele Menschen ungefährlicher, da sie auf diese Weise keinen Alkohol trinken müssen.

Roter Traubensaft ist ein weiterer alkoholfreier Ersatz für Rotwein. Man sollte allerdings die dreifache Menge Traubensaft trinken, um den gleichen oxydationshemmenden und klümpchenverhindernden Effekt zu erzielen wie beim Rotwein.

Welche Teesorte? Bis vor kurzem haben die meisten Forscher den grünen Tee, wie er im asiatischen Raum getrunken wird, als reicher an Antioxydanzien gepriesen als den gewöhnlichen schwarzen Tee, wie er meistens im Westen getrunken wird. Es ist zutreffend, daß grüner Tee von einem bestimmten Antioxydans, dem Catechin, mehr enthält als schwarzer Tee. Wie aber neuere Forschungen ergaben, enthält schwarzer Tee andere Antioxydantien, deren oxydationshemmende Wirkungen denen des grünen Tee entsprechen. Demnach wehren sowohl schwarzer, grüner als auch Oolong-Tee - also die drei Arten des echten Tees - allesamt Angriffe Freier Radikale auf Zellen und damit das Altern wirkungsvoll ab. Schwarzer Tee besteht einfach aus grünen Teeblättern, die durch Trocknen und Erhitzen Farbe und Geschmack verändern. Oolong-Tee ist partiell getrocknet und erhitzt. Auch in sofort löslicher Form enthält Tee die aktiven Verbindungen. Eistee ist potentiell genauso alternsverzögernd wie heißer oder warmer Tee. Teebeutel haben genausoviel oxydationshemmende Wirkkraft wie lose Teeblätter - vorausgesetzt, Sie lassen Sie auch genauso lange im Wasser ziehen.

Wie lange soll man Tee ziehen lassen? Um das Maximum seiner oxydationshemmenden Kraft herauszuholen, sollten Sie den Tee drei Minuten lang in heißem Wasser ziehen lassen. Pro Tasse sollten Sie einen Teebeutel oder einen Teelöffel loser Teeblätter verwenden. Nebenbei bemerkt: Fast das ganze Teein wird in der ersten Minute freigesetzt.

Was Sie Ihrer Jugend beraubt

In dem eleganten Reigen um Leben und Tod zwischen Freien Radikalen und Antioxydanzien ist es genauso wichtig, daß Sie sich keine unnötigen, zellbeschädigenden Freien Radikale zuführen, wie es unerläßlich ist, daß Sie viele Antioxydanzien in sich aufnehmen. Manche Nahrungsmittel und Getränke, die Sie konsumieren, sind Gefahren auf dem Wege Ihrer Suche nach Jugend. Im folgenden finden Sie notwendige Hinweise über einige Nahrungsmittel und Getränke, die Ihnen Jugend gewähren oder rauben können.

Hüten Sie sich vor Fetten, die Sie alt machen

Eine der besten Möglichkeiten, ein rasches Altern zu verhindern, besteht darin, mit dem Essen von Fett aufzuhören – nicht einfach jede Art von Fett, sondern *der falschen Sorte Fett*!

Gewiß, Fett kann dick machen und Arterien zerstören. Doch das andere Verbrechen, das von Fett an der Menschheit verübt wird, ist weniger bekannt: Fett macht alt.

Das ist die reine Wahrheit. Wenn Sie schnell altern wollen, brauchen Sie bloß die Art Fett zu essen, die Ihren Körper in eine Produktionsstätte für Freie Radikale verwandelt und die Körperzellen funktionsgestört, krebsartig, ungehemmt destruktiv und selbstmörderisch macht. Das falsche Fett löst eine gefährliche Kettenreaktion aus, bei der Freie Radikale die Zellen aufreißen, verstümmeln und ihres Lebens berauben. Sie haben es selber in der Hand, wie rasch Sie altern und welche Krankheiten Sie eventuell überwältigen – mit der Entscheidung, welche Art von Fett Sie in Ihren Körper gelangen lassen.

Sie sollten sich diese Wahrheit unauslöschlich ins Gedächtnis einprägen: Mit der Wahl der Fette, die Sie konsumieren, können Sie den Alterungsprozeß beschleunigen oder verlangsamen.

Der Grund ist folgender: Sauerstoff liebt Fett. In Fett löst Sauerstoff sich achtmal schneller auf als in Wasser. Und von manchen Fettarten wird Sauerstoff mehr angezogen als von andern. Fett wird oxydiert, wenn es dem Sauerstoff ausgesetzt ist. Wenn Sie ein Glas pflanzliches Öl wie Maisöl an die frische Luft stellen, wird das Öl schnell mit Sauerstoff infundiert. »Es ist unglaublich, wie schnell das passiert – binnen zwei oder drei Sekunden«, berichtet der für seine Forschungen mit Freien Radikalen bekannte Dr. Harry Demopoulos, vormals Professor an der New York University und heute Präsident der Antioxidant Pharmaceuticals Corporation in Elmsford, New York.

Wenn das Fett den Sauerstoff aufnimmt, wird es progressiv ranzig – es »peroxydiert« – und wird zunehmend gefährlicher. Es wird nämlich vollgepackt mit »lipid-hydroperoxyden« Molekülen - eine der schlimmsten Sorten der Freien Radikale überhaupt. Dieses Zeug wollen Sie ganz bestimmt nicht mit dem Genuß von ranzigem Fett aufnehmen. Es ist eine Zeitbombe, die garantiert explodiert, wenn sie erst einmal in den Körperzellen angelangt ist. Sind diese lipid-hydroperoxyden Moleküle mit der Nahrung im Körper eingeführt, so wirkt sich die Körpertemperatur mit mehreren Enzymen sowie Eisen und Kupfer dahingehend aus, daß sie auseinanderbrechen und zwei chemische Ungeheuer - darunter das gefürchtete Haroxyl-Radikal - freisetzen, die sich in einer Orgie von Zellzerstörung austoben. Ihre Spezialität: Kettenreaktionen, die wie eine Zündschnur eine Zelle nach der andern in Brand stecken und sie zu fehlerhaft funktionierendem Schrott reduzieren. Manchmal zerstören sie auf diese Weise vor dem Erlöschen Dutzende von Zellen auf einmal. Das ist der Stoff, aus dem Altern und Krankheiten gemacht sind.

Stellen Sie sich nur einmal vor, wie diese Sorte von Freien Radikalen Tag für Tag in den empfindlichen fettigen Membranen Ihrer Gehirnzellen Sturm laufen.

Die Fett-Fakten

- Das größte Verbrechen des Fetts gegen die Menschheit sind nicht Herzkrankheiten oder Fettleibigkeit, sondern allgemein rascheres Altern.
- Einige Fette stehlen Ihnen die Jugend schneller als andere.
- Die gefährlichsten Fette sind mehrfach ungesättigte Fette und Cholesterin.
- Die Fette für ein langes Leben sind einfach gesättigte Fette wie Olivenöl.

Die Guten, die Schlechten und die wirklich Bösen

Eine todsichere vorbeugende Maßnahme gegen Altern: Hören Sie damit auf, sich ranzige Fette in den Mund zu stecken. Es ist leider so, daß ranziges Fett in haltbaren Nahrungsmitteln nicht erkennbar ist. In den Regalen von Supermärkten befinden sich viele abgepackte Nahrungsmittel, die Fett mit einer Tendenz zum Ranzigwerden enthalten - Crackers, Plätzchen, Backmischungen, Chips, Torten, Krapfen, Glasuren, Frühstückskost, Saucenmischungen, Pflanzenöle, Salatdressing, Mayonnaise, Pizzen und Tortenböden, Puddings und Eigelbpulver.

Selbst in Tiefkühlkost - etwa bei gebratenen Hähnchen - kann Fett oxydieren. Auch Cholesterin in Fleisch, Eiern und anderer tierischer Nahrung kann schnell oxydiert werden. Im übrigen wird mehrfach ungesättigtes Fett während des Verdauungsprozesses im Darmtrakt weiter oxydiert.

Nun berauben keineswegs alle Fettarten Sie in gleichem Maße der Jugend. Ob ein Fett Sie vorzeitig altern läßt, ist primär abhängig von seiner Affinität zu Sauerstoff, das heißt vom Tempo seiner Oxydierung. Am langsamsten oxydieren einfach ungesättigte Fette wie Olivenöl, die deshalb auch ganz besonders zellfreundlich sind. Cholesterin ist gefährlich, weil es leicht oxydiert. Wirklich schlimm aber sind die mehrfach ungesättigten Fette wie Maisöl, die Sauerstoff in sich aufsaugen, schnell ranzig bzw. oxydiert werden und Freie Radikale ausspucken.

Das Resultat: eine ganze Flut an alarmierenden Folgen wie beschädigtes DNA in Zellen und erhöhte Entzündungsreaktionen. Es ist durch die Forschung erwiesen, daß mehrfach ungesättigte Fette Autoimmunkrankheiten fördern, Krebs begünstigen, Arterienzerstörung ankurbeln und eine nachteilige Auswirkung auf die Immunfunktionen haben. Mit andern Worten: Sie erzeugen sämtliche Merkmale vorzeitigen Alterns.

Tatsache ist: Je mehr Ihr ganzer Körper mit rasch oxydierenden und bereits peroxydierten mehrfach ungesättigten Fetten angereichert ist, desto größer die Gefahr, daß Ihr Körper ranzig wird und früher altert. Offensichtlich hat die Natur die Massenproduktion und -konsumierung solcher Öle, wie sie heute unsere Körperzellen füllen, nie vorgesehen. Doch die Regeln der Natur stehen fest: Der Mensch wird auch nicht anders behandelt als ein Stück Fleisch, das in der Sonne an der freien Luft liegt. Auch das Fett im menschlichen Körper oxydiert, und auch Sie beginnen dann zu verderben.

Dr. Denham Harman, ein Pionier auf dem Gebiet der Erforschung der Freien Radikale, hat bereits 1954 davor gewarnt, daß solche Fette Altern und Krankheiten hervorrufen statt verzögern könnten.

Welches Fett ist für den Menschen am gefährlichsten?

»Maisöl und Färberdistelöl«, antwortet Dr. Harman. Und welches am sichersten: »Olivenöl.«

Es gibt einen guten Grund, sich für fettarme Cracker, Kekse, Kuchen und Backwaren – und bei haltbar gemachter Nahrung eigentlich überhaupt nur für fettlose Sachen – zu entscheiden: Dadurch meidet man potentiell ranzige, mehrfach ungesättigte Fette.

Wo Fettarten vorkommen, die Ihnen die Jugend rauben

Um jung zu bleiben, müssen Sie mehrfach ungesättigte Omega-6-Fettarten wie Margarine, Backfette und Salatöle meiden, die vorwiegend aus Maisöl, gewöhnlichem Färberdistelöl und Sonnenblumenöl hergestellt werden.

Folgendes sind die häufigsten Speiseöle mit ihrem prozentualen Gehalt an mehrfach ungesättigten Omega-6-Fettsäuren, in der Reihenfolge vom schädlichsten bis zum besten.

Färberdistelöl, normal	(77 Prozent)
Sonnenblumenöl, normal	(69 Prozent)
Maisöl	(61 Prozent)
Sojabohnenöl	(54 Prozent)
Walnußöl	(51 Prozent)
Seamsöl	(41 Prozent)
Erdnußöl	(33 Prozent)
Rapsöl	(22 Prozent)
Flachsöl	(16 Prozent)
Olivenöl, aus erster Pressung	(8 Prozent)
Macadamia-Nuß-Öl	(3 Prozent)

Anmerkung: Einige Marken haben Färberdistelöl und Sonnenblumenöl in dem Sinne geändert, daß sie einfach statt mehrfach ungesättigt sind. Prüfen Sie die Aufschrift.

Superterroristen bei der Beschleunigung des Alterns

So gefährlich Omega-6-Fette an sich schon sind, sie werden noch schlimmer, wenn sie vom flüssigen in einen festen oder halbfesten Zustand umgewandelt, also gehärtet oder teilweise gehärtet werden – wie bei der Produktion von Margarine und Backfett. Während des Härtens nehmen sie eine weitere negative Eigenschaft an, eine perverse neue Form, die es in der Natur gar nicht gibt. Sie werden in Trans-Fettsäuren umgewandelt, die Ihrem Körper ein Greuel sind. Und deshalb sieht er sich – in seinem Bemühen, diese abnormalen Fette stoffwechselmäßig zu bewältigen bzw. zu verdauen – gezwungen, zusätzliche Horden von Freien Radikalen zu erzeugen.

Es ist nicht schön anzusehen, wie solche Trans-Fette die Membranen Ihrer Körperzellen kaputtmachen. Mit diesen fettigen Molekülen vollgepackt, werden die Membranen nämlich ganz steif, unflexibel und im Prinzip funktionsuntüchtig. Solch verdorbene Zellen können nicht mehr problemlos in Wachtrupps durch die Blutbahnen patroullieren, um zur ständigen Abwehr von Infektionen oder zur Vernichtung von Tumorzellen Immunkräfte zu sammeln. Sie sind so steif, daß sie gar nicht mehr in der Lage sind, Bakterien, Viren und Krebszellen einzukreisen und zu zerstören. »Sie haben so etwas wie Kiefersperre. Sie können den Mund nicht aufkriegen, um die Feinde zu schlucken«, erläutert Dr. Demopoulos. Und sie können auch nicht mehr mühelos durch die verengten Arterien zirkulieren, damit das Blut wie bisher zum Herzen und zum Gehirn fließt.

Im folgenden seien ein paar nachgewiesene spezifische Missetaten von Trans-Fettsäuren erwähnt: Sie stören den Herzrhythmus, machen das Blut »klebrig«, so daß Arterienverstopfung begünstigt wird, reduzieren gutes HDL- und vermehren das schlechte LDL-Cholesterin sowie Lipoprotein Lp(a), einen anderen gefährlichen Blutfaktor, beeinträchtigen die Immuntätigkeit des Körpers, erzeugen abnormales Sperma, vermindern Testosteron bei Tieren und fördern Krebs, vor allem Brust- und Prostatakrebs. Dr. Walter Willett von der Universität Harvard vermutet, daß nicht so sehr gesättigte tierische Fette, sondern ebendiese Trans-Fette eine Hauptursache für die ungeheuer ansteigenden Raten von Herzerkrankungen sind. Er weist darauf hin, daß in den USA der Verzehr von Trans-Fettsäuren aus gehärteten Pflanzenfetten von 0 Prozent im Jahr 1900 bis in die sechziger Jahre auf 5,5 Prozent des Gesamtfettkonsums hochzog. War es purer Zufall, daß der in der Geschichte einmalige Mengenkonsum von Trans-Fettsäuren zeitlich mit den hochschnellenden Raten von Koronar-Herzkrankheiten zusammenfiel? Nach Auffassung von Dr. Willett mitnichten.

Nach generellem Befund haben haltbar gemachte fettreiche Nahrungsmittel wie Kuchen, Plätzchen, Maischips, Krapfen und Kartoffelchips einen besonders hohen Gehalt an Trans-Fettsäuren.

Margarine: Eine besondere Lebensgefahr

Es ist unfaßbar, daß für die meisten Amerikaner die Hauptfettquelle Margarine ist. Vielleicht macht es diese Tatsache etwas verständlicher, daß die USA in puncto Lebenserwartung ihrer Bevölkerung nur den 17. Platz einnehmen. In den USA ist Margarine außerdem der Hauptträger von Trans-Fettsäuren, welche die Zellen dermaßen verformen, daß sie nicht mehr normal zu funktionieren vermögen.

Eine Forschungsarbeit von Dr. Willett an der Universität Harvard brachte die Erkenntnis, daß Frauen, die pro Tag vier oder mehr Teelöffel Margarine aßen, mit 66 Prozent höherer Wahrscheinlichkeit Herzkrankheiten entwickelten als Frauen, die weniger als einen Teelöffel Margarine pro Monat aßen. Eine griechische Studie stellte fest, daß das Kochen mit Margarine das Risiko einer Herzerkrankung um fast 90 Prozent steigert. Dr. Willetts Untersuchungen deuten zudem in die

Richtung, daß Frauen, die Nahrung mit einem hohen Anteil von Trans-Fettsäuren essen, anfälliger für Brustkrebs sind und Männer für Prostatakrebs. Und was immer den Körper mit zusätzlichen Freien Radikalen belastet, ist selbstverständlich für noch ein viel längeres Sündenregister verantwortlich, zu dem auch vorzeitiges Altern zählt.

Trans-Fettsäuren, insbesondere Margarine, bringen in Amerika jährlich zwischen 30 000 und 150 000 Menschen durch Herzkrankheiten um. –
Dr. Walter Willett, Harvard School of Public Health

Wenn Sie auf der Zutatenliste eines Nahrungsmittels – insbesondere an erster Stelle – den Ausdruck »gehärtetes« oder »teilweise gehärtetes« Pflanzenöl lesen, besteht Anlaß zur Vorsicht. Es ist nur eine andere Bezeichnung für Trans-Fettsäuren. Am schlimmsten ist gehärtete Margarine im Stück; die flüssige oder die weichere in Bechern hat nicht soviel Trans-Fettsäuren, wenngleich sie mit ihren mehrfach ungesättigten Omega-6-Fetten noch immer eine gesundheitliche Gefahr darstellt. Es ist jedoch stets sicherer, Pflanzenöle aller Arten in ihrem natürlichen Zustand und nicht im gehärteten Zustand zu verbrauchen.

Cholesterin: Ein Erreger vorzeitigen Alterns

Stark cholesterinhaltige Nahrungsmittel berauben Sie ebenfalls Ihrer Jugend. Vielleicht klingt das nicht so schlimm, wenn man bloß von der Gefahr spricht, daß sie den Cholesterinspiegel des Blutes erhöhen – und das gewöhnlich nicht einmal extrem. Aber was sagen Sie dazu, daß Eier, Fleisch und Käse – allesamt proppenvoll mit Cholesterin – auch den Prozeß des Alterns beschleunigen? Eine große epidemologische Untersuchung von Dr. Richard Shekelle, dem Professor für Epidemologie am University of Texas Health Sciences Center in Houston, brachte folgendes Resultat: Menschen, die viel Cholesterin essen (700 Milligramm oder mehr pro Tag), verkürzen ihre Lebensspanne um durchschnittlich drei Jahre und sind stärker für Lungenkrebs anfällig.

Schuld daran sind wahrscheinlich die aggressiven Freien Radikale. Das Cholesterin in Nahrungsmitteln kooperiert prompt mit Sauerstoff und bildet die sogenannten cholesterinoxydierten Produkte oder COP, auch »verrostetes Cholesterin« genannt – extrem starke Freie Radikale, die dem DNA der Zellen irreparablen Schaden zufügen können. Forscher haben ein Experiment durchgeführt, in dem sie die Aorten von Kaninchen in solche COP tauchten und dann unter einem Elektronenmikroskop auf den entstandenen Schaden hin beobachteten. Wie Dr. Demopoulos berichtet, fraßen die Reaktionen der Freien Radikale von den COP Löcher in die externe Auskleidung der Aorta. Solche winzigen Löcher in Arterien stellen sozusagen eine Einladung für Plättchen und Trümmer dar, sich abzusetzen. So kommt es zu Belagbildung und anschließend zu verstopften Arterien.

Fette, die alt machen

- Stark mehrfach ungesättigte Fette wie Mais-, Färberdistel-, Sonnenblumen-, Erdnußöl
- Margarine und Backfett
- Cholesterin
- Tierisches Fett in Fleisch, Geflügeln, Milchprodukten

Fettarten, die jung erhalten

- Olivenöl
- Canolaöl
- Macadamia-Nuß-Öl
- Fischöl
- Flachssamenöl

Noch schlimmer: Einige Nahrungsmittel, vor allem Fleisch, enthalten neben hohem Cholesterin auch Eisen - eine furchtbare Kombination. Eisen schmiegt sich an das Cholesterin und fungiert als Katalysator für Reaktionen der Freien Radikale. Die Vereinigung von Cholesterin und Eisen im selben Nahrungsmittel kann im Verdauungstrakt große Mengen von verrosteten Cholesterinmolekülen schaffen, die dann die Zellen angreifen.

Die beste oxydationshemmende Art von Fett

Zur Erhaltung Ihrer Jugend, zur Abwehr von Krankheit und Verzögerung von Tod sollten Sie Olivenöl (und andere einfach ungesättigte Fette) verwenden. Einfache Fette oxydieren langsamer, werden nicht so schnell ranzig; sie unterstützen zudem aktiv die Bändigung der Freien Radikale. Insofern ist es gar nicht überraschend, daß unter Menschen, die in ihrer Nahrung als Hauptfett Olivenöl verwenden, Krebs- und Herzkrankheiten seltener sind. Eine Forschungsarbeit der Universität Harvard ergab, daß in Griechenland Frauen, die mehr als einmal täglich Olivenöl zu sich nahmen, eine um 25 Prozent niedrigere Brustkrebsquote hatten als Frauen mit geringerem Olivenölkonsum. Bei spanischen Frauen mit einem Verzehr von mindestens zwei Teelöffeln Olivenöl täglich lag sie um 30 bis 35 Prozent niedriger.

Der hohe Verbrauch von Olivenöl in Mittelmeerländern ist mit einem viel geringeren Auftreten von Herzkrankheiten verbunden. Die aufsehenerregenden Experimente von Peter Reaven und Kollegen an der University of California wie in Israel haben einen Grund dafür dokumentiert: Einfach ungesättigte Fette unterbinden das Oxydieren von schädlichem LDL-Cholesterin, so daß es nicht in die Arterienwände eindringen und eine klebrige Masse verursachen kann, die Arterien verdirbt sowie Herzinfarkt und Schlaganfall vorbereitet. Die einfach ungesättigten Fette reduzieren außerdem die Menge des schädlichen Cholesterins und erhöhen die Wirktätigkeit des guten HDL-Cholesterins, indem sie den Körper von LDL-Cholesterin befreien. Im übrigen bekämpft das oxydationshemmende Vitamin E im Verein mit einfach ungesättigten Fetten in den Zellen die Freien Radikale effektiver. Für eine maximale alternshemmende Nutzung des Vitamin E sollte man daher am besten Olivenöl und andere einfache ungesättigte Fette essen.

Die Argumente, die für einfach ungesättigte Fette und Olivenöl sprechen, hat der berühmte Cholesterinforscher Ancel Keys vor zehn Jahren zusammengefaßt. Er belegte, daß die Menschen des Mittelmeerraums, die als Hauptfettquelle Olivenöl nutzen, das geringste Risiko haben, an diesen Krankheiten zu sterben!

Zu den Nahrungsmitteln gegen Altern, die stark einfach ungesättigte Fette enthalten, gehören Olivenöl, Macadamia-Nuß-Öl, Flachssamenöl, Oliven, Avocados, Mandeln und Haselnüsse.

Fischöl – ein wirkungsvolles Jugendelixier

Zum Schutz Ihrer Zellen vor allem gegen die Herrschaft der schädlichen Omega-6-Fette sollten Sie stets darauf achten, daß Sie die sogenannten Omega-3-Fettsäuren essen. Sie finden sich in fettem Fisch wie Lachs, Makrelen und Sardinen, jedoch auch in einigen pflanzlichen Nahrungsmitteln wie Flachssamen, Walnüssen und Sojabohnen. Diese großartigen Omega-3-Fette überwinden die kleinen

Diktatoren - die Omega-6-Fette -, die sonst die Zellaktivität dominieren und dauerhaften Schaden verursachen. Den Spezialisten zufolge ist es entscheidend, daß es in den Körperzellen genausoviel Omega-3 wie Omega-6 gibt. Leider ist Omega-6 in den Zellen der meisten Amerikaner zehn- bis zwanzigmal so stark vertreten wie Omega-3, weil sie zuviel Margarine und ähnliche Fette konsumieren.

Solche Unausgewogenheit fördert viele Altersleiden wie Arthritis, Lungenschäden, Schlaganfälle, Herzstörungen, Diabetes und verschiedene Arten von Krebs. So zeigen etwa die Experimente mit Tieren, die Dr. Bill D. Roebuck an der Dartmouth Medical vornahm, daß ein Füttern der Tiere mit Omega-3-Fett Bauchspeicheldrüsenkrebs zurückdrängt, aber Omega-6-Öle in Mengen, wie sie normalerweise in unserer Nahrung vorkommen, Bauchspeicheldrüsenkrebs verschlimmern.

Nach neuesten Forschungen am New York Cornell Medical Center aktiviert Omega-3-Fett auch Enzyme einschließlich von Glutathion-S-Transferase zum Bekämpfen der Freien Radikale und zur allgemeinen Entgiftung des Körpers. Das Enzym wirkt auf die gleiche Weise, wie es Antikrebssubstanzen in Brokkoli tun.

Es ist lehrreich zu wissen, daß unter Fischessern in aller Welt eine geringere Häufigkeit von Krebs- und Herzkrankheiten sowie eine längere Lebensspanne festzustellen ist als in der übrigen Bevölkerung. Die Fachleute sehen einen Hauptgrund dafür im einzigartigen Fischfett.

Wie Tierfett Sie Ihrer Jugend beraubt

Ein anderes gefährliches Fett ist gesättigtes Tierfett - in Fleisch, Geflügel, Vollmilch, Käse und Butter. Es ist diese Art von Fett, die Ihre Arterien in mehrfacher Weise zerstört. Gesättigtes Fett ist der Hauptschuldige für erhöhte Werte von schlechtem LDL-Cholesterin im Blut. Außerdem hemmt es die Auflösung von Blutgerinnseln, während es Klebrigkeit und Gerinnselbildung des Blutes fördert, so daß es zu Herzinfarkt und Schlaganfall kommen kann. Gesättigtes Tierfett beeinflußt auch den Hormonhaushalt in Richtung von Brust- und Prostatakrebs. Frauen mit starkem Tierfettkonsum haben mehr vom krebsanregenden Estradiol im Blutkreislauf. Unter Männern, die viel Fett, insbesondere Tierfett verzehren, ist nach allen bisherigen Tests Dickdarmkrebs häufiger. In einer Forschungsarbeit der Universität Harvard zeigte sich bei den Männern, die mit ihrer Nahrung den geringsten Gehalt an gesättigtem Fett aufnahmen (7 Prozent der Kalorien in Form tierischer Fette), eine halb so hohe Quote an Vorkommen von Polypen des Präkrebsstadiums wie unter Männern mit dem doppelt hohen Fettkonsum (14 Prozent der Kalorien in Form von gesättigtem Fett). Solche Polypen können sich zu voll ausgewachsenen Tumoren weiterentwickeln.

Im übrigen stimuliert Tierfett im Körper die Produktion von Entzündungserregern, den sogenannten Prostaglandinen und Leukotrienen. Sie sind Ursache weitverbreiteter Gelenkschäden mit anschließender rheumatischer Arthritis. Auf ihr Konto geht aber auch Arterienverstopfung als auslösender Faktor von Migräne und Psoriasis.

Von der Art des Fetts, das Sie essen, kann auch abhängen, ob das Entgiftungssystem des Körpers schneller oder langsamer arbeitet; das schließt den Aspekt ein, wie der Körper mit Freien Radikalen fertig wird. All das wiederum beeinflußt Ihren generellen Gesundheitszustand; es wirkt sich nicht nur in der Krebsanfälligkeit, sondern auf Herzerkrankungen, hohen Blutdruck, Autoimmun- und Entzündungskrankheiten, auf die Leber und natürlich den gesamten Alterungsprozeß aus.

Experimente mit Tieren am Strang Cancer Prevention Center in New York haben gezeigt, daß gesättigtes Fett, vorab Butter, ein häufiger Hemmfaktor dieses überaus wichtigen Entgiftungssystems ist, weil es bestimmte Gene an- oder ausschaltet. Fischöl (Omega-3) dagegen regt diese Enzymentgiftungsanlage kräftig an, erklärt Dr. Andrew J. Dannenberg, der Direktor dieses Forschungszentrums. Ähnliche, wenn auch geringere Wirkung hatte auch flüssiges Sojaöl; gehärtetes Sojaöl wiederum war kontraproduktiv. Das beweist, wie der Nutzen von Sojabohnenöl ins Gegenteil umschlagen kann, wenn sich seine Zusammensetzung ändert.

Die zwei Gesichter der Sojabohne

Das meiste schädliche Fett in haltbar gemachten Nahrungsmitteln stammt von teilweise gehärtetem Sojabohnenöl. Flüssiges Sojabohnenöl dagegen hat einen teilweise versöhnenden Wert: Es enthält kleine Mengen der guten Omega-3-Fettsäuren. Außerdem hat der menschliche Körper die Tendenz, Sojaöl in wohltuendes Omega-3-Fett umzuwandeln. Trotzdem bleibt noch viel schädliches Omega-6.

Im Gegensatz zu Sojaöl enthalten Nahrungsmittel aus Sojaprotein - beispielsweise die einfachen Sojabohnen, Tofu und Sojamilch - Substanzen wie Genistein, die als starke Antioxydanzien und Kämpfer gegen Krebs bekannt sind.

Meiden Sie gehärtete Sojaöle, seien Sie sparsam mit einfachem Sojaöl, und essen Sie Nahrungsmittel aus Sojaprotein.

Was Sie tun können, damit Ihnen nicht die Jugend verdirbt

- Essen Sie sowenig wie möglich peroxydiertes oder ranziges Fett.
- Prüfen Sie bei haltbaren Lebensmitteln die Aufschrift: Wenn mehrfach ungesättigte Fette wie Färberdistelöl oder Sonnenblumenöl als Ingredienzen angegeben sind, wurden sie bestimmt teilweise gehärtet.
- Meiden Sie insbesondere Nahrungsmittel, die gehärtete und teilweise gehärtete Pflanzenöle enthalten.
- Beschaffen Sie sich Crackers, Plätzchen, Kuchen und Getreideflocken ohne Fett. Dann können Sie sicher sein, daß Sie kein ranziges Fett enthalten.
- Benützen Sie zum Kochen und für Salate vor allem die erste Pressung von Olivenöl und Canolaöl. Gut sind auch Macadamia-Nuß-Öl und Walnußöl.
- Geben Sie acht bei Nahrungsmitteln mit viel gesättigtem Fett wie Schweine-, Rind-, Lamm- und Kalbfleisch, bei der Haut von Geflügeln, Butter, Vollmilch, Käse und Joghurt aus Vollmilch.
- Essen Sie Fisch. Er enthält Omega-3-Fette und Antioxydanzien, die der Oxydierung des Fetts entgegenwirken. Essen Sie Obst und Gemüse mit viel Glutathion, oder/und nehmen Sie zusätzlich Glutathion- und Glutaminpräparate zur Entschärfung der Aktivität von Freien Radikalen in Fett. Glutathion ist ein Superantioxydans, das die Aktivität der Freien Radikalen in Fett reduzieren hilft. Es trägt dazu bei, ranzige Fette im Darmtrakt zu neutralisieren und deren Freie Radikale im Zaum zu halten.

Wie man Fleisch so zubereiten kann, daß es keinen Schaden anrichtet

Fleisch schadet Ihren Zellen – und verursacht Altern mit Herzkrankheiten und Krebs. Aber einige einfache Maßnahmen und die Art, wie Sie Fleisch zubereiten, können helfen, die Schäden zu reduzieren.

Es ist nicht nur das Fett, das Fleisch und Geflügel zu solcher Gefahr für das Altern macht. Fleisch hat andere, verborgene Faktoren, die Sie Ihrer Jugend und Kraft berauben und den Ausbruch ernster, altersbedingter Krankheiten beschleunigen können, insbesondere Krebs und Herzkrankheiten. Aber es gibt auch eine gute Nachricht, falls Sie bei Ihrer Ernährung nicht gänzlich auf Fleisch verzichten möchten. Die lautet: Sie können die durch Fleisch hervorgerufenen Angriffe auf die Körperzellen drastisch reduzieren und die das Altern begünstigenden Schäden entschärfen.

Wenn Sie Fleisch, Geflügel und selbst Fisch durchbraten, entstehen die sogenannten HCA (Heterozyklischen Amine). Diese Substanzen werden während des Bräunungsprozesses durch Reaktionen mit tierischen Proteinen erzeugt. Nun befinden sich diese HCA jedoch nicht, wie vielleicht zu erwarten, an der Oberfläche des Fleisches. Man wird sie deshalb auch nicht los, wenn man das Verkohlte von einer Bulette oder einem gegrillten Hähnchen wegkratzt. HCA entstehen durch Reaktionen, die von der Hitze innerhalb des Muskels ausgelöst werden, und sind in dem gebratenen Fleisch eingebettet. Der Hitzegrad, mit dem Sie das Fleisch braten, ist allerdings von großer Bedeutung. Das Fritieren und Grillen, das Braten von Fleisch in der Pfanne oder auf dem Rost geschieht bei hohen Temperaturen, die riesige Mengen dieser bösen chemischen Substanzen erzeugen. Ein Garen oder Backen im Ofen verursacht weniger HCA; das Schmoren, Pochieren, das Kochen in Wasser und Garen in der Mikrowelle produzieren praktisch überhaupt keine HCA.

Glücklicherweise ist diese Gefahr bei gebratenem Fisch längst nicht so groß. Ein Test fand heraus: Beim Braten von Hühner- und Rindfleisch wurden fünf- bis achtmal mehr HCA erzeugt als beim Braten von Fisch. Den höchsten HCA-Gehalt hat gebratener Frühstücksspeck - es ist daher auch nicht überraschend, daß ein regelmäßiger Genuß von gebratenem Speck das Risiko Herzkrankheiten und Krebs erhöht.

Freie Radikale - losgelassene Ungeheuer

Täuschen Sie sich bitte nicht. HCA sind mächtige Mutagene, die Freie Radikale antreiben und dem genetischen Material der Zellen (DNA) großen Schaden zufügen können. Bei Tieren sind die HCA als Ursache von Dickdarm-, Brust-, Bauchspeicheldrüsen-, Leber- und Blasenkrebs erkannt worden. Manche HCA seien besonders »effizient und schnell« im Hervorrufen von Leberkrebs bei Affen, unseren nächsten Verwandten, erklärt Dr. John Weisburger, ein Wissenschaftler der American Health Foundation. Wer gebratenes und fritiertes Fleisch ißt, hat eine größere Tendenz zur Entwicklung von Dickdarmkrebs. Es wäre auch möglich, daß für den Anstieg von Fällen mit Dickdarm- und Brustkrebs bei Frauen, die im Rahmen der typisch amerikanischen fettreichen Ernährung Fleisch essen, zum Teil HCA verantwortlich sind.

Indem man Fett als Ursache ausklammerte, machte man bei einer wissenschaftlichen Untersuchung am New York University Medical Center die Entdeckung, daß die Frauen, die täglich Fleisch aßen - vom Rind, Kalb, Lamm oder Schwein -, noch immer doppelt so hoch gefährdet waren, Brustkrebs zu entwickeln, als Frauen, die hauptsächlich Fisch und Geflügel aßen. Eine andere Studie an der Universität Harvard stellte fest, daß Frauen, die täglich 140 Gramm Lamm-, Schweine- oder Rindfleisch aßen, ein doppelt so hohes Dickdarmkrebsrisiko hatten wie Frauen, die weniger als einmal im Monat Fleisch aßen. Hauptzielscheiben der HCA sind Dickdarm, Brust und Bauchspeicheldrüse.

HCA können aber auch das Herz angreifen. Nachdem Cindy D. Davis und Kollegen vom National Cancer Institute an Affen mit Leberkrebs aufgrund von HCA schwere Herzschäden diagnostiziert hatten, machten sie einige Experimente und gewannen folgende Erkenntnis: Gewisse HCA zerstörten die Mitochondrien in Herzmuskelzellen, was zum Absterben der Zellen führte. Die Mitochondrien sind Energiefabriken, die für das Überleben der Zellen wesentlich sind. Ihre Zerstörung könnte nach Vermutung von Dr. Davis mit Kardiomyopathie zusammenhängen, einer typischen Alterskrankheit, bei der es zu Entzündung und Verschlechterung von Herzgewebe mit dem häufigen Resultat eines Herzversagens kommt.

Die Jugend Ihres Körpers ist durch nichts so gefährdet wie durch angegriffene Mitochondrien. Man nimmt an, daß die Zerstörung der Mitochondrien in den Körperzellen der entscheidende Grund für vorzeitiges Altern insgesamt ist.

Geheimrezepte der Experten

Dr. William Castelli
Spezialist für die Erforschung von Herzkrankheiten

Dr. Castelli leitet das berühmte Framingham (Massachusetts) Heart Study.

»Ich bin in meiner Familie der erste, der es geschafft hat, ohne eine Koronar-Herzerkrankung 45 Jahre alt zu werden.«

Er nimmt täglich folgendes ein:

- Vitamin C – 500 Milligramm
- Vitamin E – 400 IE
- Folsäure – 1 Milligramm (1000 Mikrogramm)
- Multivitamin-Mineral-Präparat – 1 Tablette

Neue Krebsrisiken durch Fleisch

Eine weitere große Gefahr, die durch Fleisch gegeben ist und nichts mit Fett zu tun hat, besteht darin, daß sich potentiell Nitrosamine bilden können - chemische Stoffe, die praktisch alle Krebsarten verursachen können. Nitrosamine bilden sich eventuell dann im Magen, wenn man das Natriumnitrit in haltbar gemachtem Fleisch wie Schinken, Hot dogs, Mortadella, Salami und anderem kalten Fleischaufschnitt sowie Magerspeck gegessen hat. In Fleischsorten wie Magerspeck sind Nitrosamine außerdem oft bereits vorgeformt, so daß sie keiner weiteren chemischen Reaktionen im Körper bedürfen, um gefährlich zu werden.

Forschungsresultate aus jüngster Zeit haben einen beunruhigenden Zusammenhang zwischen haltbar gemachtem Fleisch und verschiedenen Krebsarten festgestellt.

Gehirnkrebs: Wissenschaftler der University of North Carolina in Chapel Hill haben vor kurzem entdeckt, daß Kinder, die einmal oder öfter wöchentlich Hot dogs aßen, ein doppelt so hohes Risiko liefen, an Gehirntumor zu erkranken, als Kinder, die keine Hot dogs aßen. Außerdem wiesen die Kinder mit dem höchsten

Konsum von haltbar gemachtem Fleisch wie Schinken, Magerspeck und Wurst ein um 80 Prozent höheres Gehirnkrebsrisiko auf. Besonders bemerkenswert: Kinder, die Vitamine einnahmen, waren für Gehirnkrebs weniger anfällig, woraus zu schließen ist, daß die oxydationshemmenden Vitamine die Freien Radikale und Karzinogene in dem haltbar gemachten Fleisch bekämpften.

Leukämie: Forschungen an der University of Southern California School of Medicine haben einen Zusammenhang festgestellt zwischen Hot dogs und Leukämie bei Kindern. Kinder, die mehr als zwölf Hot dogs pro Monat gegessen hatten, waren zehnmal anfälliger für Leukämie als Kinder, die überhaupt keine Hot dogs gegessen hatten. Die wahrscheinlichste Ursache sind Nitrit und Nitrat, die zum Haltbarmachen von Fleisch verwendet werden.

Ein Hamburger-Rezept gegen Altern

Es gibt eine verblüffende Möglichkeit, die HCA-Risiken im Hamburger zu bannen – indem man vor dem Braten Sojaprotein unter das Hackfleisch gibt. Dr. John Weisburger hat anhand von Tests nachgewiesen, daß bereits eine winzige Menge von Sojaprotein, nur 10 Prozent vom Gewicht des Gehackten, die Bildung von zellschädlichen, krebsverursachenden HCA beim Braten des Hamburgers unterdrückt. Im übrigen ersetzt das bißchen Soja zum Teil das gefährliche Fett. Würde der Standard-Hamburger weltweit auch nur mit einer minimalen Beimischung von Soja hergestellt, so würden nach Meinung von Dr. Weisburger in allen Ländern der Welt die Krebsquoten sinken.

Das Hamburger-Rezept gegen Altern lautet: Man gebe eine halbe Tasse vegetarischer Proteinkörner (Sojaprotein in einer Form, die in Reformhäusern und in manchen Supermärkten erhältlich ist) und zwei Eßlöffel kaltes Wasser zu einem Pfund magerem Hackfleisch vom Rind. Man knete das Fleisch, bis alle Zutaten richtig miteinander vermischt sind. Man forme die Mischung zu Buletten. Das Soja eliminiert 95 Prozent der HCA. Auf diese Weise hat der Hamburger mit Sojazusatz nur 5 Prozent des HCA-Gehalts üblicher Hamburger. Geschmacklich und in der Konsistenz entsteht dadurch kein merklicher Unterschied.

Dickdarmkrebs: Einer niederländischen Studie mit ungefähr 73 000 männlichen und weiblichen Probanden zufolge erhöhte haltbar gemachtes Fleisch, nämlich Wurst, das Dickdarmkrebsrisiko. Die Wissenschaftler machten dafür hauptsächlich Wirkstoffe des Konservierens verantwortlich.

Gibt es ein zusätzliches Problem mit Eisen? Fleisch ist auch stark eisenhaltig, und Eisen erhöht die Produktion von schädlichen Freien Radikalen im Körper. Eisen ist vor allem für Dickdarm- und Brustkrebs sowie bei Herzkrankheiten als Schadstoff eingestuft worden.

Eine zusätzliche Gefahr: Fett und Cholesterin lösen im Fleisch außerdem Freie Radikale aus, die viele Alterskrankheiten begünstigen – darunter auch Krebs, Arterienverstopfung und Entzündungssymptome einschließlich Arthritis.

Die Zeitbombe im Fleisch entschärfen

Mit Antioxydanzien dagegen ankämpfen: Ganz gleich, welche Art von Fleisch Sie essen – vergessen Sie bitte nie, mit der gleichen Mahlzeit oder in unmittelbarer zeitlicher Nähe viel oxydationshemmende Nahrungsmittel wie Obst, Gemüse, Getreide und Tee zu sich zu nehmen. Um ganz sicherzugehen, daß die Antioxydanzienwerte im Blut hoch bleiben, sollten Sie obendrein Vitamine einnehmen. Es ist wissenschaftlich erwiesen, daß die oxydationshemmenden Wirkstoffe Vitamin C, E und A, Beta-Carotin, Selen, Glutathion sowie die im Tee dem Entstehen von HCA neben anderen zellzerstörenden Freien Radikalen vorbeugen können. Vitamin C in Obst und Gemüse und Vitamin E blockieren auch die Bildung von Nitrosaminen. Das gleiche leisten Knoblauch, grüne Paprikaschoten, Ananas, Karotten, Erdbeeren und Tomaten, wie Untersuchungen an der Cornell University gezeigt haben. Wissenschaftlichen Erkenntnissen zufolge gibt es in Obst und Gemüse viele Antioxydanzien, die Nitrosamine abblocken: Quercetin, p-cumarische wie chlorogenische Säure und Vitamin C.

Essen Sie Knoblauch: Nach neuesten Forschungen kann Knoblauch nicht nur das Aufkommen der gefürchteten Nitrosamine nach dem Genuß von haltbar gemachtem Fleisch verhindern, sondern ebenfalls, daß die intakten Moleküle des Nitrosamins biologisch aktiviert und damit für die Zellen gefährlich werden.

Bereiten Sie das Fleisch auf gesündere Weise zu: Sie sollten Fleisch und Geflügel möglichst in der Mikrowelle garen, es schmoren, sieden und pochieren – Methoden, die nur sehr wenig HCA erzeugen. Falls Sie grillen wollen, sollten Sie Gehacktes, Koteletts, Steaks und Geflügel in der Mikrowelle vorgaren. Bevor Sie das Fleisch dann auf den Grill legen, schütten Sie den Bratensaft weg, da er viele Rohstoffe enthält, die HCA erzeugen. Tests von James S. Felton am Lawrence

Livermore National Laboratory in Kalifornien haben demonstriert, daß ein zweiminütiges Garen in der Mikrowelle vor dem Grillen die HCA bei Frikadellen um 90 Prozent reduziert. Sie sollten übrigens auch für Saucen kein Bratenfett verwenden. Das Bratenfett enthält hohe Konzentrationen von HCA.

Und Frühstücksspeck sollten Sie stets in der Mikrowelle garen – dann hat er weniger Nitrosamine und HCA als gebratener oder gegrillter Speck.

Entfernen Sie das Fett: Befreien Sie das Fleisch von Fett, bevor Sie es kochen oder essen. Verzichten Sie bei Geflügel auf die Haut.

Essen Sie kleinere Portionen von Fleisch: Statt der üblichen Portion von 300 Gramm Steak oder Roastbeef oder einem 220-Gramm-Hamburger sollten Sie kleinere Fleischportionen von 100 bis 120 Gramm essen.

Schränken Sie Ihre Fleischnahrung ein: Wer Fleisch bei jeder Mahlzeit zur Hauptsubstanz macht, sorgt dafür, daß er rasch alt wird. Sie sollten es als Kernstück durch Gemüse, Getreide, Teigwaren und Hülsenfrüchte ersetzen. Geben Sie kleinere Mengen Fleisch in Eintopf- und Schmortopfgerichte, oder machen Sie es wie die Asiaten, indem Sie Gemüse mit Fleisch in der Pfanne rühren. Wenn Sie es gewohnt sind, täglich ein- oder zweimal Fleisch zu essen, sollten Sie wenigstens versuchen, es auf drei- oder viermal pro Woche einzuschränken. Wie der US-Präsident Thomas Jefferson einmal sagte, sollte Fleisch neben dem Hauptgericht aus Kartoffeln, Reis, Gemüsen und Hülsenfrüchten als Beilage gereicht werden.

Sie können sich jung oder alt trinken

Ein wenig Alkohol, und da besonders Rotwein, könnte ein Rezept zum Jungbleiben sein – sofern Sie erwachsen sind und keine Probleme oder Krankheiten haben, die Alkoholgenuß ausschließen. Ein starker Alkoholkonsum ist mit Sicherheit ein Weg zu raschem Altern, gesundheitlichem Schaden und frühem Tod.

Es ist wahr: Sie können durch Trinken jung bleiben; Sie können sich durch Trinken aber auch alt machen. Und die Mengendifferenz, die den Unterschied ausmacht, ist minimal. Wie Dutzende von Tests belegen, leben »mäßige« Alkoholgenießer – ein bis zwei Glas pro Tag – etwas länger als Abstinenzler. »Starke« Trinker dagegen – mehr als drei Gläser pro Tag – sterben früher als alle übrigen. Wer diese Fakten ignoriert, muß büßen. Ein Beispiel: Ein über dreizehn Jahre laufendes Forschungsprojekt mit 12000 englischen Ärzten zwischen 50 und 90 Jahren als Probanden, dessen Resultate 1994 vom Imperial Cancer Research Fund an der Universität Oxford bekanntgegeben wurden, kam zu dem Schluß, daß maßvolle Trinker ungefähr zwei Jahre länger lebten als Abstinenzler. Es do-

Die Fakten über alternshemmenden Alkoholgenuß

- Alkohol, mit Maßen genossen, kann das Leben verlängern, insbesondere durch Verhütung von Herzkrankheiten nach den mittleren Jahren.
- Wein ist zur Verringerung der Zahl der Herzanfälle am meisten geeignet; als nächstes kommt Bier; Hochprozentiges steht an letzter Stelle. So das Ergebnis neuester Forschungen am Kaiser Permanente in Kalifornien.
- Als Vorbeugungsmittel gegen Alter empfiehlt sich – sofern Sie Alkohol trinken – das Trinken von Wein zu den Mahlzeiten. Das Hinunterschütten von Drinks ohne ausreichende Nahrungsgrundlage in der Bar oder auf einer Party ist genau das richtige, um Ihre Jugend und sich selbst rasch umzubringen.

kumentierte aber auch, daß das Sterberisiko um so stärker anstieg, je mehr die Ärzte über drei Gläser Alkohol hinaus tranken. Trinker von mehr als sechs Gläsern pro Tag zeigten eine deutliche Neigung zu Zirrhose, Leberkrebs, Mund- und Halskrebs, Bronchitis und Lungenentzündung.

Heißt das etwa, daß Sie, um das Altern hinauszuzögern, mit Absicht das Trinken anfangen sollten? Bestimmt nicht. Falls Sie jedoch dem Alkohol bereits mit Maßen zusprechen, müssen Sie ihn andererseits aber auch nicht aus Angst vor einem vorzeitigen Ende aufgeben. Als führender Kardiologe hat Thomas Pearson vom Mary Imogen Bassett Research Institute in Coopertown, New York, seinen Kollegen folgendes geraten: »Pauschalempfehlungen zum Verzicht auf Alkohol sind wahrscheinlich nicht verantwortungsvoller als Pauschalemfehlungen zum Trinken.« Sein Argument: Ob man trinkt oder nicht, muß eine persönliche Entscheidung bleiben, die auf der Einstellung eines Erwachsenen zum und seiner Erfahrung mit Alkoholgenuß gründet.

Der Unterschied zwischen dem Trinken kleiner oder großer Mengen (von Alkohol) kann den Unterschied zwischen dem Verhüten oder Verursachen eines vorzeitigen Todes ausmachen. –
Dr. Charles Hennekens, Professor, Harvard Medical School

Wie mäßiges Trinken das Altern hinauszögern kann

Es reduziert Herzanfälle: Menschen, die weniger als zwei Drinks pro Tag zu sich nehmen, haben ein 30 Prozent geringeres Risiko von Herzerkrankungen als Nichttrinker. In dem erwähnten Forschungstest mit britischen Ärzten sank die Quote von Herz- und Schlaganfällen bei mäßigem Alkoholgenuß im Vergleich zu Abstinenzlern und starken Trinkern um 40 Prozent. Wahrscheinliche Gründe: Alkoholische Getränke hemmen das Entstehen von Blutgerinnseln, vermehren das gute HDL-Cholesterin und helfen vorbeugend gegen die gefürchtete Oxydation von LDL-Cholesterin, das die Arterien faulen und verstopfen läßt.

Würden alle Amerikaner gänzlich auf Alkohol verzichten, würde es pro Jahr 81 000 mehr Todesfälle aufgrund von Herzkrankheiten geben, erklärte der Kardiologe Dr. Paul Ridler von der Universität Harvard. Er machte die Entdeckung, daß Menschen, die täglich mäßig trinken, höhere Blutwerte eines natürlichen Gerinnsellösers mit der Bezeichnung t-PA haben (von »tissue-type plasminogen activator«). Die niedrigsten t-PA-Werte fanden sich bei Abstinenzlern.

Es wendet Schlaganfälle ab: Aufgrund der Eigenschaften des Alkohols zur Bekämpfung von Gerinnseln kann der Genuß von ein bis zwei Gläsern pro Tag anscheinend die Häufigkeit von Schlaganfällen verringern - nach einer jüngsten britischen Untersuchung um 60 bis 70 Prozent.

Es erhält die geistigen Fähigkeiten: Selbst wenn es merkwürdig klingt - mäßiger Alkoholgenuß kann dazu beitragen, das Gehirn wachsam zu halten, wenn man älter wird. Der Genetiker Dr. Joe C. Christian von der Indiana University hat fast zwanzig Jahre lang 4000 männliche Zwillinge beobachtet, um herauszufinden, ob ein mäßiges Trinken dem Gehirn schadet. Er unterzog Zwillingsbrüder im Alter von 26 und 27 Jahren psychologischen Tests. Kleine Mengen Alkohol hatten keine erkennbaren Schäden verursacht. Dr. Christian machte sogar die Feststellung, daß diejenigen Brüder, die täglich ein oder zwei Gläser getrunken hatten, bei den Tests über die geistige Beweglichkeit besser abschnitten als die anderen, die weniger als einen Drink und mehr als zwei Drinks täglich tranken. Ein maßvolles Trinken - ein bis zwei Gläser pro Tag - stärkte anscheinend das Erinnerungsvermögen sowie die Fähigkeiten zum Lösen von Problemen und zum logischen Denken.

Bei Erwachsenen unter 65 sollten Männer sich nicht mehr als zwei Gläser und Frauen nicht mehr als ein Glas täglich genehmigen. (Männer sind normalerweise größer als Frauen, und ihr Körper kann deshalb mehr Alkohol umwandeln.) Nach dem 65. Lebensjahr ist niemandem mehr als ein Glas pro Tag anzuraten. –
National Institute on Alcohol Abuse and Alcoholism

Wie starkes Trinken Ihnen die Jugend stehlen und das Leben verkürzen kann

Es verursacht vorzeitigen Tod: Die Zahl der Todesopfer, die der Alkohol fordert, ist enorm. Starkes Trinken ist die zweite Hauptursache für einen »vorzeitigen« Tod - das Rauchen ist die Nummer eins. Unter den Teilnehmern eines Tests am berühmten Framingham Heart Study gab es unter denjenigen, die täglich mehr als fünf oder sechs Gläser tranken, mehr Todesfälle durch plötzlichen Herzstillstand, obwohl vorher keine Anzeichen von Koronarkrankheiten zu erkennen gewesen waren. Alkohol erhöht auch die Zahl der Todesopfer durch Bluthochdruck, Schlaganfall, Magen-, Hals- und möglicherweise auch Brust- und Dickdarmkrebs, Leberzirrhose, Unfall und Selbstmord.

In den USA ist starkes Trinken in allen Fällen eines vorzeitigen Todes – das heißt vor Erreichen der durchschnittlichen Lebenserwartung – die zweithäufigste Ursache. Die häufigste Ursache ist Rauchen.

Es fördert Brustkrebs: Mittlerweile geben viele Spezialisten zu bedenken, daß mehr als ein Glas pro Tag Brustkrebs verursachen könnte. Schuld daran sind vermutlich Schäden durch Freie Radikale. Dr. Matthew P. Longnecker von der Harvard School of Public Health hat dazu Forschungen betrieben, mit dem Ergebnis, daß zwei Drinks pro Tag das Brustkrebsrisiko um etwa 50 Prozent steigern können. Ein Glas oder weniger pro Tag ist nach seinen Erkenntnissen relativ ungefährlich.

Frauen – insbesondere solche mit einer Familiengeschichte von Brustkrebsvorkommnissen – sollten sich auf ein Glas Alkohol am Tag beschränken. Starkes gelegentliches Saufen könnte bei einer Brustkrebspatientin dazu beitragen, daß der Krebs sich ausbreitet. Alkohol erhöht den Östrogenspiegel. Östrogen ist krebsfördernd.

Es ruft Herz- und Gefäßkrankheiten hervor: Menschen, die pro Tag drei und mehr Gläser nehmen, haben eine drei- bis viermal höhere Chance, Bluthochdruck zu bekommen. Wie Tests gezeigt haben, ist übermäßiges Trinken für 30 Prozent sämtlicher Fälle von hohem Blutdruck verantwortlich. Starke Trinker (drei oder vier Gläser täglich) sind im Schnitt drei- bis sechsmal infarktgefährdeter als Nichttrinker, wie englische und finnische Forschungen zeigen. Starkes Trinken kann sogar bei jungen Leuten einen Schlaganfall verursachen.

Chronisches übermäßiges Trinken kann unregelmäßigen Herzschlag und Vergrößerung des Herzens bewirken, mit der möglichen Folge von Kurzatmigkeit und Müdigkeit sowie schließlich Herzversagen, das oft tödlich verläuft.

> *Der Alkohol ist eine seltsame Sache – er ist eine mächtige pharmakologische Substanz, das Bestandteil einer gesunden Ernährung sein, aber auch tödlich wirken kann, wenn im Übermaß genossen. –*
> Dr. Walter Willett, Harvard School of Public Health.

Es verursacht Gehirnschaden: Zweifellos kann Alkohol das Gehirn vorzeitig altern lassen und vor allem das Erinnerungsvermögen beeinträchtigen. Szintigraphische Untersuchungen des Gehirns junger Alkoholiker zeigen Schäden im Gehirn, darunter ein Schrumpfen der Großhirnrinde, Veränderungen der Gehirnstrukturen und eine verminderte Stoffwechseltätigkeit. »Das Gehirn eines dreißigjährigen Alkoholikers sieht aus wie das Gehirn eines fünfzig Jahre alten Mannes«, sagte der Forscher Dr. Gene-Jack Wang vom Brookhaven National Laboratory in Upton, New York.

Wer ganz auf Alkohol verzichten sollte

- Frauen, die schwanger sind oder empfangen wollen.
- Menschen, die vorhaben, Auto zu fahren oder eine andere Tätigkeit auszuüben, welche unverminderte Aufmerksamkeit oder Muskelkoordination verlangt.
- Menschen, die Medikamente einnehmen, welche die Wirkung des Alkohols beeinflussen.
- Alkoholiker in der Heilungsphase.
- Kinder und Teenager.
- Kranke, deren Leiden sich durch Alkohol verschlimmern würde.

National Institute on Alcohol Abuse and Alcoholism

Es verursacht Geburtsfehler: Bei schwangeren Frauen kann Alkohol eine Fehlgeburt - das Fötus-Alkoholsyndrom - und bei Neugeborenen Geburtsfehler hervorrufen.

Es macht süchtig. Die größte Gefahr des Alkohols für die Jugend und das Leben überhaupt besteht natürlich darin, daß er viele Leute süchtig macht, die das Trinken nicht wieder aufgeben können, wenn sie einmal angefangen haben. In den USA sind ungefähr 14 Millionen Erwachsene alkoholabhängig.

> *Es wäre absolut verantwortungslos, Nichttrinkern zu raten, aus gesundheitlichen Gründen Alkohol zu trinken. –*
> Arthur Kaltsky, Leiter der Kardiologischen Abteilung am Kaiser Permanente Medical Center in Oakland, California.

Die besonderen Kräfte des Rotweins gegen Altern

Warum ist Rotwein wirksamer gegen Altern als andere Arten von Alkohol? Ganz einfach. Rotwein hat viele Antioxydanzien. Sie haben sicher schon von dem sogenannten französischen Paradox gehört. Da wird behauptet, daß die Franzosen sehr fett essen können, ohne auch nur einen Bruchteil der Herzkrankheiten zu erleiden, die Amerikaner und Menschen anderer westlicher Länder abbekommen – und zwar aus dem Grund, daß die Franzosen Rotwein zu den Mahlzeiten trinken, der den zu erwartenden Schäden aus fettreicher Nahrung entgegenwirkt. Ob das der Wahrheit entspricht, ist strittig. Aber eines stimmt mit Sicherheit: daß nämlich Wein, und ganz besonders Rotwein, viele Antioxydanzien enthält und daß sie wirklich in großen Mengen in den Blutkreislauf eintreten, wenn man Wein trinkt.

Weißwein hat schon einige Antioxydanzien, doch Rotwein viel mehr, weil – im Unterschied zum Weißwein – die farbigen Schalen und die Kerne, aus denen Antioxydanzien stammen, mit vergoren werden und die Antioxydanzien dann im Wein freigesetzt werden. Eine der größten antioxydierenden Waffen des Rotweins ist eine spezifische chemische Verbindung namens Katechin, die sich auch in Tee findet.

Diese Katechine bieten eine breite Palette von positiven Wirkungen: Sie können oxydative Veränderungen blockieren, die es dem LDL-Cholesterin ermöglichen, die Arterienwände zu infiltrieren und Blutgerinnsel zu bilden; sie verhindern die Ansammlung von Blutplättchen, die Blutgerinnsel verursachen; sie entspannen Blutgefäße; sie hemmen Tumore, Bakterien und Viren; sie tragen zum Schutz der Leber und zur Bekämpfung von Entzündungen bei.

Was Rotwein gegen das Altern bewirken kann

Er blockiert Arterienverstopfung: Die Antioxydanzien in roten Trauben und im Rotwein behindern, wie das Vitamin E, die Fähigkeit der Freien Radikale, das schlechte LDL-Blutcholesterin zu oxydieren, also den Beginn einer Arterienverstopfung. Dr. Edwin Frankel und Kollegen an der University of California in Davis stellten mit Reagenzglas-Experimenten fest, daß Antioxydanzien im Rotwein die Oxydierung sogar besser abblockt als Vitamin E. Weißwein (und grüne Trauben) erwiesen sich wegen der geringeren Menge von Antioxydanzien als nicht so wirksam.

> *Ich esse jetzt mehr rote Trauben und habe von Weißwein auf Rotwein umgestellt.* –
> Dr. Edwin Frankel, University of California in Davis, Erforscher von Antioxydanzien in Wein und Trauben

Er wirkt wie ein Antikoagulans: Antioxydanzien im Rotwein verhindern auf ähnliche Weise wie Aspirin die Ansammlung von Blutplättchen, den ersten Schritt auf dem Weg zu Blutgerinnseln, die zu Herzinfarkten und Schlaganfällen führen.

Bei einem Forschungstest aus jüngster Zeit, den Dr. John Folts an der University of Wisconsin-Madison Medical School durchführte, tranken Versuchspersonen zweieinhalb Gläser französischen Rotweins (Chateauneuf du Pape). Fünfundvierzig Minuten später indizierten Blutuntersuchungen eine Senkung der Blutplättchenklebrigkeit um 40 Prozent. Das bedeutet, daß die Personen weniger anfällig für Blutgerinnsel waren.

Er dehnt die Arterien: Chemische Stoffe in Rotwein, roten Trauben und rotem Traubensaft können sogar direkt auf die Blutgefäße einwirken, durch Entspannung und Dehnung. Das erbrachten Untersuchungen von Dr. David F. Fitzpatrick am University of South Florida College of Medicine. Solche Tätigkeit kann Bluthochdruck und Gefäßspasmen abwehren, die Herzinfarkt und Schlaganfall heraufbeschwören. Weiße Trauben und heller Traubensaft hatten auch einige Wirkungen, Weißwein jedoch nicht. Die muskelentspannende chemische Substanz befindet sich definitiv in der Haut und nicht im Fleisch der Traube. Dr. Fitzpatrick meint, es könnte sich um das Katechin handeln.

Schutzinfusionen

Die oxydationshemmenden Katechine im Rotwein gingen ins Blut und seien vermutlich als Arterienschutz tätig, behauptet Dr. Andrew Waterhouse von der University of California in Davis. Er gab Versuchspersonen 0,2 Liter eines roten Bordeaux aus Kalifornien zu trinken. Ihre Katechin-Blutwerte erhöhten sich dramatisch. Sie erreichten ihren Höhepunkt nach drei Stunden, begannen nach acht Stunden wieder abzusinken, und nach vierundzwanzig Stunden waren sie praktisch auf Null gesunken. »Sie hielten sich fast einen ganzen Tag«, staunte Dr. Waterhouse. Was noch bemerkenswerter erscheint: Die nach den Reagenzglas-Testwerten errechnete Katechin-Menge im Blut eines Menschen ließ eine Verringerung der gefährlichen Oxydierung von LDL-Cholesterin um 80 Prozent erwarten.

Enthalten alle Rotweine oxydationshemmende Katechine? Dr. Waterhouse bejaht dies. Wenngleich manche Rotweine es auf ein bißchen mehr Katechine bringen als andere, ist es doch so, daß alle Rotweine eine ganze Menge enthalten – auch die gewöhnlichen amerikanischen, französischen, italienischen, australischen und chilenischen. Einfach alle. Und welcher Wein hat am meisten? »Wenn ein Wein so stark ist, daß sich Ihnen beim Trinken richtig der Mund kräuselt, dann können Sie sicher sein, daß der Wein viele Katechine enthält«, sagt Dr. Waterhouse.

Zwei Ratschläge von größter Bedeutung

- Rotwein ist keine Medizin, die man einfach schluckt, so oft es einem gerade in den Sinn kommt. »Wenn Sie anfangen, Rotwein wie eine Tablette zu verwenden, könnten Sie sich ernsthaft schaden«, gibt Dr. Waterhouse zu bedenken. Falls Sie Rotwein trinken, sollten Sie ihn wie die Franzosen zu den Mahlzeiten trinken. Das hemmt nicht nur den Rausch, sondern fördert die Nutzung der potentiellen positiven Wirkungen des Weins durch den Körper. Die Antioxydanzien im Rotwein wirken möglicherweise in erster Linie als partielle Gegenmittel gegen die Tätigkeit von Freien Radikalen, die durch Nahrung und insbesondere durch fettreiche Nahrung ausgelöst wird. Der Wein führt dem Körper also gute Kräfte zu, die den gleichzeitig schon vorhandenen bösen Paroli bieten.
- Mehr bedeutet nicht besser. Sie sollten Wein nur mit Maßen trinken. Das heißt ein oder zwei Gläser pro Tag. Es ist gefährlich, die Theorie vom gesundheitlichen Nutzen des Weins zu weit zu treiben. Es ist zwar richtig, daß die Franzosen, die zehnmal mehr Rotwein trinken als die Amerikaner, niedrige Quoten von Herzkrankheiten mit Todesfolge haben. Andererseits sterben aber doppelt so viel Franzosen an Leberzirrhose, Magenkrebs und durch Selbstmord als Amerikaner. Und bei den Franzosen liegt die Todesquote bei Schlaganfällen um 50 Prozent höher als bei den Amerikanern. Diese Dinge stehen häufig mit Alkohol in Zusammenhang.

»Wein« ohne Alkohol

Nach neuen Forschungen von Dr. John Folts an der University of Wisconsin enthält der einfache alte blaue Traubensaft die gleichen schützenden blutverdünnenden Antioxydanzien wie Rotwein, allerdings in einer niedrigeren Konzentration. Dementsprechend kann man sich viele positive Wirkungen des Rotweins auch ohne Alkohol sichern. Um die gleichen koagulationshemmenden Wirkungen wie beim Rotwein zu bekommen, muß man dreimal soviel roten Traubensaft trinken. Um die gerinnselfördernden Eigenschaften gewisser fettreicher Nahrungsmittel in Schach zu halten, sollte man den Traubensaft am besten zu den Mahlzeiten trinken. Weißer Traubensaft tut's nicht.

Der Weg zum frühen Altern ist mit Kalorien gepflastert

Selbst wenn Sie schon die mittleren Lebensjahre (oder mehr) erreicht haben, kann es die biologische Uhr verlangsamen, Alterskrankheiten hinauszögern oder sie Ihnen gänzlich ersparen, wenn Sie Ihre Nahrung Tag für Tag um ein paar Kalorien leichter machen. Es ist im Leben nie zu spät, um mit dem Aufschieben des Alterns anzufangen.

Im folgenden wird ein – nicht immer angenehmer – Weg aufgezeigt, wie man den Alternsprozeß verlangsamen und das eigene Leben verlängern kann: Essen Sie weniger Kalorien, und achten Sie dabei auf gute Nahrungsqualität, damit Sie schlank, aber nicht unterernährt sind. Diese Strategie ist biologisch vernünftig. Bei Tieren hat sie sich als nahezu ideale Möglichkeit einer Lebensverlängerung erwiesen, und sie hilft auch zum Verständnis der Tatsache, daß manche Menschen länger leben als andere. Denken Sie nur an die japanische Insel Okinawa; dort wohnen mehr Einwohner, die über hundert Jahre alt sind, als in irgendeiner anderen Bevölkerung. Sie essen zwischen 17 und 40 Prozent weniger Kalorien als die anderen Japaner und haben 30 bis 40 Prozent weniger Fälle von Herzerkrankungen, Schlaganfällen, Krebs, Diabetes und altersbedingten Gehirnkrankheiten.

Es liegt zwingendes neues Beweismaterial dafür vor, daß eine Reduzierung der Nahrungsmengen eine gute Möglichkeit des Jungbleibens darstellt, obwohl die Amerikaner dicker werden. Laut Roy Walford, dem Leiter des Gerontology Research Laboratory an der UCLA Medical School, verlangsamt eine kalorienarme, aber qualitativ hochwertige Ernährung das Tempo des Alterns. Es »verjüngt« selbst in späten Lebensjahren noch einige Körperfunktionen, dehnt die Lebensspanne aus und verringert die Krankheitsanfälligkeiten mindestens um die Hälfte.

Bedeutet das etwa eine Lebensweise, bei der man halb verhungert? Nein. Die Losung lautet keineswegs: Mangelhaft essen. Sie lautet: Weniger essen.

Die hundertjährigen Tiere

Eine eingeschränkte Kalorienzufuhr hat sich bei Tieren als die absolut sichere Methode zur Überschreitung der normalen Lebensspanne erwiesen. Seit dem ersten Experiment im Jahre 1935 hat eine lange Reihe von Forschungen gezeigt, daß Säugetiere wie Mäuse, Ratten und Hunde bei Nahrungsreduktion um ein Drittel bis zur Hälfte länger leben als erwartet. Es ist unbestreitbar, daß Säugetiere, die 30 bis 40 Prozent weniger als die üblichen Mengen fressen, dabei aber die notwendigen Nährstoffe erhalten, mit Sicherheit langsamer altern. Die Tiere sind lebendiger und schlanker, sehen jünger aus und sind weniger anfällig für sämtliche Krankheiten einschließlich Krebs und Entzündungen. Wenn bei solchen Tieren Krebs künstlich herbeigeführt wird, kommt es oft vor, daß die Tumore nicht wachsen oder sich um ein Drittel langsamer weiterentwickeln.

> *Man kann die Langlebigkeit dadurch steigern, daß man die Nahrungsmengen einschränkt – selbst nach Erreichen des Erwachsenenalters und in den mittleren Jahren. –*
> Dr. Roy Walford, UCLA School of Medicine

Sämtliche Phänomene, die wir in Verbindung mit dem Reifen und Älterwerden sehen, werden hinausgezögert, wenn man die Kalorienzufuhr abbremst: Die Pubertät setzt später ein, die Phase der Zeugungsfähigkeit und Fruchtbarkeit währt länger, der Beginn von Gedächtnis- und Immunschwäche wird hinausgeschoben. Bei Tieren wirkt es sich so aus, daß sie im Vergleich zu normal gefütterten, chronologisch gleichaltrigen Tieren biologisch nur halb so alt sind.

Warum Sie den Alternsprozeß durch eine reduzierte Kalorienaufnahme stoppen können

Der Körper erzeugt weniger Freie Radikale: Kalorien sind prinzipiell Feinde des Jungbleibens, weil der Körper zu ihrer Umwandlung in Energie mehr Sauerstoff braucht. Dieser wiederum ruft mehr Freie Radikale hervor, die ihrerseits Zellen angreifen, was potentiell Zellschäden, Krankheiten und beschleunigtes Altern verursachen kann. Es ist ein wahrer Teufelskreis. Je mehr Sie essen, desto mehr Sauerstoff muß Ihr Körper verarbeiten und desto größer sind die zu erwartenden Zellschäden. Eine reduzierte Kalorienzufuhr dagegen schränkt die Erzeugung von destruktiven Freien Radikalen ein. Die Untersuchung der Körper von auf Diät gesetzten Tieren zeigt nach ihrem Tod geringere Gewebeschäden durch die

Tätigkeit Freier Radikale. Sie sind nicht so »ausgerostet« wie die Körper von wohlernährten Tieren, die im gleichen Alter gestorben sind.

Die Verteidigungskräfte gegen Altern wachsen: Bei Tieren kommt es aufgrund von Unterfütterung zu einer drastischen Erhöhung der Werte von im Körper erzeugten oxydationshemmenden Enzymen. Das betrifft auch die überaus wichtigen Enzyme Superoxyd Dismutase, Katalase und ferner Glutathion Peroxydase – jene lebenswichtige Substanz, die, wie bereits erwähnt, den Obstfliegen Jugend und Langlebigkeit bescherte. Und die Enzyme sind drei- bis viermal aktiver im Neutralisieren der Freien Radikale, wie Dr. Ron Hart vom National Center for Toxicological Research in Arkansas erläutert. Im übrigen setzen Tiere bei eingeschränkter Kalorienaufnahme stärkere Armeen von Enzymen zur Wiederinstandsetzung von genetisch (am DNA) beschädigten Zellen frei. Und sie sind fünfmal tüchtiger in der Befreiung des Körpers von Karzinogenen als beispielsweise Aflatoxin.

Ihre Immunität steigert sich: Tiere haben bei geringerer Kalorienzufuhr ein um 30 Prozent stärkeres Immunsystem, als wenn sie normal gefüttert werden, berichtet der Mikrobiologe George Roth vom National Institute on Aging. Eine Kalorienbeschränkung »verzögert das Absinken der Immunreaktion, die mit dem Alter kommt, und bei unterernährten Tieren bleibt die Kraft der weißen Blutkörperchen länger erhalten«, sagt er.

Die Blutzucker- und Insulinwerte fallen: Bei geringerer Nahrungsaufnahme kommt es zu einer drastischen Senkung der Glukose (Zucker) und des Hormons Insulin. Das ist insofern wichtig, als hohe Mengen von Zucker und Insulin im Blutkreislauf die primären Bio-Markierer des Alterns sind. Wenn Sie viel essen, muß Ihr Körper mehr Insulin produzieren, um die Nahrung in Blutzucker umzuwandeln. Das Insulin aber ist, wie erst seit kurzem bekannt ist, für eine Reihe von chronischen Krankheiten hauptverantwortlich. Es zerstört, im Verein mit Fett, die Arterienwände und initiiert somit potentiell Herzkrankheiten. Es wird auch als Krebsfördermittel verdächtigt. Zuviel Insulin im Körper kann auch schreckliche Auswirkungen auf das Gehirn haben.

Es wirkt auch bei Menschen

Das lange schlanke Leben: Falls Sie ein Mann in mittleren Jahren sind, wird Ihre Lebenserwartung um 40 Prozent länger sein, wenn Sie zu den schlanksten Ihrer

Altersgruppe gehören - und nicht zu den dicksten. Außerdem haben Sie ein um 60 Prozent geringeres Risiko, an einer Herzkrankheit zu sterben. So lautet die Folgerung einer kürzlich abgeschlossenen Studie, die 19 000 Harvard-Absolventen über 27 Jahre verfolgte. Die Wissenschaftler kamen außerdem zu der Erkenntnis, daß für die besonders schwergewichtigen Männer unabhängig vom Lebensalter auch ein besonders hohes Todesrisiko bestand. Dieser Studie zufolge liegt das ideale Körpergewicht ungefähr 20 Prozent niedriger als das Durchschnittsgewicht. Ein Beispiel: Ein 1,65 Meter großer Mann, der möglichst lang leben möchte, sollte nicht mehr als 71 Kilogramm wiegen - das liegt 20 Prozent unter dem Körpergewicht des durchschnittlichen Amerikaners gleicher Größe. (Anmerkung: Bei den Probanden handelte es sich um gesunde Männer und Nichtraucher, ihr niedriges Gewicht war also nicht etwa auf Rauchen oder Krankheit zurückzuführen.) Es ist anzunehmen, daß die gleichen Allgemeinregeln auch für Frauen gelten. Bislang sind jedoch keine entsprechenden Tests durchgeführt worden.

Wie man die biologische Uhr schlagen kann

Folgende positive Wirkungen zeigten sich bei Affen, die über 42 Monate 30 Prozent weniger Kalorien als normal bekamen:

- niedrigeres Körpergewicht und weniger Körperfett
- niedrigere Stoffwechselrate
- niedrigere Blutzuckerwerte
- erhöhte Glukose-Toleranz
- niedriger Insulinspiegel im Blut
- größere Reaktionsempfindlichkeit auf Insulin
- niedrigerer diastolischer und durchschnittlicher Blutdruck
- mehr Lymphozyten (weiße Blutkörperchen) zur Bekämpfung von Infektionen
- etwas weniger Cholesterin

Weniger Kalorien, weniger Krebs: Ein Beschneiden der Kalorien wirkte sich rasch und stark auf die Ausbreitung von präkrebsartigen Zellen im Dickdarm übergewichtiger Menschen aus, wie neuere Forschungen an der Columbia University ergaben. Eine Kalorienzurücknahme um ungefähr ein Drittel führte zu einer Abnahme der Proliferation präkrebsartiger Zellen um 40 Prozent. Diese Studie liefert den ersten klaren wissenschaftlichen Beweis dafür, daß sich eine Kalorienbeschränkung beim Menschen sofort krebs- und altersverzögernd auswirkt.

Wenn die Einschränkung der Ernährung bei Menschen die gleiche Wirkung wie bei Nagetieren hat, dann läßt sich unsere Lebensspanne um mindestens 30 Prozent verlängern – was uns 30 bis 35 Jahre schenken würde. Sobald wir aber den Mechanismus verstünden, der das Altern steuert, könnten wir es vielleicht möglich machen, die Lebensspanne noch erheblich mehr auszudehnen, vielleicht sogar um 100 Prozent – und das würde uns zusätzlich hundert Jahre schenken. –
Der Physiologe Dr. Edward Masoro vom University of Texas Health Science Center in San Antonio, der sich mit Forschungen zum Thema einer kalorienreduzierten Ernährung hervorgetan hat.

Wieviel weniger müssen Sie essen?

Wenn Sie mit einer Kalorieneinschränkung wirklich etwas erreichen wollen, sollten Sie nach Auffassung von Dr. Walford etwa 10 bis 25 Prozent unter Ihr »Idealgewicht« kommen, d. h. unter dem »Sollwert« an Gewicht bei einer genau richtigen Nahrungsmenge. Es ist üblicherweise das Gewicht, das Sie im Alter von 25 Jahren hatten, sofern Sie zu diesem Zeitpunkt nicht unter Übergewicht litten. Falls Sie außergewöhnlich mager sind, sollten Sie Ihre Kalorien nur um 10 Prozent reduzieren. Falls Sie aber fettleibig sind, sollten Sie die Kalorien um 25 bis 30 Prozent reduzieren, sagt Dr. Walford.

Jede Einschränkung von Nahrungs- oder Kalorienzufuhr müßte eigentlich nützen, weil dadurch die Erzeugung von Freien Radikalen im Körper begrenzt wird. Eine Reduktion bis zu 30 und 40 Prozent unter die normale Menge, wie sie bei Tierversuchen praktiziert wird, ist jedoch zu extrem; die meisten Menschen würden sie nicht durchstehen. Nach Angaben des Forschers Ron Hart verzögert bei Tieren eine um 12 Prozent unter der normalen Menge verminderte Kalorienzufuhr die Alterssymptome und verlängert die Lebensspanne. Er ist der Überzeugung, daß auch viele Amerikaner ohne große Mühe auf so viele Kalorien verzichten könnten - er selbst hat es getan.

Wie man Kalorien reduziert, um das Altern zu stoppen

Sie finden im folgenden einige Ratschläge, wie man zum Zweck einer Verlängerung des Lebens die Kalorienzufuhr einschränken kann. Sie stammen von dem Forscher Roy Walford von der University of California in Los Angeles, der sie in seinem Buch *The 120-Year Diet* aufführt.

- Reduzieren Sie die Kalorien allmählich, so daß Sie ganz langsam an Gewicht verlieren. Hüten Sie sich vor extrem kalorienarmen Blitz-Diäten. Bei Tieren hat eine drastische Einschränkung der Kalorienzufuhr nicht lebensverlängernd gewirkt. Ganz im Gegenteil könnten eine extreme Blitz-Diät und langes Fasten die Lebenszeit verkürzen. Planen Sie eine progressiv kalorienarme Ernährungsweise, bei der Sie über einen Zeitraum von vier bis sechs Jahren nach und nach Kilos verlieren. Zu Beginn könnte sich ein Mann von durchschnittlicher Größe vornehmen, pro Tag nahrhafte Speisen mit 2000 Kalorien zu essen, eine Frau mit 1800 Kalorien. Falls Sie zu rasch, zu langsam oder überhaupt nicht Gewicht verlieren, müssen Sie die Nahrungsmenge entsprechend umstellen.
- Je früher Sie nach Erreichen des Erwachsenenalters mit einer kalorienarmen Diät anfangen, desto besser. Wenn Sie in der Lebensmitte beginnen, werden Sie Ihre Lebensspanne halb so stark ausdehnen wie bei Beginn als junger Erwachsener. In Experimenten mit Nagetieren stellte sich heraus, daß Tiere, die im Alter von sechs Monaten auf Diät gesetzt wurden, genauso lange lebten wie Tiere, bei denen die Diät kurz nach der Geburt begann. Selbst ein Beginn in späteren Lebensjahren sollte sich proportional positiv auswirken.
- Achten Sie darauf, daß jede Kalorie zählt. Verschwenden Sie Ihre Jugend nicht auf leere Kalorien wie Zucker. Essen Sie nur besonders nahrhafte Speisen – achten Sie darauf, daß Sie mit den geringsten Kalorien möglichst viele Nährstoffe bekommen.
- Fangen Sie nicht mit einer auf Alters- und Krankheitshemmung ausgerichteten kalorienarmen Ernährung an, bis Sie voll erwachsen sind. Selbst wenn Kalorienbeschränkung von der Geburt an bei Labortieren lebensverlängernd zu wirken vermag, wirkt es doch wachstumshemmend und führt manchmal sogar zu früherem Tod. Für ein heranwachsendes Kind könnte sich eine drastische Kalorienreduktion katastrophal auswirken. Das heißt selbstverständlich nicht, daß ein Kind Übergewicht haben sollte. Dieses Extrem kann seinerseits Krankheiten und im späteren Leben frühzeitiges Altern hervorrufen.

Vorsicht: Eine extrem kalorienarme Ernährung zum Zweck des Hinausschiebens von Altern und der Lebensverlängerung ist nicht das richtige für heranwachsende Kinder, für unterernährte ältere Menschen oder für Schwerkranke, die zum Wohlbefinden und Überleben eventuell mehr Kalorien brauchen.

Nachbemerkung: Die Wissenschaft hofft, durch die Beobachtung von Tieren, die mit eingeschränkter Fütterung ernährt werden, Biomarkierer des Alterns zu entdecken, die dann auf andere Weise, wie etwa durch bestimmte Nährstoffe oder auch durch Nahrungsergänzungsmittel, beeinflußt werden können. So könnten beispielsweise Chrom-Präparate, die die Reaktionsempfindlichkeit des Körpers auf Insulin steigern, eine Nährsubstanz sein, welche die Wirkung einer Kalorienbeschränkung teilweise übernimmt.

Weg mit dem Eisen

Zuviel Eisen kann Sie älter machen, weil es Angriffe von Freien Radikalen auf Körperzellen fördert. Nehmen Sie keine routinemäßigen Präparate mit Eisen ein, falls Sie ein erwachsener Mann oder eine Frau nach den Wechseljahren sind.

Eisenarmes Blut. Erschöpftes Blut. Blutarmut aus Eisenmangel. Das sind die gefürchteten Folgen von Eisendefiziten. Aber für die meisten Männer und für ältere Frauen bedeutet ein Eisen-Überschuß eine größere Gefahr. Eisen-Präparate und zu stark eisenhaltige Nahrungsmittel können Ihre Suche nach dem Jungbrunnen vereiteln. Hohe Eisenvorräte in den Geweben können Sie besonders nach den mittleren Jahren krank und alt machen, statt Sie jung und vital zu erhalten.

»Übermäßiges Eisen kann sehr gefährlich sein«, erklärt der prominente Altersforscher Dr. Denham Harman von der University of Nebraska, »weil es die Beschädigung der Zellen durch Freie Radikale erleichtert.« So fördert Eisen beispielsweise die Umwandlung des guten LDL-Cholesterins in den toxischen schlechten Typ, der Arterien zerstört und Herzversagen hervorruft. Eisen verschlimmert auch die Heftigkeit der Reaktionen Freier Radikale, wodurch es deren gefährliche Kettenreaktionen begünstigt, die viele Zellen aufreißen.

Herzschaden: Eine finnische Studie zeigte 1992, daß Männer mit den höchsten Eisen-Blutwerten doppelt gefährdet waren, einen Herzanfall zu bekommen, als die Männer mit den niedrigsten Werten. (Als ganz besonders gefährlich erwies sich Eisen für Männer mit einem hohen Blutcholesterin-Spiegel.) Eine spätere Forschungsarbeit der Universität Harvard konzentrierte sich auf den Verdacht, daß dafür Hämo-Eisen verantwortlich sein könnte, das in Fleisch enthalten ist und vom menschlichen Körper besser absorbiert wird als das Eisen in Gemüsen. Die Männer mit den höchsten Hämo-Eisenwerten hatten ein um 50 Prozent höheres Herzinfarktrisiko als die Probanden mit den geringsten Hämo-Eisenwerten. Obwohl die Vorstellung, daß Eisen Herzkrankheiten verursachen könnte, manchen Wissenschaftlern verschroben schien, waren die Altersforscher keineswegs überrascht. Einige von ihnen hatten bereits seit über einem Jahrzehnt warnend darauf hingewiesen, daß Eisen mit Freien Radikalen gemeinsame Sache macht, um uns zu erledigen.

Obwohl Eisen in manchen Tests nicht als Ursache von Herzkrankheiten identifiziert wurde, liefert die Rolle, die Eisen und andere Metalle als Auslöser von Reaktionen der Freien Radikale spielen, zwingende theoretische Gründe, dieses Metall für schuldig zu halten bei Zellschäden, Altern und chronischen Krankheiten einschließlich Herzerkrankungen.

Geheimrezepte der Experten

Dr. Roy L. Walford
71 Jahre alt
Professor für Pathologie und Gerontologie
University of California, Los Angeles, School of Medicine

Dr. Walford gehört weltweit zu den führenden Altersforschern und ist der Mann, der seine Forschungserkenntnisse bei sich selbst angewendet hat. Er hält sich streng an die kalorienarme Ernährungsweise zur Verzögerung des Alternsprozesses und zur Lebensverlängerung, die er als »Diät für 120 Lebensjahre« bezeichnet hat. Bei dieser Diät ißt er ungefähr 1500 bis 2000 Kalorien pro Tag – also ungefähr 30 Prozent weniger Kalorien als normal. Bei praktisch allen Tieren, an denen diese Diät getestet wurde, stellte sich eine Ausdehnung der Lebensspanne um etwa 30 Prozent ein.

Folgendes nimmt Dr. Walford täglich ein, um das Altern hinauszuschieben:

- Vitamin E – 300 IE
- Vitamin C – 1000 Milligramm
- Selen – 100 Mikrogramm
- Co-Enzym Q-10 – 30 Milligramm

»Indem wir uns an eine reduzierte Nahrungsaufnahme halten oder den Mechanismus ihrer Wirkungsweise ausfindig machen und auf Menschen anwenden, können meines Erachtens heute junge Menschen 140 oder sogar 150 Jahre lang leben, und zwar zum größten Teil kraftvolle, lebenstüchtige Jahre, und nicht eine Altersphase nach der andern.«

Eisen könne toxisch sein, betont der Pathologe Jerome Sullivan vom Veteran Affairs Medical Center in Charleston, South Carolina, der diese Hypothese als erster im Jahr 1981 aufgestellt hat. Er argumentiert damit, daß das Herzinfarktrisiko sich im direkten Verhältnis zur Eisenmenge im Körper erhöht. So hebt er beispielsweise hervor, daß Männer bereits vom zwanzigsten Lebensjahr an Herzanfälle bekommen können, wenn sie ganz erwachsen sind und sich bei ihnen in Blut und Leber Eisen zu akkumulieren beginnt. Dagegen bleiben Frauen vor der Menopause, die durch die Menstruation Monat für Monat Blut verlieren, vor Herzanfällen verschont. Sie erliegen ihnen erst nach den Wechseljahren, wenn die Menstruation aufhört und sich daraufhin im Körper Eisen aufbaut, wenngleich da natürlich auch noch andere Faktoren wie Östrogen mitspielen können.

Dr. Sullivan zufolge gibt es überhaupt keinen physiologischen Grund, erwachsene Männer oder Frauen nach der Menopause anzuhalten, ihre Körpervorräte an Eisen zu erhöhen. Er ist der Überzeugung, daß der Körper für ein problemloses Funktionieren mit geringen Mengen zur Instandhaltung auskommt. Darüber hinaus ein Übermaß an Eisen im Körper aufzubauen, unterstütze nur die Tätigkeit der Freien Radikale und schnelleres Altern.

Und Krebs: Falls ein Überschuß an Eisen die schädliche Tätigkeit der Freien Radikale stimuliert, scheint es möglich, daß es auch mit anderen Alterskrankheiten wie Krebs in Zusammenhang stehen könnte. Bestimmt. Richard G. Stevens vom Pacific Northwest Laboratory in Richmond, Washington, hält Eisen für eine bislang nur übersehene Krebsgefahr. Sein Forschungstest mit achttausend Probanden ergab: je höher der Eisengehalt des Blutes, um so größer das Krebsrisiko, besonders für Blasen- und Speiseröhrenkrebs. Eine andere Untersuchung an der University of Illinois in Chicago hat demonstriert, daß Männer sowie Frauen nach den Wechseljahren mit hohem Eisen-Blutspiegel ein fünfmal höheres Risiko auf präkrebsartige Dickdarm-Polypen haben als die Testpersonen mit weniger Eisen im Blut. Polypen sind winzige Wucherungen, die sich zu Dickdarmkrebs entwickeln können.

In der Tat, Eisen könnte eine Erklärung für die Eigenschaft von Fleisch liefern, unabhängig vom Fettgehalt Dickdarmkrebs zu erregen. Fleisch ist stark eisenhaltig. Bei einem Harvard-Test ergab sich für Frauen, die täglich ungefähr 140 Gramm Rind-, Schweine- oder Lammfleisch aßen, eine 250 Prozent höhere Wahrscheinlichkeit, Dickdarmkrebs zu entwickeln, als für Frauen, die seltener als einmal im Monat Fleisch aßen. Dafür war nicht allein Fett verantwortlich. Der Aussage von Spezialisten zufolge könnte sehr wohl Eisen der mysteriöse, krebsverursachende Faktor im Fleisch sein.

Fünf Möglichkeiten, sich vor einem Zuviel an Eisen zu hüten

- Nehmen Sie kein Nahrungsmittelergänzungspräparat extra mit Eisen. Wählen Sie Multivitamin-Mineralien-Tabletten mit geringem Anteil von Eisen oder sogar ganz ohne Eisen – auf keinen Fall aber solche mit über 100 Prozent der amtlich empfohlenen Menge. Hüten Sie sich vor einigen Multi-Präparaten, die alarmierend große Mengen von Eisen enthalten, etwa 40 Milligramm, mehr als 200 Prozent der in Amerika empfohlenen Richtlinie.
- Essen Sie weniger tierische Nahrungsmittel. Ihr Körper absorbiert nämlich das Hämo-Eisen im Fleisch viel rascher als das Eisen in Gemüsen wie Bohnen und Getreide. Dr. Dean Jones von der Emory University warnt insbesondere vor rotem Fleisch, weil es außer viel Eisen auch viel Fett enthält, eine perfekte Kombination zur Erzeugung von Peroxyden und Freien Radikalen. Ein Test von Dr. Alberto Ascherio an der Universität Harvard stellte fest, daß die Männer, die am meisten Rotfleisch-Eisen gegessen hatten, ein 43 Prozent höheres Herzinfarktrisiko hatten als die Probanden, die am wenigsten tierisches Eisen gegessen hatten. Es sei riskanter, sich mit Eisen aus Fleisch als aus Getreide zu versorgen, erklärt er.
- Konsumieren Sie Nahrungsmittel und Getränke wie Tee, Rotwein und an Faserstoffen reiche Kleie und Bohnen, die die Absorption von Eisen hemmen. Hier könnte ein weiterer Grund dafür liegen, warum Teetrinker dazu neigen, länger zu leben, Rotweintrinker tendenziell weniger oft Herzkrankheiten bekommen und Faserstoffe Krebs verhüten helfen. Alle drei enthalten chemische Stoffe, welche die Fähigkeit des Eisens zu zellschädigenden Wechselwirkungen mit Freien Radikalen begrenzen. Meiden Sie mit Eisen angereicherte Getreideflocken. Manche dieser sogenannten Cereals enthalten 18 Milligramm Eisen pro Portion – 100 Prozent des empfohlenen amtlichen amerikanischen Richtwerts. Anmerkung: Solche Cereals sind aber gut und sogar nützlich für jüngere Frauen und Kinder, die oft niedrige Eisenwerte haben.
- Falls Sie ein Mann gleich welchen Alters sind oder eine Frau nach den Wechseljahren, können Sie sich auch dadurch schützen, daß Sie dreimal jährlich Blut spenden, um unerwünschte Eisenreserven abzugeben.

Vorsicht: Frauen im Menstruationsalter verlieren Eisen oft mit der Blutung und brauchen eventuell zusätzlich Eisen. Auch Kinder und Jugendliche bekommen oft nicht genug Eisen. Daß das Einnehmen von Eisenpräparaten für Männer und Frauen nach den Wechseljahren gefährlich sein kann, bedeutet nicht, daß das gleiche auch für jüngere Frauen und Kinder gilt, die an Eisenmangel leiden. Es kann sein, daß Heranwachsende, Frauen im gebärfähigen Alter und Kinder Eisenpräparate brauchen, um Defiziten abzuhelfen.

Die Gefahrensignale unnötigen Alterns

Daß man verfällt, daß man Krankheitssymptome entwickelt, wird so selbstverständlich als ein Teil des Alterns hingenommen, daß wir es als normal akzeptieren - als zu unserem Menschsein gehörig, als Teil unseres von der Natur vorgegebenen Schicksals und daher unausweichlich. Die Veränderungen, die wir dem normalen Alternsprozeß zuschreiben, sind aber zum großen Teil gar nicht vorprogrammiert. Sie sind durchaus zufällig - ein Nebenprodukt unserer eigenen Unwissenheit oder Fahrlässigkeit - und können im Rahmen unserer jeweils persönlichen genetischen Grenzen durch die Ernährung oder durch Nahrungsergänzungsmittel vermieden oder geheilt werden. Oft rühren solche »alternsmäßigen Veränderungen« ganz einfach aus einem Vitamin- oder Antioxydans-Defizit und können erstaunlicherweise sogar rückgängig gemacht werden.

Der bahnbrechende Forscher Dr. Bruce N. Ames, Professor der Biochemie und der Molekularbiologie an der University of California in Berkeley, spricht es offen aus: »Das Altern scheint hauptsächlich durch Oxydanzien [Freie Radikale] verursacht ... Zur Minimierung solcher Schäden spielen Antioxydanzien der Nahrung eine große Rolle. Von ihnen bekommt jedoch der größte Teil der Weltbevölkerung sehr zum Nachteil der Gesundheit völlig unzureichende Mengen.«

Der bekannte Gerontologe Caleb Finch weist darauf hin, daß manche Lebewesen biologisch nie altern, obwohl sie chronologisch älter werden. Gewisse Fischarten werden zum Beispiel laut Finch einhundert Jahre alt, ohne irgendwelche Anzeichen des Alterns zu zeigen.

Die verblüffende, bisher unerkannte Wahrheit lautet: Viele Begleiterscheinungen des Alterns sind nicht notwendig und somit vermeidbar und sogar reversibel.

> *Zu einem großen Teil sind Sie selber für Ihr eigenes erfolgreiches hohes Alter verantwortlich. Viele Aspekte des Alterns, die bisher als immanenter Bestandteil des Alterungsprozesses betrachtet wurden, sind in Wahrheit eine Frage des Lebensstils.* – Dr. John W. Rowe, Leiter des McArthur Foundation Research Network on Successful Aging und des Mt. Sinai Hospital und School of Medicine in New York.

Glauben Sie nicht, was man über Senilität erzählt!

Wenn Ihnen Ihr Gedächtnis weniger präzis scheint, wenn Sie sich manchmal ein wenig unausgewogen vorkommen oder Sie andere Zeichen von »Senilität« bei sich oder bei Mitmenschen bemerken, so sollten Sie das keineswegs ignorieren und nicht als einen tragischen Aspekt des Alterns abtun. Es ist oft gänzlich oder teilweise reversibel, und je früher Sie es aufzuhalten versuchen, desto größer sind Ihre Chancen auf Erfolg.

Es ist wirklich traurig, wie viele ältere Menschen zu einer Diagnose irreversibler Senilität verdammt sind, womit ihnen individuelle Menschlichkeit und Würde genommen wird, obwohl ihre geistigen Fähigkeiten für ein paar Mark mit Vitaminen, Kräutern oder ganz simplen Ernährungsmaßnahmen bewahrt oder wiederhergestellt werden könnten. Wir verfügen heute über das nötige Wissen, um die von der Menschheit am meisten gefürchtete Konsequenz des Abstiegs ins Alter wenigstens teilweise zu bekämpfen - den Verlust der geistigen Kräfte.

Ihr Verstand muß nicht versagen. Ihr Gedächtnis muß nicht nachlassen. Sie können bereits früh im Leben Maßnahmen ergreifen, um etwas gegen einen späteren Verfall der geistigen Fähigkeiten zu tun, der durch Freie Radikale hervorgerufen wird. Das behaupten Spezialisten, und sie sagen ebenfalls, daß Sie mit Sicherheit den Verlust Ihres scharfen Verstandes, der durch ein einfaches Vitamin- oder sonstiges Ernährungsdefizit oder durch eine unzulängliche Blutzirkulation verursacht wird, verhüten oder sogar wieder rückgängig machen können.

Wir haben inzwischen erkannt, daß der Verlust der geistigen Fähigkeiten im Alter keine unvermeidliche Gegebenheit ist. Die alte Vorstellung, daß Senilität eine normale Begleiterscheinung des Alterns ist, ist einfach falsch. –
Der Gerontologe Dr. Leonard Hayflick, University of California, San Francisco.

Wie Freie Radikale Ihr Gehirn zerstören

Die Leistungen des Gehirns und des Gedächtnisses können nachlassen, weil es durch Freie Radikale zu einer Häufung zerstörter Neuronen - Gehirnzellen - gekommen ist. Und das ist Grund genug, ein ganzes Leben lang dafür zu sorgen, daß das Gehirn laufend mit Antioxydanzien versorgt wird. Das Gehirn ist besonders verletzlich, da es sehr fettreich ist - reich an leicht oxydierbaren mehrfach ungesättigten Fetten. Es ist eine Sauerstoff-Fabrik, die mehr als ein Fünftel des Sauerstoffs im Körper konsumiert. Gehirnzellen enthalten große Mengen an Eisen, die die Bildung von Freien Radikalen begünstigen, und sie sind relativ arm an intern produzierten Antioxydanzien wie etwa Kalat und Glutathion, um sich gegen die Angriffe Freier Radikale zu schützen. Das ist eine gefährliche Mischung.

Gar kein Wunder also, daß Gedächtnisschwund und degenerative Gehirnstörungen in einen direkten Zusammenhang mit Gehirnzellschäden durch Freie Radikale gebracht worden sind.

Die Alzheimer-Experimente: In neuen, bahnbrechenden Forschungen haben Wissenschaftler der University of Kentucky Belegmaterial dafür entdeckt, daß bei der Alzheimerschen Krankheit Freie Radikale die normale Gehirnzellentätigkeit zerstören, indem sie das Protein und die fetten Moleküle der Zellen an sich binden. Noch überraschender war dann die Entdeckung, daß die Forscher in Labortests alzheimerähnliche Zerstörungen in Gehirnzellen von Tieren aufzuhalten vermochten, indem sie ihnen Antioxydanzien - darunter Vitamin E - beigaben. Kurzum, sie unterbrachen genau den Prozeß, durch den die Alzheimersche Krankheit Zellen ruiniert. Das bedeutet allerdings nicht, daß hohe Dosierungen von Vitamin E die Alzheimersche Krankheit heilen können, wie Dr. William Markesbery erklärt, Direktor des University of Kentucky's Center on Aging, der hochdosiertes Vitamin E an Alzheimer-Patienten getestet hat - ohne großen Erfolg. Dr. Markesbery glaubt jedoch, daß Antioxydanzien, wenn rechtzeitig eingenommen, die Alzheimersche Krankheit verhüten oder ihr Fortschreiten verzögern könnten. Dr. Allan Butterfield von der University of Kentucky und Co-Autor der neuen Studie, hält es für »eine möglicherweise gute Idee«, auch im mittleren Alter regelmäßig Vitamin E einzunehmen, zumal es nach bisherigem Erkenntnisstand unschädlich ist.

Eine Entdeckung zur Lou-Gehrig-Krankheit: Am Massachusetts Institute of Technology (MIT) haben Wissenschaftler ein Gen entdeckt, das von einer Form der

Lou-Gehrig-Krankheit betroffen ist – einer muskelzehrenden Erkrankung, die auch als amyothrophische laterale Sklerose oder ALS bezeichnet wird. Dieses Gen dezimiert die Werte des Antioxydans-Enzyms Superoxyd-Dismutase um die Hälfte, was Freien Radikalen ermöglicht, Neuronen im Gehirn und in der Wirbelsäule zu töten. Zur Zeit wird erforscht, ob Antioxydanzien wie Vitamin E und C den Schaden der Freien Radikale eingrenzen könnten.

Forschungen zur Parkinsonschen Krankheit: Es gibt noch keinen Beweis, aber es gibt Indizien. Britische Forscher haben vor kurzem einhundert ältere Leute auf Anzeichen von früher Parkinsonscher Krankheit untersucht. Sie fanden acht Vorkommnisse; davon waren sechs zuvor nicht diagnostiziert worden. Sie entdeckten ebenfalls, daß ein Vitamin-C-Mangel anscheinend bei der Identifizierung der Parkinsonschen Krankheit half. 60 Prozent der Probanden mit Vitamin-C-Mangel litten an Parkinson. Dagegen zeigte sich das Leiden in der Gruppe der Testpersonen ohne Vitamin-C-Mangel nur bei 4 Prozent. Ob ein Mangel an Vitamin C Parkinson mitverursacht, ist unbekannt. Es gibt jedoch nach Aussage der Forscher starke Indizien, daß das Vitamin C die Nervenzellen vor Antioxydanschäden schützen kann.

- ▶ Das Einnehmen von oxydationshemmenden Vitaminen in jungen Jahren kann Sie möglicherweise vor geistigem Verfall und vor Gedächtnisverlust in der Zukunft bewahren.
- ▶ Das Einnehmen von Antioxydanzien in jungen Jahren könnte die Alzheimersche, Parkinsonsche und Lou-Gehrig-Krankheit verhindern helfen.
- ▶ Der Ausgleich von Vitamin-B-Mangel könnte die Gehirnfunktionen wiederherstellen und ›Senilität‹ rückgängig machen.

Wenn ich heute der Meinung wäre, daß Sie Alzheimer [im Frühstadium] hätten, würde ich Sie anweisen, Vitamin E und Vitamin C in hohen Dosierungen einzunehmen. –
Dr. William Markesbery, Leiter des University of Kentucky's Center on Aging.

Was zu tun ist, um geistigen Abbau zu stoppen

Versorgen Sie sich mit genügend Vitamin B_{12}: Ein B_{12}-Mangel ist eine der häufigsten Ursachen für Gehirnfunktionsstörungen im Alter. Erstaunlicherweise haben mindestens 20 Prozent der Menschen über sechzig und 40 Prozent der Menschen über achtzig ein Leiden, das Pseudosenilität auslösen kann, wenn es nicht behandelt wird. Es heißt atrophische Gastritis. Das bedeutet schlicht, daß Sie nicht mehr genügend Magensäure absondern, um Vitamin B_{12} und andere neurologisch wesentliche Vitamine aus der Nahrung zu absorbieren. Ohne die Vitamin-B-Nahrung verschlechtert sich die äußere Schicht der Nervenfasern allmählich; es entstehen neurologische Abnormalitäten. Das erste Anzeichen sind Gleichgewichtsstörungen; zu den Symptomen gehören aber auch ein Verlust des Gefühls der Haut, Muskelschwäche, Inkontinenz, Sehschwäche, Stimmungsschwankungen und sogar Dementia und Psychose. Und je länger die Symptome nicht behandelt werden, desto schlimmer werden sie.

Die unglaubliche Nachricht: Dieses Nachlassen der geistigen Kräfte kann durch Vitamin-B_{12}-Tabletten gewöhnlich verhindert und durch eine Therapie mit Vitamin-B_{12}-Injektionen sogar rückgängig gemacht werden, wenn es früh genug erkannt wird. Eine neuere Untersuchung, die E. B. Healton und Kollegen am Columbia Presbyterian Medical Center mit 143 einschlägigen Patienten durchführte, hat gezeigt: Nach Verabreichen einer hohen Dosierung von Vitamin B_{12} war bei jedem einzelnen Patienten eine Besserung festzustellen. Bei etwa der Hälfte waren die neurologischen Funktionen völlig wiederhergestellt. Nur 6 Prozent der Patienten litten unter einer langfristig schweren neurologischen Behinderung. Laut Dr. Healton war die Chance auf vollständige Heilung um so geringer, je länger die Symptome bereits andauerten.

Versuchen Sie es mit Folsäure und Vitamin B_6: Zweifellos ist ein Folsäuremangel eng gekoppelt mit Gehirnfunktionsstörungen, Depression und Dementia. Das haben zahlreiche Forschungen belegt. Ein Mangel an Folsäure und Vitamin B_6 wird begleitet von einer Steigerung des Blut-Homocysteins, eines bekannten Gehirntoxins, das möglicherweise zu einem Teil für die nachlassenden geistigen Fähigkeiten im Alter verantwortlich ist.

Essen Sie Tomaten und Wassermelonen: Ältere Frauen mit hohen Blutwerten eines Antioxydans namens Lykopen, das fast ausschließlich in Tomaten, Tomatenprodukten und Wassermelonen vorkommt, sind geistig wacher und besser imstande, für sich selbst zu sorgen, als Frauen mit geringen Lykopenwerten. Dies Resultat erbrachte eine Forschung an der University of Kentucky. Es ist wahrscheinlich, daß andere Antioxydanzien in Obst und Gemüse ähnliche Wirkungen zum Schutz alternder Gehirne haben könnten. Man rechnet damit, daß diese vorteilhafte Wirkung auch auf alternde Männer zutrifft.

Versuchen Sie es mit Ginkgo-Extrakt: Dieses Kräuterpräparat, das in Europa umfassend getestet worden ist, regt den Blutkreislauf in den winzigen Blutgefäßen des Gehirns an und hat bei älteren Menschen die geistigen Fähigkeiten stark verbessert.

Geben Sie dem Vitamin E eine Chance: Forscher vermuten, daß Vitamin E dazu beiträgt, die fetten Membrane im Gehirn vor Schäden durch Freie Radikale zu schützen, die zu degenerativen Gehirnkrankheiten und schlicht zu Vergeßlichkeit und »Senilität« führen. Das Vitamin könnte sogar helfen, die geistigen Fähigkeiten zurückzugewinnen, indem es Neurotransmitter-Rezeptoren in den Gehirnzellen wiederherstellt, so daß diese Rezeptoren wieder wichtige Signale des Gehirns weitergeben können. So lautet die These der Wissenschaftler an der Tufts University. Sie sollten das schützende Vitamin E in Präparaten zu sich nehmen.

Nehmen Sie Knoblauch: Japanische Tierversuche deuten darauf hin, daß Substanzen im Knoblauch Neuronen vor Schäden bewahren und als Wachstumsfaktoren agieren, welche das Entstehen neuer Gehirnzellen durch Verzweigung stimulieren. Knoblauch-Extrakte (Kyolik) haben bei alten Tieren einige geistige Funktionen wiederhergestellt, darunter auch das Gedächtnis und Fähigkeiten zum Probleme-Lösen.

Ihre Arterien müssen nicht alt werden

Das Verhärten der Arterien wird als Fluch des hohen Alters angesehen. Doch es ist keine Folge normalen natürlichen Altwerdens. Bei alten Tieren kommt es selten vor, ebenso bei älteren Menschen mancher Kulturkreise. Und es muß auch gar nicht eintreten, obwohl Sie mit dem Alter anfälliger werden für das Verhärten und Verdicken der Arterienwände oder Arteriosklerose, wie der medizinische Fachausdruck heißt. Arteriosklerose ist primär eine Folge der Ernährungsweise und des Lebensstils in den westlichen Industrieländern, wo sie die Hauptursache für Alterserscheinungen, Herzinfarkt und Todesfälle sind. Der langsame Prozeß der Arteriosklerose setzt bereits im Säuglingsalter ein und schreitet mit den Jahren voran, so daß allmählich die Arterien verstopfen, was Herzinfarkte und Schlaganfälle auslösen kann. Aber sie müßte kein unvermeidliches Merkmal fortgeschrittenen Alters sein. Sie können in allen Lebensphasen etwas dagegen tun, den Prozeß aufhalten, möglicherweise sogar wieder umkehren.

Der genaue Grund für die Verschlechterung der Arterien ist ein komplexes biochemisches Rätsel. Inzwischen hat die Wissenschaft jedoch erkannt, daß Freie Radikale und Antioxydanzien dabei eine große Rolle spielen. Einfach ausgedrückt: Wenn Sie über viele Jahre hinweg regelmäßig zu viele Freie Radikale in sich aufnehmen, beispielsweise in Form tierischer Fette und durch das Zigarettenrauchen, und sich andererseits zu wenig Antioxydanzien in Form von Vitaminen und Obst und Gemüse zuführen, dann bleibt in den Arterien Abfall zurück, der sich an den Arterienwänden ablagert – Indizien für einen Dauerkrieg zwischen Freien Radikalen und Antioxydanzien, in der die Freien Radikale laufend gewonnen haben. Darin liegt das wahre Charakteristikum einer alten Arterie.

Wissenschaftler vermuten, daß die Freien Radikale auf mancherlei Weise Arteriosklerose begünstigen, indem sie die normale Tätigkeit der Blutkomponenten wie Leukozyten, auch weiße Blutkörperchen genannt, und Fibrinogen, einem Gerinnungsfaktor, vereiteln. Doch der Hauptangriff der Freien Radikale gilt wahrscheinlich dem schlechten LDL-Cholesterin. Einer neuen Theorie zufolge bombardieren Freie Radikale LDL-Fettmoleküle in den Blutgefäßwänden, so daß sie ranzig werden. Diese entscheidende Umwandlung von LDL-Cholesterin wird mittlerweile als der Auftakt zum schrecklichen Prozeß der Arteriosklerose angesehen. Wenn solche Oxydation von LDL-Cholesterin nicht tagein, tagaus ständig geschähe, könnten die Arterien relativ jung und frei von Belag bleiben. Die neue Theorie besagt: Erst wenn solche Cholesterin-Moleküle ranzig geworden sind, können sie den komplexen Prozeß der Belagbildung und Versteifung der Arterien schüren.

Je müheloser das LDL-Cholesterin oxydiert wird – oder, anders ausgedrückt, je schwächer die oxydationsverhindernden Abwehrkräfte sind –, desto älter sind die Arterien und durch Arteriosklerose beschädigt.

Sie können Ihre Arterien auf zweierlei Art vor unnötigem Altern schützen: Einmal, indem Sie dafür sorgen, daß keine Fette, die Freie Radikale hervorrufen, und auch sonst keine Freien Radikale in Ihr Blut gelangen. Und zweitens, indem Sie Ihrem Blut laufend Antioxydanzien zuführen, die Freie Radikale neutralisieren, damit sie LDL-Cholesterin nicht ranzig machen und Ihre Arterien nicht zerstören können. Ganz gleich, wie alt Sie sind: Auf diese Weise wird der Prozeß der Arteriosklerose zu Beginn ihrer Entstehung verhindert. Und natürlich altern die Arterien um so weniger, je früher man mit dieser Verhütungsmethode anfängt.

Drei Hits gegen das Altern

Dr. Balz Frei von der Boston University School of Medicine hat sich auf die Erforschung der Rolle von Freien Radikalen bei kardiovaskulären Erkrankungen spezialisiert. Er empfiehlt zur Abwehr der Oxydierung von LDL-Cholesterin und der

Vitamin E, der Arterienreiniger

Absolut notwendig für die Jungerhaltung der Arterien: mindestens 100 IE, besser noch 400 IE Vitamin E pro Tag. Es ist wissenschaftlich erwiesen, daß Vitamin E nach Herzoperationen (Koronar-Bypass und Angioplast) die Arterien freihält und die Wahrscheinlichkeit eines wiederholten Herzinfarkts um 40 bis 50 Prozent sowie einer Todesfolge nach Infarkt um 20 Prozent herabdrückt.

Arteriosklerose vor allem drei Wirkstoffe - Vitamin E, Vitamin C und Ubquinol-10 (Co-Enzym Q-10). Er hält es für entscheidend, im LDL-Molekül selbst wie in seiner Umgebung Verteidigungskräfte aufzubauen, und diese drei Antioxydanzien arbeiten in Einklang miteinander. »Ubiquinol ist die erste Verteidigungslinie«, sagt Dr. Frei. Da es fettlöslich ist, dringt es in das LDL-Molekül ein, um Freie Radikale in ihrem Bemühen zu hindern, das Fett zu oxydieren. Und Sie können die Konzentration des Ubiquinols im LDL-Cholesterin verfünffachen, wenn Sie entsprechende Präparate einnehmen oder Nahrungsmittel essen, die reich an Co-Enzym Q-10 sind. Dieser Wirkstoff ist allerdings in seinem Abwehrkampf gegen Freie Radikale rasch erschöpft.

Da ist das fettlösliche Vitamin E verläßlicher, das ebenfalls die Oxydationstätigkeit der Freien Radikale im Inneren der Moleküle des LDL-Cholesterins bekämpft. Vitamin C dagegen ist ein Wachposten in intrazellulären Bereichen und verhindert das Eindringen Freier Radikale in LDL-Moleküle von außen. Um sich optimalen Schutz zu sichern, sollten Sie sich also reichlich mit diesen drei Antioxydanzien versorgen und zusätzlich mit anderen, die als Aushilfskräfte dienen.

Wichtige Hinweise, wie Sie Ihre Arterien jung erhalten

- ▶ Reduzieren Sie Ihren Konsum an gesättigten tierischen Fetten, Fett aus Milchprodukten und anderen Trans-Fettsäuren sowie von Nahrungsmitteln mit hohem Gehalt an mehrfach ungesättigten Omega-6-Fetten wie Maisöl und Färberdistelöl. Sie alle fördern LDL-Toxidität und Arterienzersetzung.
- ▶ Schränken Sie Ihren Konsum von gegrilltem und gebratenem Fleisch ein. Es enthält Freie Radikale, die Arterienwände angreifen.
- ▶ Versorgen Sie sich täglich mit 100 IE oder vorzugsweise mit 400 IE Vitamin E. Es ist ein starkes Abwehrmittel gegen die Oxydierung von LDL-Cholesterin. Wie neueste Forschungen belegen, ist für eine bedeutsame oxydationshemmende Wirkung ein Minimum von 400 IE Vitamin E notwendig.
- ▶ Essen Sie Nahrungsmittel wie beispielsweise Sardinen, die reich an Ubiquinol-10 (Co-Enzym Q-10) sind, und/oder nehmen Sie Co-Enzym Q-10-Präparate, die eine Oxydierung von LDL-Cholesterin verhindern.
- ▶ Essen Sie zwei- bis dreimal die Woche fettigen Fisch wie Lachs, Makrele, Sardinen oder Thunfisch, die reich an Omega-3-Fettsäuren sind. Er kann die Oxydation unterbinden und auch als Antikoagulans wirken.
- ▶ Essen Sie Obst und Gemüse, das viel Vitamin C und andere oxydationsverhütende Phenole enthält – zum Beispiel Heidelbeeren, Orangen, blaue Wein-

trauben, blauen Weintraubensaft und Erdbeeren. Nehmen Sie außerdem täglich mindestens 500 Milligramm Vitamin C ein, das LDL-Cholesterin vor Oxydation schützt.

- Trinken Sie Tee. Tests haben gezeigt, daß er die LDL-Oxydation behindert.
- Verzehren Sie Nahrungsmittel, die reich an Glutathion sind (frisches und tiefgefrorenes Obst und Gemüse wie Avocado, Spargel und Brokkoli und/oder Glutathionpräparate). Das Glutathion befreit die Speisen von der Gefahr der Fettoxydierung.
- Essen Sie Knoblauch. Tests haben ergeben, daß er das Oxydieren von LDL-Cholesterin verhindert. 600 Milligramm Knoblauchpulver (6 Kwai-Tabletten) täglich senkten die Oxydierung von LDL-Cholesterin um 34 Prozent. Knoblauch nützt auch zur Verhütung von Blutgerinnseln.
- Verwenden Sie Olivenöl. Tests zeigen, daß es das Oxydieren von LDL-Cholesterin unterbindet. Das tun auch andere einfach ungesättigte Fette in Avocados und Mandeln.
- Seien Sie vorsichtig mit Natrium, das Arterien vorzeitig steif und alt machen kann.
- Falls Sie alkoholische Getränke trinken, dann Rotwein und in Maßen – ein oder zwei Gläser am Tag. Das kann die Oxydation von LDL-Cholesterin und Blutgerinnsel verhüten. Ein gewisser Schutzeffekt dauert fast 24 Stunden lang im Blutkreislauf an.

Wie man im Herzen jung bleibt

Leider wird Ihr Herz mit dem Alter immer schwächer, nehmen seine lebenswichtigen Pumpkräfte ab und gibt sich möglicherweise sogar auf – nach dem 65. Lebensjahr ist Herzversagen die Gefahr Nummer eins. Es wäre jedoch möglich, daß Sie dies Nachlassen der Herztätigkeit teilweise verhüten oder sogar rückgängig machen könnten, indem Sie winzige Strukturen (Mitochondrien) in den Zellen schützen und stärken. Die Mitochondrien erzeugen und transportieren die Energie, die das Herz kräftig erhält und ständig weiterpumpen läßt.

Es ist ein Märchen, wenn behauptet wird, daß das Herz mit dem Alter nicht schwächer wird. Zwar legen einige bedeutende Untersuchungen den Schluß nahe, daß die Herztätigkeit mit dem Alter nicht nachgibt, daß ein älteres Herz genausogut pumpt wie ein junges. Das mag zutreffen für ein Herz, das »im Ruhezustand« gemessen wird. Es gilt aber nicht für ein normal alterndes Herz, das dem üblichen Streß des Lebens ausgesetzt ist. Das betont Dr. Jeanne Y. Wei, die Leiterin der Abteilung für Altersforschung an der Harvard Medical School.

In Wirklichkeit wird mit dem Älterwerden die lebensnotwendige Maschinerie der Herzzellen zunehmend durch Angriffe der Freien Radikale beschädigt. Wie alle Körperzellen hat auch jede einzelne Zelle des Herzens zahlreiche winzige Energiefabriken, die sogenannten Mitochondrien, die »Atmungszentren«, die Lebenskraft der Zelle sind und sie am Leben und funktionstüchtig erhalten. Mit dem Altern werden große Stücke vom DNA dieser Mitochondrien förmlich abgeschlagen. Nun müssen die geschwächten Mitochondrien härter arbeiten. Sie brauchen mehr Sauerstoff. Folglich sinkt die Stoffwechselfunktion der Herzzellen-Mitochondrien bei gealterten Herzen um 40 Prozent, erklärt Dr. Wei. Bei gealterten Tieren nimmt die Bildung von bösartigen Superoxyd-Radikalen in Herzzellen-Mitochondrien um 40 Prozent zu. Die Membrane der Mitochondrien werden steif, sind vollgepackt mit Cholesterin und weniger effizient im Transportieren des so überaus wichtigen ionisierten Kalziums, das die Herztätigkeit steuert. Mikroskopische Aufnahmen von alten Herzzellen-Mitochondrien von

Tieren offenbaren - im Gegensatz zu Aufnahmen von jungen Tieren - ein völlig vernarbtes, ineinander verwickeltes Chaos.

Solche anhaltende Beschädigung der Herzzellen-Mitochondrien durch Freie Radikale kann über die Jahre böse Folgen haben: Herzerweiterung, diastolische Störung (wenn das Blut in den Ventrikel zurückströmt), verringerter Blutkreislauf und Herzversagen aufgrund von Gefäßstauung, also genau jene Symptome, von denen alternde Menschen heimgesucht werden. Die Hälfte aller Amerikaner leidet nach dem achtzigsten Lebensjahr unter diastolischer Störung, und Herzversagen aufgrund von Gefäßstauung ist ein zunehmend epidemisches Leiden - laut Dr. Wei bei Amerikanern über 65 mittlerweile der häufigste Anlaß für eine Einweisung ins Krankenhaus. Der prozentuale Anteil von Fällen mit Herzversagen aufgrund von Gefäßstauung nach dem 50. Lebensjahr verdoppelt sich alle zehn Jahre.

»Das alte Herz kann einfach nicht mehr so tüchtig mitmachen. Wenn etwas mit der Muskelfunktion nicht in Ordnung ist oder Sie haben, sagen wir mal, einen hohen Blutdruck oder eine leichte Herzrhythmusstörung, dann können Sie nicht ausreichend Energie erzeugen, um das Blut durch das Herz zu pumpen. Denn dann können Sie die Maschinerie in jeder dieser Herzzellen nicht mehr dazu mobilisieren, daß sich die Muskeln richtig lösen und zusammenziehen. Und dann kommt es zu Herzversagen«, erklärt Dr. Wei.

Was am schlimmsten ist - die Beschädigung der Mitochondrien in der Herzzelle entwickelt sich zu einem automatischen Zyklus, der immer schneller verläuft. Je stärker die Mitochondrien mit der Zeit beschädigt werden, desto weniger können sie neue Schäden abwehren; die Schadensmasse wächst, der wechselseitige Prozeß wird immer schneller. So entsteht mit zunehmendem Alter eine immer größere und immer gravierendere allumfassende Störung der Herztätigkeit.

Die große Frage lautet: Läßt sich solch eine durch Freie Radikale hervorgerufene Verschlechterung verzögern? Kann man Antioxydanzien losschicken, um die Mitochondrien zu retten und/oder die Last zu verringern und die Störung rückgängig zu machen? Möglicherweise ja. Bei einem Forschungstest gab Dr. Wei alternden Tieren zwei Wochen lang eine Aminosäure - das sogenannte 1-Karnitin - oral ein. Das stellte die Herzfunktionen bei Ratten »mittleren Alters« wieder her, nicht jedoch bei sehr alten Tieren. »Vielleicht gibt es so eine Art Zeitfenster - nach dem 50. und vor dem 80. Lebensjahr etwa -, in dem eine Störung leichter rückgängig gemacht werden kann«, sagt Dr. Wei.

Einige Wege, ein alterndes Herz zu retten

Nehmen Sie viele oxydationsverhütende Vitamine ein: Die wichtigsten antioxydativen Vitamine - Vitamin E, Vitamin C und Beta-Carotin sowie einige andere - können alle miteinander nützen, um massive Schäden durch Freie Radikale an Mitochondrien und Herzzellen zu verhindern. Solche Schäden sind bei Herzzellen-Mitochondrien besonders gefährlich, weil sie gleichbedeutend sind mit einem Auslöschen von Energie. Sie verursachen einen Energiestillstand in dem Organ, ohne das Leben nicht existieren kann. Wie Spezialisten berichten, können solche Schäden durch Freie Radikale die Energieerzeugung in Zell-Mitochondrien bis zu 80 Prozent drosseln und die Herzfunktionen somit ernstlich beeinträchtigen. Um sicherzustellen, daß die Mitochondrien der Herzzellen wirksam weiterproduzieren, sollten Sie Multivitamin-Tabletten sowie Vitamin E-, Vitamin C-, Beta-Carotin-, Selen- und Magnesiumtabletten einnehmen. Essen Sie außerdem viel Obst und Gemüse, das voller Antioxydanzien ist.

Versuchen Sie es mit Co-Enzym Q-10: Durch viele Forschungen, darunter neun kontrollierte Doppelblind-Versuche, ist dokumentiert, daß Co-Enzym Q-10 die lebenswichtige Energieerzeugung der Herz-Mitochondrien wiederherstellt, wodurch die Herztätigkeit drastisch verbessert wird und Menschen vor schwächender und potentiell tödlicher Herzinsuffizienz bewahrt werden. Das sogenannte CoQ-10 ist eine natürliche Substanz, die der Körper mit zunehmendem Alter in immer geringeren Mengen produziert. Es ist synthetisiert worden und als Präparat erhältlich. CoQ-10 ist ein starkes Antioxydans, das die kumulativen Effekte von jahrelang aufgelaufenen Zellschäden alternder Herzen verhüten und auch rückgängig machen kann.

Ziehen Sie Karnitin in Betracht: Karnitin ist eine von Ihrem Körper erzeugte Aminosäure. Es kommt auch in Fleisch und Milchprodukten vor und ist als Präparat in Reformhäusern erhältlich. Es gibt viele Hinweise dafür, daß l-Karnitin für ein optimales Funktionieren der Herzzellen-Mitochondrien notwendig ist. Wie die Forschung erwiesen hat, kann es beim Menschen auch die Streßtoleranz in beschädigten Herzmuskeln verbessern. Die Forschungsarbeiten von Dr. Wei an der Universität Harvard ergaben, daß 40 Prozent der Ratten, an die über zwei Drittel ihres Lebens Karnitin verfüttert wurde, drei Monate länger lebten als Ratten, die kein Karnitin erhielten. Außerdem waren die karnitinversorgten Ratten stärker und schnitten auch bei mentalen Tests merklich besser ab.

Der texanische Forscher und Kardiologe Peter Langsjoen ließ Patienten mit

Herzversagen aufgrund von Gefäßstauungen in manchen Fällen l-Karnitin sowie Co-Enzym Q-10 einnehmen. Zusätzlich 1000 Milligramm l-Karnitin (in einer Dosis von 250 Milligramm viermal täglich) sind nach seinen Aussagen in manchen Fällen wirksamer zur Wiederherstellung der Herztätigkeit als CoQ-10 für sich allein. Roy Walford von der UCLA empfiehlt als alternsverzögernde Dosis bei Menschen eine Menge von 10 bis 30 Milligramm pro Kilogramm Körpergewicht. Das bedeutet für eine 55 Kilo schwere Frau mindestens 600 Milligramm und für einen 75 Kilo schweren Mann 800 Milligramm. Der New Yorker Arzt Stephen DeFelice nimmt täglich 1000 Milligramm, um den Alternsprozeß hinauszuschieben. Es kann sein, daß l-Karnitin ein Mittel gegen Altern ist, sagt Dr. Walford, das sei jedoch noch nicht geklärt.

Schränken Sie den Fleischkonsum ein: Forschungen der National Institutes of Health in den USA zeigen einen schweren Schaden am Herzmuskel von Tieren, die mit gekochtem Fleisch gefüttert wurden, das viele heterozyklische Amine (HCA) enthält, chemische Verbindungen, die sich beim Kochen von Fleisch bilden, insbesondere bei hohen Temperaturen.

Essen Sie Fisch: Die Omega-3-Fettsäuren in Fisch können die Herztätigkeit verbessern. Sie tragen zur Verhütung von Herzrhythmusstörungen bei, einem unregelmäßigen Herzschlag, der plötzlichen Tod auslösen kann. An solchen Fettsäuren reich sind Lachs, Makrelen, Sardinen, Hering und Thunfisch.

Das Altersgift, das man leicht loswerden kann

Vor hohen Homocystein-Blutwerten müssen Sie sich wirklich in acht nehmen. Dennoch vermehrt sich dieser Stoff mit dem Alter zunehmend – zur gleichen Zeit wie wachsende Vitamin-B-Defizite. Das betrifft 30 bis 40 Prozent der älteren Erwachsenenbevölkerung. Der Mangel macht Millionen von Amerikanern unwissentlich zu Opfern eines sinnlosen Alterns, weil es die Blutgefäße verstopft und dadurch Herzinfarkte und Schlaganfälle hervorruft. Auch Sie könnten sehr wohl ein solches Opfer sein. Der vom Homocystein ausgehenden Gefahr ist sich nämlich kaum jemand bewußt. Kaum jemand weiß ja auch, was Homocystein überhaupt ist: eine Art Aminosäure im Blut, die, wie Cholesterin, oxydiert wird und Fluten der gefährlichen Freien Radikale freisetzt. Homocystein könnte für Ihre Arterien sogar noch gefährlicher sein als Cholesterin. Durch Homocystein verursachte Abnormalitäten lassen sich jedoch viel leichter korrigieren.

Gift für Arterien: Hohe Homocystein-Blutwerte verdreifachen das Herzinfarktrisiko und verdoppeln die Gefahr einer Stauung in den Hals- und Kopfarterien – eine häufige Ursache von Schlaganfall. Das belegen neueste Forschungen an den Universitäten Harvard und Tufts. Schon eine mäßige Verstopfung solcher Arterien erhöht die Wahrscheinlichkeit eines Herzinfarkts um das Siebenfache, wie sich aus einer finnischen Studie ergibt. Wenn Sie herzkrank sind, ist es wahrscheinlich, daß Ihr Homocystein-Blutspiegel etwa ein Drittel höher ist als bei Personen, die nicht herzkrank sind. Dr. Jacques Genest und seine Kollegen am Montreal Heart Institute haben entdeckt, daß 44 Prozent einer Gruppe herzkranker Frauen und 18 Prozent einer Gruppe herzkranker Männer ungewöhnlich hohe Homocystein-Werte aufwiesen. Eine irische Untersuchung hielt fest, daß 30 Prozent von Versuchspersonen mittleren Alters – unter 55 Jahren – bei verstopften Arterien hohe Homocystein-Werte hatten. Dagegen hatten alle Probanden mit freien, offenen Arterien normale Homocystein-Werte. Ein weiteres Faktum: Kinder, die mit einem genetischen Defekt zur Welt kommen und deswegen extrem hohe Homocystein-Werte haben, sterben oft bereits als Jugendliche oder in ihren Zwanzigern an schwerer kardiovaskulärer Erkrankung.

Homocystein belastet die Arterien in dreierlei Weise, wie Dr. Genest sagt: Es greift direkt die Blutgefäßwände an, verletzt Zellen und bewirkt ein Zusammenziehen der Gefäße. Es begünstigt Faktoren, die Blutgerinnsel hervorrufen. Es stimuliert das Wachsen glatter Muskelzellen an den Arterienwänden und fördert damit die Bildung von Arterienbelag.

> *Mindestens 10 Prozent aller Herzinfarkte [in Amerika] – oder 150 000 im Jahr – stehen im Zusammenhang mit hohen Homocystein-Werten. –*
> Meir J. Stampfer von der Universität Harvard

Gift fürs Gehirn: Abnorm viel Homocystein im Körper vergiftet auch Ihre gute Laune und Ihren geistigen Scharfsinn. Durch Messungen des Homocystein-Spiegels können Forscher sowohl Depressionen als auch geistige Beeinträchtigung wie etwa Gedächtnis-, Konzentrations- und Denkschwächen vorhersagen, für die bisher routinemäßig das Altern verantwortlich gemacht wurde. Dr. Iris Bell, Assistenzprofessorin für Psychiatrie an der University of Arizona, hat beispielsweise herausgefunden, daß deprimierte ältere Patienten mit hohen Homocystein-Werten bei mentalen Tests schlechter abschnitten als junge Patienten mit Depressionen. Die betroffenen älteren Patienten wiesen ein größeres Nachlassen des Gedächtnisses und der Lernfähigkeit auf – Indikatoren eines Absinkens der Gehirntägigkeit.

Geheimrezepte der Experten

Dr. Stephen DeFelice
Leiter der Foundation for Innovation in Medicine

Dr. DeFelice ist ein Pionier und Fürsprecher für den Gebrauch natürlicher Substanzen, die er »Nutrazeutiken« nennt, Vitamine, Mineralien und andere Spurenelemente inbegriffen, um Alterskrankheiten zu verhindern und zu behandeln.

Dr. DeFelice nimmt täglich ein:

- Vitamin E – 200 IE
- Vitamin C – 300 Milligramm
- L-Karnitin – 1000 Milligramm
- Magnesiumchlorid – 350 Milligramm

Dr. Bell und Kollegen vertreten die These, daß übermäßiges Homocystein Blutgefäße im Gehirn auf die gleiche Weise schädigt wie Herzgefäße. Es wandelt sich nach ihrer Meinung außerdem in eine andere Substanz um, die in hohen Mengen die Selbstzerstörung von Gehirnzellen auslösen kann. »Die Tatsache, daß Homocystein ein Neurotoxin ist, unterstreicht die Notwendigkeit, seine Werte niedrig zu halten«, sagt Dr. Jeffrey Blumenberg vom Tufts Human Nutrition Research Center on Aging.

Die Heilung ist schnell, billig und gefahrlos

Was ist die Ursache von gefährlich hohen Homocystein-Werten? Ganz einfach: Niedrige Blutwerte von B-Vitaminen – insbesondere Folsäure, B_6 und in geringerem Maße auch B_{12}. Obwohl Homocystein seit 25 Jahren als Indikator von Arterienverkalkung und Herzkrankheit bekannt ist, haben Wissenschaftler jedoch erst kürzlich entdeckt, daß hohe Homocystein-Spiegel hauptsächlich bei Personen mit Vitamin-B-Mängeln vorkommen. Forschungen an der Universität Harvard zufolge ist übermäßiges Homocystein in zwei Dritteln der Fälle verbunden mit niedrigen Werten an Folsäure, B_6 und/oder B_{12}. Selbst ein marginales Defizit an diesen Vitaminen kann das Auftreten von vermehrtem Homocystein verursachen. Außerdem sind niedrige Vitamin-B-Werte ein todsicheres Indiz für Gefäßverstopfung.

Die überraschende, gute Nachricht: Sie können Homocystein schnell senken, indem Sie Folsäure, B_6 und B_{12} einnehmen. Die Vitamine sind notwendig, damit das Homocystein im Körper umgewandelt und zerstört werden kann. Wenn von diesen Vitaminen keine ausreichenden Mengen zur Beseitigung des Homocysteins im Blut sind, dann akkumuliert es sich und wird gefährlich.

Bei hohen Homocystein-Werten besteht größere Gefahr für Arterienverstopfungen, Herzkrankheiten und Vitamin-B-Mängel. Das Homocystein läßt sich aber durch Einnehmen von B-Vitaminen rasch reduzieren, und damit sinkt auch das Risiko von Arterienverstopfung, Herzinfarkten und Schlaganfällen.

Nahrung oder Tabletten?

Bis heute weiß niemand mit Sicherheit, welche Dosis notwendig ist, um das Homocystein im Körper unter Kontrolle zu halten. Im Falle von hohen Homocystein-Werten hält der Pionierforscher Dr. Rene Malinow, Professor für Medizin an der Oregon Health Sciences University, 1000 bis 5000 Mikrogramm Folsäure und ein 10- bis 50-Milligramm-B_6-Präparat täglich für geeignet, die Gefahr niedrig zu halten. Dr. Malinow nimmt vorbeugend selbst pro Tag 1000 Mikrogramm Folsäure. Der Homocystein-Forscher Dr. Jacob Selhub vom U.S. Department of Agriculture's Human Nutrition Research Center on Aging an der Tufts University berichtet, daß nach seinen Forschungen die Mengen von 350 Mikrogramm Folsäure und 2 bis 2,5 Milligramm B_6 pro Tag für die meisten Menschen ausreichen, um den Homocystein-Spiegel niedrig zu halten.

Das bedeutet: Sie könnten Homocystein absenken durch die in einer Multivitamintablette enthaltene Dosis Folsäure oder durch stark folsäurehaltige Nahrungsmittel. 350 Mikrogramm können nämlich über die tägliche Ernährung bezogen werden. Trotzdem ist es vielleicht riskant, sich nur auf Nahrungsmittel zu verlassen. Die meisten Amerikaner essen im Durchschnitt lediglich 235 Mikrogramm täglich, ältere Personen noch weniger. Außerdem wird die Folsäure in Nahrungsmitteln vom Körper nur zur Hälfte absorbiert. Eine neuere Untersuchung des südafrikanischen Spezialisten J. B. Ubbink ergab, daß die aus Nahrungsmitteln bezogene Folsäure die hohen Homocystein-Werte bei zwei Dritteln der älteren Testpersonen nicht herunterdrückte.

In seiner Testuntersuchung von Herzpatienten mit hohem Homocystein-Spiegel verabreichte Dr. Genest zunächst 2,5 bis 5 Milligramm Folsäure (2500 bis 5000 Mikrogramm) täglich. Wenn das Homocystein nicht abnahm, gab er zusätzlich 50 Milligramm Vitamin B_6. Er machte die Feststellung, daß solch eine kombinierte Dosis bei 90 Prozent der Patienten innerhalb von zwei Wochen die Homocystein-Werte um zirka 50 Prozent herunterdrückt. Dr. Genest bezeichnet diese Dosierung als »sehr sicher und effizient«.

Welches B-Vitamin senkt Homocystein am meisten? Folsäure, sagen Experten, gefolgt von B_6 und B_{12}. In einer Forschungsarbeit der Tufts University waren adäquate Mengen von allen drei Vitaminen notwendig, um das Homocystein unter Kontrolle zu halten.

Können Sie Ihre Homocystein-Werte messen lassen? Routinemäßig werden Messungen von Homocystein von Ärzten nicht durchgeführt. Die Messungen werden im wesentlichen noch immer nur in der Forschung vorgenommen. Viele Spezialisten sind jedoch der Auffassung, daß sie bald eine Standardmaßnahme der Praxis zum Vorbeugen, Diagnostizieren und Behandeln von Herzerkrankungen sein werden.

Wie man das gefährliche Homocystein abwehrt

- Essen Sie Nahrungsmittel, die reich an Folsäure und B_6 sind. Quellen von Folsäure sind Spinat, Mangold, das Blattgrün von Rüben, Hülsenfrüchte und Nüsse. Gute Quellen für B_6 sind Meeresfrüchte, ganze Körner, Bananen, Nüsse und Geflügel.
- Nehmen Sie Vitamin-B-Tabletten: Folsäure, B_6 und B_{12}. Den Basisbedarf können Sie bei allen dreien mit einer Multivitamintablette abdecken. Das scheint auszureichen, um einen Anstieg von Homocystein zu vermeiden. Für eine höhere Dosis – etwa 1000 Mikrogramm Folsäure und 10 Milligramm Vitamin B_6 – sind Zusatztabletten erforderlich. Diese können sich eventuell zur Senkung eines besonders hohen Homocystein-Spiegels als notwendig erweisen, wenn Sie herzkrank sind. Solche Mengen sind ungiftig. Sie sollten dann jedoch für einen optimalen Schutz und zur Vermeidung eines gefährlichen Ungleichgewichts am besten alle drei – Folsäure, B_6 und B_{12} – einnehmen. (Ein Test hat ergeben, daß man überdurchschnittliche Mengen von allen dreien brauchte, um besonders niedrige Homocystein-Werte zu erzielen.)

Anmerkung: Sobald Sie das Einnehmen der Vitamine unterbrechen, steigt das Homocystein meist wieder an. In einem Test schoß das Homocystein bei zwei Dritteln der Probanden auf abnormal hohe Werte, nachdem sie das Einnehmen der Vitamin-B-Tabletten 18 Wochen lang unterbrochen hatten.

Da Sie nicht feststellen können, ob Sie abnormal hohe Homocystein-Werte haben, ist es sinnvoll, gemäßigte Dosen von Folsäure, B_6 und B_{12} als Vorsorge gegen das Altern einzunehmen. Das kann helfen, Herzkrankheiten und geistige Schwäche aufgrund von unentdecktem Mangel an B-Vitaminen abzuwehren.

Vorsicht: Wenn Sie herzkrank sind, sollten Sie mit Ihrem Arzt sprechen, bevor Sie zur Korrektur hoher Homocystein-Werte B-Vitamine in starker Dosierung einnehmen.

Eine Tatsache: Ihr Homocystein steigt bereits an, wenn Sie nur unter einem sehr geringen Mangel an Folsäure oder Vitamin B_6 leiden. Hohe Homocystein-Werte sind ein guter biologischer Indikator für ein Defizit an Vitamin B_6 und an Folsäure.

Eine unglaublich wirksame Injektion

Folgende tägliche Dosis Vitamin B wird von einer Gruppe internationaler Experten für herzkranke Menschen empfohlen, um hohe Homocystein-Werte abzubauen und zu normalisieren. (Quelle: Dr. M. Rene Malinow, Professor der Medizin an der Oregon Health Sciences University):

Folsäure – 1 bis 5 Milligramm
Vitamin B_6 – 10 bis 40 Milligramm
Vitamin B_{12} – bis zu 1000 Milligramm

Immunität läßt sich wiedergewinnen

Ein schwächer werdendes Immunsystem gehört zu den auffälligsten Kennzeichen des Altwerdens. Die Immunfunktionen lassen bereits vom 30. Lebensjahr an nach. Es beginnt damit, daß die T-Blutkörperchen an Anzahl und Aktivität abnehmen. Sie aber wehren Viren und Tumorzellen ab und unterstützen andere weiße Zellen im Kampf gegen Invasionen von Bakterien und sonstiger gefährlicher Elemente. An der Tufts University haben Forscher nachgewiesen, daß ein Immun-Unterdrücker im Blut, das sogenannte Prostaglandin E2, mit dem Alter stetig zunimmt. Das würde auch erklären, warum Sie mit dem Alter immer anfälliger für Infektionen und für Krebs werden.

Ihre Immunfunktionen geben sogar im voraus zu erkennen, wie lange Sie leben werden und ob Sie Krebs bekommen werden. Ein Test mit gesunden Personen im Alter von über 60 Jahren ergab, daß die Probanden mit einem weniger kräftigen Immunsystem ein doppelt so hohes Risiko hatten, an einer Erkrankung zu sterben, und zu 30 Prozent wahrscheinlicher Krebs bekamen.

Die verblüffende Wahrheit ist aber die, daß das Altern zu einem großen Teil unnötig und reversibel ist. In vielen Fällen läßt es sich einfach dadurch rückgängig machen, daß man bestimmte Vitamine und Mineralstoffe in moderater bis hoher Dosierung einnimmt. Diese Erkenntnis verdanken wir höchst eindrucksvollen neuen Forschungen. Vitamine beleben die Immunfunktionen in allen Lebensaltern einschließlich der Kindheit. Selbst ältere Menschen können ihre Immunkräfte wiedererlangen, wie Wissenschaftler an der Tufts University festgestellt haben.

Es ist unbestreitbar. Sie müssen es nicht hinnehmen, daß Ihre Immunkräfte laufend schwächer werden. Zunehmende Immunschwäche gehört zu den vorrangigsten Bio-Indikatoren für Altern. Daß das Immunsystem aber auf leichte, gefahrlose und billige Weise wiederhergestellt werden kann, ist eine der aufregenden und allgemein bislang noch unbekannten Entdeckungen der modernen Medizin.

Wenn Sie auch sonst nichts zur Steigerung Ihrer Immunkräfte unternehmen – Sie sollten auf jeden Fall täglich eine Multivitamintablette

nehmen, so wie sie in allen Apotheken und Drogerien erhältlich ist. Um noch mehr Kräfte gegen das Altern zu mobilisieren, sollten Sie zusätzlich Vitamin-E- und Vitamin-C-Präparate nehmen.

Wie man Immunität bewahrt und verjüngt

Nehmen Sie eine Multivitamintablette: Eine einzige Multivitamin-Multimineralien-Tablette pro Tag vermag die Leistungen des Immunsystems in der Bekämpfung von Infektionen und Krebs drastisch zu verbessern. In einer Doppelblind-Untersuchung an sechzig gesunden Männern und Frauen im Alter zwischen 59 und 85 Jahren stellten Dr. John D. Bogden und seine Kollegen an der University of Medicine and Dentistry of New Jersey fest, daß Theragran-M, ein rezeptfreies Multivitaminpräparat mit 24 Vitaminen und Mineralien, die Immunreaktionen drastisch steigerte. Nach einjährigem Einnehmen stieg die Effizienz der Immunreaktionen um ganz erstaunliche 64 Prozent an. Bei den Vitamin-Konsumenten kam es speziell zu einer vermehrten Erzeugung der immens wichtigen T-Lymphozyten (weißen Blutkörperchen), der Antikörper sowie anderer Substanzen, die das Immunsystem zur Bekämpfung von Infektionen in Gang bringen.

> *Selbst ältere Leute, die sich gesund ernähren, erleben eine Stärkung ihres Immunsystems, wenn sie ein Multivitaminpräparat einnehmen. –*
> Dr. John D. Bogden, University of Medicine and Dentistry of New Jersey

Eine weitere bahnbrechende Forschungsarbeit, die der Schulmedizin die Augen für die infektionsbekämpfenden und immunitätssichernden Kräfte von Vitaminen geöffnet hat, ist von dem führenden Immunologen Ranjit Kumar Chandra an der Memorial University in Neufundland geleistet worden. Er hat zwingendes Beweismaterial dafür vorgelegt, daß das Einnehmen moderater Dosen von Vitaminen und Mineralien über ein Jahr bei einer Gruppe von 96 älteren Männern und Frauen Infektionen im Keime erstickte. Die Probanden, welche die Vitamintabletten nahmen, waren im Schnitt nur halb so viele Tage an schwächenden Infektionen erkrankt als die Personen, die ein Placebo bekamen. Das Präparat, ein spezielles Rezept mit 18 Vitaminen und Mineralien, bewirkte eine breite Skala von Verbesserungen – in der Anzahl von T-Blutkörperchen, in der Reaktion der Lymphozyten, in der Erzeugung von Interleukin-2, der Freisetzung von IL-2-Rezeptoren, der Aktivität der natürlichen Killerzellen und der Antikörper-Reaktion auf die Grippeimpfung. Alle im Präparat enthaltenen Vitamine waren moderat dosiert, etwa die Menge, die sich in einer normalen Multivitamintablette finden würde, von zwei Ausnahmen abgesehen: Höher dosiert waren die Antioxydanzien Beta-Carotin (16 Milligramm) und Vitamin E (44 Milligramm). Die stärksten Impulse für die Immunstärkung schrieb Dr. Chandra Vitamin A, Beta-Carotin, Zink und Vitamin E zu.

Bis zu einem Drittel der Patienten litten unter bis dahin nicht diagnositizierten Defiziten an Vitaminen und Spurenelementen, welche die Immuntätigkeit offensichtlich beeinträchtigten, wie Dr. Chandra erläuterte. Durch die Korrektur dieser Mängel sei sie wiederhergestellt worden.

Nehmen Sie Vitamin E: Um Ihrem Immunsystem einen weiteren kräftigen Impuls zu geben, brauchen Sie Vitamin-E-Präparate. »Es hat eine unglaubliche Wirkung«, betont Dr. Moshen Meydani von der Tufts University. »Wenn die ganze Bevölkerung über die Jahre Vitamin E bekäme, würde sich kein solches Nachlassen der Immunfunktionen mit dem Alter beobachten lassen.« Vitamin-E-Präparate halten die Immunität in Schwung, während man älter wird. Sie erneuern sie aber auch bis in die Achtziger. Dr. Moshen Meydani und seine Frau Dr. Simin Meydani haben die Entdeckung gemacht, daß Vitamin E – bloß 400 IE täglich über sechs Monate – das geschwächte Immunsystem bei jung und alt bewahrt und/oder verjüngt, auch wenn die Personen zu Beginn nicht unter einem Vitamin-E-Mangel litten. Mit anderen Worten: Vitamin E besitzt großartige immunstärkende Kräfte, deren Wirkung weit über das Korrigieren einfacher Mangelerscheinungen hinausgeht. Vitamin E verzögert altersbedingte Veränderungen, die zu einem Nachlassen des Immunsystems führen. Falls Ihr Immunsystem bereits ins Wanken geraten ist, wird es dank Vitamin E wieder jugendliche Aktivität zurückgewinnen. Die Meydanis sind der Auffassung, daß es unter anderem dadurch wirkt, weil es die Erzeugung von Prostaglandin E2 unterdrückt, einer hormonähnlichen Substanz, die gewöhnlich mit dem Alter zunimmt und zum Ruin der Immuntätigkeit beiträgt.

Vitamin E hindert Viren außerdem daran, auszubrechen und sich zu vermehren, wie Forschungen des U.S. Department of Agriculture dokumentiert haben.

Nehmen Sie Vitamin B_6: Wenn Sie einen Mangel an Vitamin B_6 haben, funktioniert Ihr Immunsystem nicht richtig. Dann vermag der Körper zur Abwehr von Infektionen wie auch von Krebs und Arthritis nicht genügend Interleukin-2 und Lymphozyten zu erzeugen. Forscher an der Tufts University haben festgestellt, daß ohne Vitamin B_6 die Immuntätigkeit nachließ. Doch wenn die Testpersonen drei Wochen lang B_6-Präparate bekamen (täglich 1,0 Milligramm für Frauen,

2,88 Milligramm für Männer), schoß die Immunität bei den meisten wieder auf normale Werte zurück. Vom 40. Lebensjahr an wird Vitamin B_6 zunehmend wichtiger. Von da an braucht Ihr Körper etwa 20 bis 45 Prozent mehr als die gegenwärtig amtlich empfohlenen Richtwerte, damit es altersbedingte Veränderungen im Immunsystem verhindern oder hinauszögern kann.

Nehmen Sie Zink: Vergewissern Sie sich, daß Sie Ihrem Körper genügend Zink zuführen, damit die Thymusdrüse sich nicht erschöpft und Sie ohne Immunreaktionen sind. Von diesem die Immunkräfte bewahrenden Zink ist eine kleine Menge (15 Milligramm) oft in Multivitamintabletten enthalten.

Nehmen Sie Vitamin C: Vitamin C steigert die Produktion von weißen Blutkörperchen zur Abwehr von Infektionen. Außerdem treibt Vitamin C die Blutwerte von Glutathion in die Höhe, das für ein funktionierendes Immunsystem von entscheidender Bedeutung ist. Fünfhundert Milligramm Vitamin C täglich können die Immunkräfte in Schwung halten. Wenn Sie bereits eine Infektion bekommen haben - beispielsweise eine Grippe oder eine Erkältung -, ist zur Linderung der Symptome allerdings eine wesentlich höhere Dosis erforderlich.

Versorgen Sie sich mit ausreichend Selen: Ein Selen-Mangel kann gutartige in äußerst bösartige Viren verwandeln. Er vermag nämlich Mechanismen in Gang zu setzen, durch die sie sich vermehren und dann Krankheiten verursachen können. Es gibt Indizien, daß Selen auch die Widerstandsfähigkeit gegen Krebs steigert. Nach Aussage von Experten reicht es schon, täglich stark selenhaltige Nahrungsmittel zu essen und/oder eine Multivitamintablette mit Selen oder ein Selen-Präparat (100 bis 200 Mikrogramm) einzunehmen. Aber Achtung: Selen in großen Mengen ist giftig.

Essen Sie Joghurt: Die Bakterienkulturen im Joghurt stärken das Immunsystem. Zwei Becher gewöhnlichen Joghurts, die pro Tag über ein Jahr lang gegessen wurden, verfünffachten das infektionsbekämpfende Gamma-Interferon im Blut alter und junger Menschen. Das ergaben die Forschungen des Immunologen Professor Georges Halpern an der University of California, Davis. Mit einer anderen Untersuchung stellte er fest, daß Personen, die ein Jahr lang einen Becher Joghurt täglich aßen, um 25 Prozent weniger an Erkältungen litten als jene Personen, die keinen Joghurt aßen. Der Joghurt enthielt lebende Kulturen des *Bulgaricus lactobacillus* und *Streptococcus thermophilus.*

Der Sprengstoff, den man vermeiden kann

In Ihrem Blutkreislauf befindet sich möglicherweise ein unerkannter Antreiber des Alternsprozesses, der im mittleren Lebensabschnitt außer Kontrolle gerät und dann langsam beginnt, die Arterien anzugreifen, Ihnen die Energie zu rauben, den Blutdruck in die Höhe zu jagen, Diabetes zu verursachen oder sogar das Wuchern von Tumoren zu fördern, die im Körper auf der Lauer liegen. Diese Substanz ist das Hormon Insulin - in normalen Mengen lebensnotwendig, doch bösartig und tödlich im Übermaß. Und mit dem Älterwerden nimmt es zu.

Insulin ist für jedermann ein potentieller Erzfeind. Es ist unmöglich, sich die Jugend zu bewahren, wenn große Mengen Insulin durch die Blutbahnen toben. Glücklicherweise kann man Insulin jedoch unter Kontrolle halten. Wenn es nämlich aus dem Ruder läuft, so ist das ein weiteres Symptom unnötigen Alterns. Falls Sie den Insulin-Spiegel nicht wieder auf einen normalen Stand bringen, haben Sie möglicherweise Diabetes, Arterienverstopfung, eine schwere Herzkrankheit und vorzeitigen Tod zu erwarten.

Nach dem 65. Lebensjahr steigen die Blutinsulinwerte zusammen mit Blutzuckerwerten (Glukose) irgendwann tendenziell an. Das gilt vor allem dann, wenn Sie mit dem Älterwerden Gewicht zulegen. Und das ist eine unangenehme Nachricht. Insulin ist schließlich das Hormon, das außer Rand und Band gerät und dadurch Diabetes auslöst. Eine Fülle neuen Beweismaterials identifiziert das Insulin aber auch als eine zentrale, fundamentale Ursache für eine ganze Konstellation von Leiden, die mit dem Altern zuschlagen. Ein Überschuß an Insulin ist ein entscheidender Faktor für hohe Werte von Blutzucker, Cholesterin (LDL), Blutdruck, Triglyzeriden (ein anderes gefährliches Blutfett) und einen niedrigen HDL-Cholesterin-Spiegel. Manche Experten machen übermäßig hohe Insulinwerte - oder »Hyperinsulinämie« - für sehr viele von unseren epidemischen

Herzkrankheiten verantwortlich. Dr. Daniel W. Foster vom University of Texas Southwestern Medical Center hat Insulin-Fehlverhalten als einen »geheimen Killer« gebrandmarkt.

Der führende Gerontologe und Diabetes-Spezialist Dr. Gerald Reaven von der Stanford University stimmt dem zu, wenn er bemerkt, daß Millionen von Amerikanern - ohne vorherige Warnsignale - ahnungslos künftige Insulinopfer und außergewöhnlich anfällig sind für Herzkrankheiten und Diabetes. Dr. Reaven hat nachgewiesen, daß etwa 25 Prozent von anscheinend ganz normalen, gesunden nichtdiabetischen älteren Amerikanern eine sogenannte Insulin-Resistenz haben. Das bedeutet: Die Zellen behindern das Insulin in seiner Arbeit, die darin besteht, Zucker (Glucose) in die Zellen zu führen, damit er dort in Energie umgewandelt werden kann. Infolgedessen können die Blutzucker- und Insulin-Spiegel in die Höhe gehen. Die Bauchspeicheldrüse kann dann unter Umständen völlig verzweifelt Insulin ausstoßen, um damit den Blutzucker normal zu halten. Wie Dr. Reaven betont, tritt Insulin-Resistenz aber nicht einfach auf, weil man alt wird. Sie muß gar nicht unbedingt auftreten. Und wenn sie sich bei Ihnen zeigen sollte, so gibt es Möglichkeiten, sie zu korrigieren, bevor ein unwiderruflicher Schaden entsteht.

Wie ein Zuviel an Insulin Sie alt machen kann

Es zerstört Arterien: Insulin löst Arterienverstopfung aus, indem es das Wachstum glatter Muskelzellen an den Arterienwänden stimuliert. Solch ein Zellwuchern ist ein wesentlicher Faktor im Verlauf der Arteriosklerose, bei der sich ein Belag bildet, welcher die Arterien verengt und den Blutstrom behindert. Insulin stört auch das gerinnsellösende System, weil es hohe Werte der Substanz Plasminogen-Aktivations-Inhibitor 1 stimuliert. Daraufhin kann sich leichter ein Gerinnsel bilden und die Arterie verstopfen.

Es vermehrt ungesundes Cholesterin: Insulin treibt in der Leber die Erzeugung von Cholesterin des schlechten LDL-Typs an - der Typ, der sich mit der Zeit an den Arterienwänden festsetzt. Außerdem neigen Menschen mit hohen Insulinwerten oder mit Insulin-Resistenz dazu, kleinere, dichtere Partikel des LDL-Cholesterins zu produzieren, die ganz besonders schlimm sind. Sie sind leichter oxydierbar und tragen so zur Arterienverstopfung bei. Laut Dr. Reaven ist bei Personen mit hohen Konzentrationen solcher LDL-Partikel ein Herzinfarkt dreimal wahrscheinlicher.

Es steigert die Triglyzeride: Gar keine Frage - ein Übermaß an Insulin ist eine Hauptursache von hohen Triglyzeridwerten. Triglyzeride sind ein Blutfett. Früher galt es als harmlos. Man hat jedoch inzwischen erkannt, daß es gefährlich ist. Mit ansteigenden Triglyzeriden sinkt leider auch das Cholesterin des positiven HDL-Typs, und damit erhöht sich die Wahrscheinlichkeit eines Herzinfarkts dramatisch. HDL-Moleküle transportieren das schlechte LDL-Cholesterin zur Leber, damit es dort zerstört wird. Deswegen sind riesige Armeen solcher Träger in Ihrem Blut wünschenswert.

Es erhöht den Blutdruck: Falls Sie hohen Blutdruck haben, stehen die Chancen fünfzig zu fünfzig, daß Sie auch insulinresistent sind und ein unglaublich schlecht arbeitendes Insulin im Blut führen. Was Insulin zur Regulierung des Blutdrucks beisteuert, ist noch ungeklärt und strittig. Nach einer Theorie beeinflußt das Insulin die Steuerung der Nieren und/oder des Nervensystems in einer Weise, daß sich bei einem Insulin-Überschuß schließlich die Blutgefäße zusammenziehen und den Blutdruck erhöhen.

Es löst Diabetes aus: Eine häufige Begleiterscheinung von hohem Insulin-Spiegel ist ein Glukose-Überschuß - bzw. eine Glucose-Intoleranz, die möglicherweise einer Diabetes vorausgehen kann. »Heute Glucose-Intoleranz, morgen Diabetes« - so sehen es viele Forscher. Das bedeutet keineswegs, daß jede Person mit einer Glucose-Intoleranz später einmal Diabetes bekommen wird. Andererseits ist es so, daß niemand Diabetes bekommt, ohne vorher eine Glucose-Intoleranz zu entwickeln.

Es regt Krebswucherung an: Insulin fördert erwiesenermaßen das Wuchern bösartiger Zellen.

Wie man das Insulin unter Kontrolle bekommt

Bei Zucker aufpassen: Essen Sie nicht zuviel Zucker und Kohlenhydrate. Je mehr Zucker oder Kohlenhydrate Sie essen, desto mehr muß der Körper umwandeln, und das erfordert mehr Insulin. Alle Arten von Zucker treiben Insulin gleich stark in die Höhe - gewöhnlicher Tafelzucker, Zucker in Kuchen und Keksen wie Fruktose in Obst, Fruchtsäften und Honig.

Meiden Sie ungesundes Fett: Fett, das schnell oxydiert wird, bewirkt das Freisetzen von Insulin und die Zunahme von Glucose im Blut. Besonders gefährlich sind mehrfach ungesättigte Fette wie Maisöl, gewöhnliches Färberdistelöl und Sonnenblumenöl, die dem Blut Peroxyde der Freien Radikale zuführen. Wenn der Körper nicht über ausreichend Antioxydanzien verfügt, um sie fertigzumachen, legen die Radikale ein Enzym lahm, das Zucker umwandelt. Daraufhin steigen die Glucose-Blutwerte, und in dem Bemühen, mit dem vielen Zucker zu Rande zu kommen, setzt der Körper mehr Insulin frei.

Die einzigen gefahrlosen Fette sind einfach ungesättigte Fette wie in Olivenöl, Rapsöl, in Avocados und Nüssen. Sie sind nicht leicht oxydierbar. Aus dem Grund kann dann auch nicht die Kettenreaktion ausgelöst werden, die hohe Insulinwerte verursacht.

Nehmen Sie Chrom: Nehmen Sie täglich 200 Mikrogramm organisches Chrom wie etwa Chrompicolinate oder GTF Trivalent, um das Insulin auf normalen Werten zu halten und effizient arbeiten zu lassen. Einen Chrom-Mangel gleicht der Körper gern dadurch aus, daß er mehr Insulin freisetzt. Richard Anderson vom U.S. Department of Agriculture führt dazu aus: »Chrom macht Insulin effizienter. Und deshalb braucht der Körper weniger, um die gleiche Arbeit zu leisten.« Er rät Jungen wie Älteren, Chrom zu nehmen. Wie er sagt, ist es keineswegs zu früh, damit schon als Teenager anzufangen.

Nehmen Sie ab, falls Sie Übergewicht haben: »Je schwerer und untätiger Sie sind, desto insulinresistenter werden Sie sein - egal, wie Ihre genetischen Anlagen sind«, erklärt Dr. Reaven. Das schlichte Faktum von 20 Prozent Übergewicht - an diesem Punkt beginnt offiziell die sogenannte Fettleibigkeit - kann Insulin-Resistenz mit sich bringen. Wenn die Körperpfunde das Idealgewicht um 40 Prozent übersteigen, vermindert sich die Fähigkeit des Insulins zur Umwandlung von Zucker um 30 bis 40 Prozent. Sie werden stärker zu Insulin-Resistenz neigen, wenn das Übergewicht im Oberkörper lagert - also bei der Apfelform mehr als bei der Birnenform. Es muß nicht unbedingt sein, daß Sie bei Übergewicht ein Insulin-Problem bekommen. Abnehmen stimuliert jeddoch die normale Insulintätigkeit in auffälliger Weise.

Nehmen Sie Vitamin E: Es kann die Insulinaktivität anregen. Als eine Gruppe gesunder älterer Italiener täglich 900 Milligramm Vitamin E einnahm, stieg die Insulin-Effizienz in der Verarbeitung von Zucker um mehr als das Doppelte. Die Forscher an der Universität von Neapel sind der Ansicht, daß Vitamin E die

Membrane vor Schaden durch oxydative Freie Radikale schützte, so daß die Zellen das Insulin für den Transport von Glucose besser nutzen konnten. Kurzum, Vitamin E machte altersbedingte Insulin-Resistenz und schwache Insulin-Aktivität rückgängig. Beachte: Eine geringere Dosis von Vitamin E wäre wahrscheinlich auch wirksam.

Ein Schluck Alkohol: Ein wenig Alkohol regt die Insulintätigkeit an, so daß der Körper weniger Insulin braucht, um Zucker zu verarbeiten. Dr. Reaven von der Stanford University hat festgestellt, daß mäßige Trinker (ein oder zwei alkoholische Getränke pro Tag) weniger Blutzucker, etwa 55 Prozent weniger Insulin sowie höhere HDL-Cholesterinwerte als Abstinenzler hatten.

Würzen Sie gut: Überraschenderweise steigern Zimt, Gewürznelken, Kurkuma und Lorbeerblätter die Insulin-Effizienz. Der Körper kommt also mit einer geringeren Menge dieses Hormons aus.

Vergessen Sie das Dreimal-täglich-ordentlich Essen: Mehrmals täglich kleine Mengen zu sich zu nehmen ist gesünder, als dreimal täglich Essen hinunterschlingen. Denn große Mahlzeiten treiben Insulin und Blutzucker besonders arg in die Höhe. Bei einer Gruppe von Diabetikern des Typs II kam es nach zwei großen Mahlzeiten zu einem wesentlich höheren Anstieg der Insulinwerte als nach sechs kleinen Mahlzeiten. Außerdem gingen die Blutzuckerwerte wie ein Jo-Jo rauf und runter und kletterten bis auf 84 Prozent über den Tiefstwert. Bei einem anderen Test mit nichtdiabetischen Frauen hatten neun kleine Mahlzeiten am Tag an Stelle von drei großen Mahlzeiten ähnlich vorteilhafte Wirkungen. Im übrigen fiel ihr Cholesterin um 6,5 Prozent.

> *Wenn Sie täglich drei kleine Mahlzeiten und drei Zwischenmahlzeiten einnehmen, bekommen Sie viel gesündere Blutzucker- und Insulinwerte. –*
> Dr. Aaron Vinik, Leiter des Diabetis Research Institute in Norfolk, Virginia.

Man kann auch ohne Krebs alt werden

Krebs kommt mit dem Alter. Das läßt sich nicht bestreiten. Achtzig Prozent aller Krebsfälle treten nach dem 65. Lebensjahr auf, und bei Lebensende ist rund ein Drittel von uns mit Krebs geschlagen. Trotzdem, Krebs kommt keineswegs vom Älterwerden an und für sich. Er schlägt im späteren Leben zu, weil ihm menschliche Langlebigkeit die für seine Entwicklung nötige, längere Inkubationszeit bietet. Krebs ist kein Phänomen, das plötzlich über Nacht auftritt wie eine Infektion. Er stellt sich in einem langsam verlaufenden Prozeß ein, der sich über zwanzig, dreißig, vierzig Jahre hinzieht, in denen Zellen von Freien Radikalen bombardiert werden. Dadurch kommt es zu ersten Mutationen im genetischen DNA. Es folgen dann jahrelange winzige Anstöße, bis sie sich zu einem Tumor auswachsen und anschließend auf andere Gewebe übergreifen. Krebs ist eine langfristige Angelegenheit. Ein Krebs, der heute diagnostiziert wird, ist das Ergebnis von Katastrophen, die durch Freie Radikale in Gang gesetzt wurden. Sie nahmen ihren Anfang vor ein paar Jahrzehnten und häufen sich immer weiter.

Gino Cortopassi und seine Kollegen an der University of Southern California, Los Angeles, haben dokumentiert, wie stark die Belastung der Zellen mit der Zeit zunimmt. Er hat festgestellt, daß bei Menschen über 60 Jahre Mutationen in den Blutzellen dreizehnmal häufiger, in Milzzellen vierzigmal häufiger vorkommen als in den entsprechenden Zellen von Personen unter 20 Jahren. Eine solche Häufung von Mutationen kann unter Umständen Gene über die Jahre hinweg an- oder auch abschalten und damit Krebs auslösen, wie Cortopassi sagt. Insofern ist Krebs eine weitere Folge von geschwächter Widerstandsfähigkeit der Zellen gegenüber akkumuliertem Schaden durch Freie Radikale. Falls man diese Akkumulation von Zellmutationen jedoch verhindern könnte, würde man auch dem Krebs einen Riegel vorschieben können.

Man bekommt Krebs nicht etwa, weil man älter wird. Man bekommt Krebs, weil man dadurch, daß man länger lebt, Mutationen in den

Körperzellen Zeit gibt, sich aufzubauen und damit, neben sonstigen Katastrophen, auch Krebs anzuregen. Wenn Sie die nachlassenden Defensivkräfte Ihrer Körperzellen gegen Beschädigung wieder stärken, dann können Sie den Krebsprozeß verzögern oder ihn ein Leben lang hinausschieben. Schließlich erkrankt nicht jeder Mensch an Krebs, und auch Sie können alt werden, ohne Krebs zu bekommen.

Ihr persönliches Krebsrisiko wird mit Sicherheit beeinflußt von Ihrer genetischen Veranlagung, Ihrer Lebensweise und Ihrer Umwelt sowie von subtilen Interaktionen dieser Faktoren. Doch alle Barrieren, die Sie - egal in welcher Entwicklungsphase - gegen den Krebs errichten, kann seinen weiteren Weg verhindern. Die wirksamsten Abwehrmittel, die Ihnen zur Verfügung stehen, sind die oxydationsverhütenden Verteidigungskräfte. Selbst nachdem bei Ihnen erste Anzeichen eines Krebsaufkommens oder selbst Krebs festgestellt wurde, können Antioxydanzien Ihre Überlebenschancen erhöhen. Manche Spezialisten sind der Auffassung, daß wir einem Krebs in den meisten Fällen entkommen könnten, wenn wir uns richtig ernähren, unserem Körper viele Antioxydanzien zuführen und nicht rauchen würden.

Worauf es unbedingt ankommt: Sie müssen verhindern, daß Ihre Zellen so stark beschädigt werden, daß Gene (die sogenannten Onkogene) gezwungen sind, die wilden Zellwucherungen loszutreten, die sich zu Krebsgeschwüren aufbauen. Halten Sie Schäden möglichst gering, indem Sie sich sowenig wie möglich Freien Radikalen - beispielsweise durch Zigarettenrauch - aussetzen, die den genetischen Zellencode irreparabel verändern und die Zellen bösartig machen. Zur gleichen Zeit sollten Sie alles tun, um dem Nachlassen der Zellenresistenz Einhalt zu gebieten, das die Zellen in ihrem Kampf gegen durch Freie Radikale verursachten krebsanregenden Schaden beeinträchtigt.

Der Vitamin-Durchbruch

Vergewissern Sie sich jedoch zuallermindest, daß Sie Ihrem Körper ausreichend oxydationshemmende Vitamine zuführen, damit die Zellen eine Minimalverteidigung aufrechterhalten können. Es gibt unanfechtbare konkrete Beweise dafür, daß Vitamin-Mineralien-Präparate bei Menschen Krebs verhüten können. Diese Erkenntnis brachte uns 1993 eine bahnbrechende Untersuchung des U.S. National Cancer Institute mit der Landbevölkerung in einer chinesischen Provinz.

Fünf Jahre lang nahm eine Gruppe von Chinesen täglich die Antioxydanzien Beta-Carotin, Vitamin E und Selen ein, und die Todesfälle durch Krebs gingen bereits in dieser unglaublich kurzen Periode um 13 Prozent zurück. Todesfälle durch Speiseröhrenkrebs traten um 4 Prozent weniger häufig auf, durch Magenkrebs um 21 Prozent weniger. Die Todesrate bei allen sonstigen Krebsarten sank um 20 Prozent. Das Forschungsteam unter der Leitung von William Blit berichtete, daß erstaunlicherweise die Zahl der Krebstoten bereits innerhalb von ein bis zwei Jahren nach Beginn des Einnehmens der Präparate zu fallen begann. Auch die Zahl der Todesfälle durch Schlaganfall ging zurück. Die Präparate enthielten nur schwache Dosierungen; es wäre daher möglich, daß sie nur Mängel ausgeglichen haben. Trotzdem ist es eine Tatsache, daß die Antioxydanzien Krebs bekämpften – vermutlich auf die Weise, daß sie die Zellen vor Schäden durch Freie Radikale schützten.

Geheimrezepte der Experten

Dr. Jeffrey Blumberg
46 Jahre alt
Außerordentlicher Professor, U.S.D.A. Human Nutrition Research Center on Aging an der Tufts University

Dr. Blumberg ist ein führender Verfechter für die Verwendung von Antioxydanzien-Präparaten zur Bekämpfung frühzeitigen Alterns.
Dr. Blumberg nimmt täglich folgendes ein:

- Vitamin E – 400 IE
- Vitamin C – 250 bis 1000 Milligramm
- Beta-Carotin – 15 Milligramm (25 000 IE)
- Eine Multivitamin-Mineralien-Kombination, welche die verschiedenen Vitamine und Mineralien mit 100 bis 200 Prozent der amtlich empfohlenen Richtwerte dosiert.

»Wenn Sie Risiken und Vorteile abwägen, dann sprechen wir von einem potentiellen Nutzen bei null Risiko. Die Rechnung geht also zugunsten des Einnehmens von Antioxydanzien-Präparaten aus.«

Noch erstaunlicher: Eine Megadosis Vitamine kann bereits vorhandenen Krebs bekämpfen helfen. In einer neuen Untersuchung, die Dr. Donald Lamm, der Leiter der Urologie an der West Virginia University in Morgantown, durchführte, haben hochdosierte Vitaminpräparate das Wiederauftreten von Blasenkrebs drastisch reduziert und die Überlebenszeit von Patienten beinahe verdoppelt.

Eine brennende Frage lautet jedoch: Wie weit darf der Krebs fortgeschritten sein, daß die Anwendung von Antioxydanzien ihn noch stoppen kann? Können Sie beispielsweise weiterrauchen und damit rechnen, daß die Antioxydanzien Sie retten? Nein. Ein neuerer finnischer Test ergab: 20 Milligramm Beta-Carotin und 50 IE Vitamin E konnten Lungenkrebs bei Probanden nicht verhindern, die seit dreißig Jahren zwei Päckchen pro Tag rauchten und weitermachten.

Strategien gegen das Altern: Wie man Krebs widersteht

- Essen Sie fünf oder mehr Portionen Obst und Gemüse pro Tag. Es gibt überwältigende Belege, daß Obst und Gemüse starke Wirkstoffe enthalten, die den Krebsprozeß ausschalten und verlangsamen können. Rund 2000 Forschungsarbeiten haben ergeben, daß Obst und Gemüse das Krebsrisiko – selbst bei älteren Menschen – um 50 Prozent herabsetzen.
- Trinken Sie Tee. Er ist voller Antioxydanzien. Bei Labortieren hat Tee Krebs ferngehalten. Bei Menschen gibt es für gewisse Krebsarten ein vermindertes Risiko (gemeint ist der »echte« Tee, nicht etwa Kräutertees, von denen keine oxydationsverhütenden Substanzen wie im gewöhnlichen schwarzen, grünen oder Oolong-Tee bekannt sind).
- Schränken Sie den Verzehr von rotem Fleisch ein. Es gibt Verbindungen mit Dickdarm-, Brust- und Prostatakrebs.
- Schränken Sie die Verwendung gesättigter tierischer Fette ein. Sie fördern Eierstockkrebs, tödlichen Brustkrebs und möglicherweise auch noch andere Krebsarten.
- Seien Sie vorsichtig mit Alkohol. Mehr als ein alkoholisches Getränk am Tag erhöht bei Frauen die Brustkrebsgefahr. Übermäßiger Bierkonsum bedeutet ein Risiko für Rektalkrebs. Außerdem begünstigt Alkohol manche Arten von Dickdarmkrebs. Er stellt auch einen wichtigen Faktor bei der Entwicklung von Speiseröhrenkrebs dar.
- Essen Sie mehr Sojabohnenprotein – also Sojamehl, Sojamilch, Tempeh, Tofu und Sojabohnen. Sojabohnen sind voller Anti-Krebssubstanzen und anscheinend besonders zur Verhütung von Brust- und Prostatakrebs geeignet.

- Nehmen Sie Vitamine und Mineralien - zumindest eine Multivitamintablette pro Tag -, um die Zellverteidigung auf Mindeststärke zu bringen. Wenn Sie besonders sichergehen wollen, folgen Sie dem Beispiel vieler Krebsforscher: Nehmen Sie zusätzlich Vitamin C (500 bis 2000 Milligramm), Vitamin E (400 IE) und Beta-Carotin (10 bis 20 Milligramm). Ziehen Sie auch andere Nahrungsergänzungsmittel wie Knoblauch und Selen in der im Buch angegebenen Dosis in Betracht.
- Falls Sie Raucher sind, sollten Sie mit dem Rauchen aufhören.

Der Mythos vom steigenden Blutdruck

Natürlich, wenn Sie älter werden, wird Ihr Blutdruck wahrscheinlich steigen. Einer Studie zufolge springt der systolische Wert (die höhere Zahl) zwischen dem 25. und dem 65. Lebensjahr um durchschnittlich 15 Punkte in die Höhe. Solche altersmäßigen Steigerungen sind typisch für Industrienationen wie die Vereinigten Staaten oder Deutschland. In Japan ist es sogar noch schlimmer. Die entscheidende Tatsache ist aber folgende: Der Blutdruck steigt nicht generell bei den Menschen aller Kulturen an. Besonders in weniger entwickelten Ländern bleibt diese Entwicklung aus. Das bedeutet, daß steigender Blutdruck – in Amerika beispielsweise geradezu epidemisch – kein unvermeidliches Alternsphänomen ist. Im Gegenteil, wie viele chronische Krankheiten ist es ein Symptom von unnötigem Altern, das man, je nach persönlicher genetischer Anfälligkeit, bis zu einem gewissen Grad im Griff behalten kann.

Und wieder einmal handelt es sich um das Phänomen, daß zu viele Freie Radikale zu wenig Antioxydanzien gegenüberstehen. Wie neue wissenschaftliche Belege erkennen lassen, ist Bluthochdruck mindestens teilweise ein Leiden, das durch Freie Radikale ausgelöst wird und durch Antioxydanzien im Verein mit anderen diätetischen Faktoren wie etwa eingeschränktem Konsum von Natrium, Kalzium und Alkohol sowie Gewichtsverlust unter Kontrolle gebracht werden kann. Eine Theorie lautet folgendermaßen: Eine größere Erzeugung Freier Radikale hemmt die Produktion von Stickoxyd und Prostazyklin, die beide entspannend auf die Blutgefäße wirken, was wiederum einen niedrigen Blutdruck unterstützt.

Der Verzehr von mehr oxydationsverhütendem Obst und Gemüse und das Einnehmen von Präparaten mit Antioxydanzien, vor allem von Vitamin C, kann das Ansteigen des Blutdrucks abwehren.

Setzen Sie also die Antioxydanzien ein

Wer sein Leben lang ein Plus an Antioxydanzien einnimmt, kann das Ansteigen des Blutdrucks im Alter verhüten. Eine Forschungsarbeit der anerkannten Kapazität Jeremiah Stamler von der Northwestern University Medical School in Chicago brachte folgendes Resultat: Bei Männern, die über zehn Jahre besonders viel Vitamin C und Beta-Carotin zu sich nahmen, stieg der Blutdruck nicht so stark an wie bei den Männern, die ein Minimum dieser Vitamine aßen. Der Unterschied war zwar gering, läßt sich aber zahlenmäßig darstellen. Er belief sich auf eine Reduktion von 6 Prozent bei den Todesfällen durch Schlaganfall, von 4 Prozent bei Tod durch Herzkrankheit und von 3 Prozent bei anderen Todesursachen.

Vitamin C ist offenbar besonders wirksam im Niederhalten des Blutdrucks. Dafür gibt es viele wissenschaftliche Belege. Wie zahlreiche Untersuchungen zeigen, ist der Blutdruck am höchsten bei Personen mit dem geringsten Vitamin-C-Konsum. So haben beispielsweise Forscher an der Tufts University dokumentiert, daß Testpersonen, die nicht einmal die tägliche Dosis Vitamin C in einer einzigen Orange (70 Milligramm) bekommen, im Schnitt einen um 11 Punkte höheren systolischen Wert und einen um 6 Punkte höheren diastolischen Wert haben als Personen, die mehr Vitamin C zu sich nehmen. Allgemein war es so, daß Personen mit niedrigen Vitamin-C-Blutwerten einen um 16 Prozent höheren systolischen Wert und einen um 9 Prozent höheren diastolischen Wert hatten. Außerdem senkte sich beim Einnehmen von 1000 Milligramm Vitamin C pro Tag der Blutdruck merklich.

Obst und Gemüse - ganz besonders Obst -, die voller Vitamin C sind, senken den Blutdruck ebenfalls. Vegetarier haben allgemein einen niedrigeren Blutdruck als Fleischesser. Forschungen, die an der Colorado State University mit älteren Afroamerikanern betrieben wurden, haben gezeigt: Eine vegetarische Ernährung, die mehr als fünf Jahre lang eingehalten wurde, trug deutlich zur Überwindung von genetisch bedingter Anfälligkeit für Bluthochdruck bei.

Vorsicht bei salzigen Speisen

Ein weiterer Grund, weshalb der Blutdruck mit dem Alter steigen kann, ist Natrium. Natrium beeinflußt Ihren Blutdruck mit zunehmendem Alter immer mehr. Mit dem Älterwerden wird fast jeder Mensch Salz gegenüber empfindlicher, und je nach individueller genetischer Veranlagung kann das den Blutdruck in die Höhe treiben, wie M. H. Weinberger vom Hypertension Research Center an der Indiana University School of Medicine meint. Im Rahmen einer zehnjährigen Studie registrierte er ein fortschreitendes Ansteigen der Salzempfindlichkeit in der gesamten amerikanischen Bevölkerung. Bei Personen, die später Bluthochdruck entwickelten, entstand sie allerdings frühzeitiger und heftiger. Normalerweise erhöhte sich die Salzempfindlichkeit bei Amerikanern nicht vor dem 60. Lebensjahr. Salzempfindlichkeit ist also altersabhängig. Das heißt jedoch nicht, daß hoher Blutdruck im Alter unabdingbar wäre. Ein vorsichtiger Umgang mit Salz während des ganzen Lebens kann den den Blutdruck antreibenden Effekt von größerer Salzempfindlichkeit abbremsen. Auch andere Ernährungsfaktoren wie Kalzium und Kalium in angemessenen Mengen können weniger salzempfindlich machen.

Wie man den Blutdruck im Alter niedrig hält

- ▶ Essen Sie viel Obst und Gemüse. Obstfasern sind besonders wirksam, wie das Resultat einer über vier Jahre laufenden Harvard-Forschung bei Männern im mittleren und höheren Alter zeigt. Bei geringem Obstverzehr war das Entstehen von Alters-Bluthochdruck um 46 Prozent wahrscheinlicher als beim Verzehr der Fasermenge von fünf Äpfeln pro Tag.
- ▶ Nehmen Sie Vitamin-C-Präparate zum Vorbeugen. Schon 250 Milligramm täglich verringern das Risiko von hohem Blutdruck um die Hälfte, wie Tests an der Tufts University ergaben.
- ▶ Achten Sie darauf, daß Sie nicht salzsüchtig werden. Geben Sie auch der Nahrung Ihres Säuglings kein Salz bei. Schränken Sie den Konsum von konservierten Nahrungsmitteln und von Fertigessen ein, die etwa 70 Prozent des Natriums zur üblichen Ernährung beitragen. Ein Teelöffel Salz weniger pro Tag kann bei Leuten mit hohem Blutdruck den systolischen Blutdruck um durchschnittlich 7 mm Hg und den diastolischen Druck um 3,5 mm Hg senken.
- ▶ Essen Sie blaue Trauben, und trinken Sie blauen Traubensaft. Forschungen an der University of Florida ergaben, daß Traubenwirkstoffe die Arterien erweitern helfen. Sie können somit den Blutdruck senken.
- ▶ Essen Sie an jedem Tag zwei Stangen Sellerie. Wie Wissenschaftler der University of Chicago entdeckten, führten die Wirkstoffe aus dieser Menge Sellerie bei Tieren zu einer Blutdrucksenkung. In der alten vietnamesischen Heilkunde gilt Sellerie als Mittel gegen hohen Blutdruck.
- ▶ Essen Sie Knoblauch und/oder nehmen Sie Knoblauchtabletten ein. In einer

Doppelblind-Untersuchung drückten 600 Milligramm des deutschen Knoblauchpräparats Kwai den Blutdruck innerhalb von drei Monaten von durchschnittlich 171/102 auf 152/89.

- ▶ Nehmen Sie viel Kalium ein. Wenn Ihr Körper über zuwenig Kalium verfügt, hält er Natrium zurück – was hohen Blutdruck auslöst. An der Temple University stellte eine wissenschaftliche Untersuchung fest: Infolge von eingeschränkter Kaliumzufuhr stieg der Blutdruck bei Männern um rund 4,5 Prozent von 90,9 auf 95 arteriellen Druck (eine Messung von sowohl systolischem wie diastolischem Druck). Kalium findet sich konzentriert in Obst und Gemüse, Nüssen, Sojabohnen und Fisch.
- ▶ Essen Sie Hafergrütze. Wie ein Test an der Johns Hopkins University zeigte, sank der Blutdruck bereits bei einer kleinen Schüssel Hafergrütze (etwa 30 Gramm) täglich. Und je mehr Hafergrütze gegessen wurde, desto mehr fiel der Blutdruck – ganz unabhängig von Alter, Gewicht, Alkoholkonsum und Natrium- und Kaliumaufnahme. Möglicher Wirkstoff: lösliche Faserstoffe.
- ▶ Essen Sie mehr fettigen Fisch wie Lachs, Makrele und Sardinen, oder nehmen Sie unter ärztlicher Aufsicht Fischölkapseln ein. In einem Test der University of Cincinnati fiel der diastolische Blutdruck um 4,4 Punkte und der systolische Druck um 6,5 Punkte, als die Probanden drei Monate lang 2000 Milligramm Omega-3-Fettsäuren einnahmen. Das sind etwa sieben Kapseln täglich. Jede Kapsel enthält im Normalfall 300 Milligramm Fischöl.
- ▶ Nehmen Sie viel Kalzium zu sich. Das Mineral hilft hohen Blutdruck aufgrund von Salzempfindlichkeit verhindern. In einem Test am University of Texas Health Center drückten 800 Milligramm Kalzium täglich einen leichten Bluthochdruck bei 20 Prozent der Probanden um 20 bis 40 Punkte.
- ▶ Führen Sie Ihrem Körper ausreichend Magnesium zu. Eine neuere niederländische Forschung ergab: 485 Milligramm Magnesium (Aspartat) am Tag reduzierte bei Frauen mit leicht erhöhtem Blutdruck den systolischen Wert um durchschnittlich 2,7 mm Hg und den diastolischen Wert um 3,4 mm Hg.
- ▶ Schränken Sie den Alkoholkonsum ein. Alkohol ist eine der häufigsten, unvermuteten Ursachen für hohen Blutdruck; der Mechanismus ist allerdings noch ungeklärt. Nehmen Sie weniger als zwei alkoholische Getränke pro Tag zu sich.
- ▶ Falls Sie Übergewicht haben, kann der Verlust von ein paar Kilo rasche Heilung bedeuten. Ein Grund: Bei zu hohem Fettkonsum nimmt die Aktivität von Freien Radikalen zu. Bei verminderter Kalorienzufuhr werden im Körper weniger Freie Radikale erzeugt. Im übrigen kommt es bei Fettleibigen häufiger zu Salzempfindlichkeit.

Beachte: Den Gebrauch von Natrium einzuschränken stellt kein Allheilmittel dar. Bei manchen Personen kann es geschehen, daß ein reduzierter Natrium- und erhöhter Kalziumkonsum den Blutdruck unverändert läßt oder sogar erhöht. Achten Sie darauf, Ihren Blutdruck regelmäßig zu messen, um sicherzugehen, daß Umstellungen der Ernährungsweise den erwünschten Effekt haben.

Drei oder mehr alkoholische Getränke pro Tag sind der häufigste Grund für reversible oder heilbare Hypertonie. –
N. M. Kaplan, University of Texas Health Science Center, Dallas

Man muß keinen grauen Star bekommen

Das weiß doch jeder: Grauer Star ist ein Zeichen dafür, daß man alt wird. Richtig? Die Zahlen belegen es: Nur 4,5 Prozent der Amerikaner um die fünfzig haben grauen Star. Bei den Siebzig- und Achtzigjährigen hat sich die Zahl verzehnfacht. Rund 50 Prozent haben ein durch Katarakt getrübtes Sehvermögen. Aber ist wirklich das Alter schuld? Und sind Katarakte wirklich ein notwendiger Bestandteil des Altseins? Offen gesagt - wie so viele andere Gebrechen, die uns mit dem Altwerden ereilen, gehen auch solche alternsmäßigen Katarakte anscheinend auf einen Vitaminmangel zurück. Das behauptet Dr. Irwin H. Rosenberg, der Leiter des Human Nutrition Research Center on Aging des amerikanischen Landwirtschaftsministeriums an der Tufts University. Oder, um es noch präziser auszudrücken - auf einen Mangel an Antioxydanzien.

Ja - auch hier sind wieder die destruktiven Freien Sauerstoffradikale am Werk. Diesmal haben sie sich die Augenlinsen vorgenommen. Sie entstehen durch Photooxydation, also einfach dann, wenn die Linsen ultraviolettem Licht ausgesetzt sind oder wenn im Sonnenschein das Licht auf die Linse des Auges fällt. Das ist normal. Doch nach vielen Jahren fordert die Sonne einen Tribut, die Proteine werden oxydiert, das Kristallin in der Linse wird beschädigt und lichtundurchlässig. Ist die Linse allerdings reichlich mit Antioxydanzien versorgt worden, konnte sie das beschädigte Kristallin ausscheiden, damit es nicht akkumuliert und eine Trübung der Linse herbeiführt.

Eine Reihe von Forschungen weist darauf hin, daß grauer Star tendenziell am häufigsten bei Menschen auftritt, die besonders geringe Mengen oxydationsverhütender Vitamine zu sich nehmen, und er verschont die Menschen am meisten, die sich am stärksten mit solchen Vitaminen versorgen. Vor allem Vitamin C scheint da eine wirksame Abwehrkraft. In einer von Rosenberg zitierten Untersuchung war bei den Amerikanern, die sich im unteren Drittel des Vitamin-C-Konsums befanden, eine Kataraktbildung dreizehnmal wahrscheinlicher als bei denen im oberen Drittel. Die Personen mit der niedrigsten Vitamin-E-Zufuhr wiesen eine dreimal höhere Katarakt-Quote auf. Die Probanden mit der geringsten Einnahme von Beta-Carotin hatten ein anderthalbmal größeres Risiko, im Alter grauen Star zu bekommen.

Bei einem anderen Forschungsprojekt an der State University of New York in Stony Brook stellten die Wissenschaftler an einer Gruppe von beinahe 1400 Personen zwischen 40 und 70 Jahren fest, daß relativ hohe Einnahmen von oxydationshemmenden Wirkstoffen mit einem geringen Katarakt-Risiko Hand in Hand gingen. Außerdem neigten die Probanden, die mindestens ein Jahr lang mindestens einmal pro Woche eine Multivitamintablette nahmen, im Alter weniger zu einer Kataraktbildung als Personen, die keine Vitamine einnahmen.

Sie müssen auch keine makulare Degeneration bekommen, eine ernste Beeinträchtigung der Makula auf der Retina des Auges, die zu Erblindung führt. Michael S. Kaminski vom Pacific University College of Optometry in Egergon hat kürzlich eine Untersuchung abgeschlossen mit dem Ergebnis, daß 92 Prozent einer Gruppe von Männern und Frauen mit makularer Degeneration Symptome eines Mangels von mindestens einem oxydationshemmenden Nährstoff zeigten. 75 Prozent litten unter einem Defizit von zwei oder mehr Antioxydanzien, insbesondere von Vitamin E, Zink und Selen. Diese Forschung signalisiert auch, daß beinahe jeder über 75jährige einen Mangel von mindestens einem der wichtigen Antioxydanzien hat, die nach allgemeiner Annahme makulare Degeneration bekämpfen. Drei Viertel aller Menschen über 75 haben einen Mangel an allen dreien.

Ein Test am amerikanischen National Eye Institute zeigte, daß die Probanden mit den höchsten Blutwerten an Wirkstoffen aus Obst und Gemüse - den sogenannten Carotinoiden inklusive Beta-Carotin - nur ein Drittel der Disposition zu makularer Degeneration aufwiesen wie die Probanden mit den niedrigsten Carotinoid-Werten. Selbst Menschen, die nur mäßige Mengen von Carotinoiden zu sich nehmen, reduzieren die Wahrscheinlichkeit einer makularen Beeinträchtigung um die Hälfte. Ein Carotinoid, das sogenannte Lutein, dürfte nach Mitteilung von Schweizer Forschern besonders wirksam sein. Sie haben in der Makula - dem Teil der Retina, der für das scharfe Sehen verantwortlich ist - hohe Konzentrationen an Lutein entdeckt. Die Schweizer vertreten die These, daß das Antioxydans Lutein und andere Carotinoide Freie Sauerstoffradikale abwehren, die die Makula beschädigen und damit das Sehvermögen zerstören könnten. Interessanterweise haben Mangold, Spinat und andere Blattgemüse den höchsten Luteingehalt.

Bei Tierversuchen erwiesen sich Vitamin C, Vitamin E und Beta-Carotin als besonders wirksam gegen makulare Degeneration.

Wie Sie Ihr Sehvermögen im Alter erhalten können

Nehmen Sie Multivitamintabletten: Schon das tägliche Einnehmen eines Multivitamin-Präparats könnte Ihr Katarakt-Risiko um 27 Prozent herabsetzen. So lautet das überraschende Resultat zehnjähriger Forschungen mit etwa 18000 männlichen Ärzten, die von Wissenschaftlern der Universität Harvard geleistet wurden. Eine andere Untersuchung an der University of Melbourne in Australien ergab, daß das Fortschreiten des grauen Stars bei Männern, die seit Jahren Vitaminpräparate einnahmen, verlangsamt wurde.

Nehmen Sie Vitamin C: In einer kanadischen Untersuchung neigten die Probanden, die am meisten Präparate mit Vitamin C und Vitamin E einnahmen, am wenigsten dazu, Katarakt zu bekommen. Welche Dosis geeignet ist? Wahrscheinlich sind 500 Milligramm Vitamin C täglich optimal, um grauen Star fernzuhalten. Laut Wissenschaftlern an der Tufts University bietet das Einnehmen höherer Mengen keinen zusätzlichen Schutz. Über die optimale Dosis von Vitamin E und Beta-Carotin zur Verhütung von grauem Star gibt es keine Gewißheit.

Essen Sie Blattgemüse: Das *British Medical Journal* berichtete kürzlich über eine Forschung, die bei einer umfangreichen Gruppe von älteren Frauen feststellte, daß von allen Nahrungsmitteln wahrscheinlich der Spinat am besten vor grauem Star schützt. Ein Grund dafür könnte Beta-Carotin sein, das im Spinat in großer Menge vorkommt. Die Personen, die in dieser Untersuchung am meisten betacarotinhaltige Nahrungsmittel aßen, zeigten nur eine 40prozentige Disposition für grauen Star. Der Bericht pries erstmals auch den Nutzen von Vitamin-C-Präparaten zur Verhütung von grauem Star. Bei Frauen, die zehn Jahre lang 250 bis 500 Milligramm Vitamin C täglich einnahmen, bestand eine nur halb so große Wahrscheinlichkeit, Katarakte zu entwickeln, wie bei Personen, die keine Vitamine einnahmen.

Wie man den Alterungsprozeß verlangsamen und umkehren kann

Es wäre einfach, wenn Sie bloß eine Pille gegen Altern nehmen könnten – und damit hätte es sich. Aber eine solche Pille gibt es nicht. Kein Vitamin, Mineral, Kraut, Nahrungsmittel und keine andere der Wissenschaft bekannte Substanz hat für sich allein all das, was Sie brauchen, um den Prozeß des Alterns abzuwehren. Je länger die Wissenschaftler forschen, um so mehr begreifen sie, daß die Natur mit einer subtilen Synergie arbeitet, in der Elemente sich wechselseitig unterstützen und verstärken, um so die stärkstmögliche Wirkung auf die Tätigkeit der Zellen zu erzielen. Die Methode des Einzelkämpfers, der Wunderpille, die auf einen Schlag heilt, wie wir es von Medikamenten erwarten, ist in solch komplexen Zusammenhängen wie der Abwehr des Alterns und der Lebensverlängerung fehl am Platz.

> *So etwas wie eine Zauberkugel gibt es einfach nicht. Es ist nicht das eine oder das andere Vitamin, auf das es ankommt; sie sind alle miteinander wichtig.* –
> Dr. Gladys Block, University of California in Berkeley

> *Die Vorstellung von einem Allzweck-Antioxydans ist eine Illusion.* –
> Dr. Jerome DeCosse, Memorial Sloan-Kettering Cancer Center, New York

Um besser gegen das Altern anzukämpfen, müssen Sie das Niveau vieler Antioxydanzien im Körper erhöhen, weil alle zusammen wirken, um die Zellen vor Schäden durch Freie Radikale und andere Miterreger vorzeitigen Alterns zu bewahren. Der Gesamtvorrat an Antioxydanzien in Ihrem Körper ist das entscheidende. Haben Sie genügend von dem richtigen Typ Antioxydans, um Ihre Zellen jederzeit bestens gegen Angriffe von Freien Radikalen zu verteidigen? In diesem Grenzbereich der wissenschaftlichen Forschung zum Phänomen des Alterns gibt es selbstverständlich keine kompletten, erschöpfenden Antworten. Niemand weiß, in welchem Maße wir letztlich das Altern zu besiegen imstande sein werden. Und deshalb ist auch ein voller Schutz gegen vorzeitiges Altern unmöglich. Eines aber ist mit Sicherheit möglich: Auf der Basis des heutigen Wissensstandes können Sie sich eine elementare Absicherung gegen unnötiges Altern beschaffen.

Die Tablettenstrategie gegen das Altern

Im folgenden sind, auf der Grundlage der neuesten wissenschaftlichen Erkenntnisse, die besten zehn Arten von Präparaten aufgeführt, die Sie einnehmen können, um viele der üblichen Anzeichen unnötigen Alterns hinauszuzögern oder rückgängig zu machen.

1. Die Multivitamintablette: Nehmen Sie eine handelsübliche Multivitamin-Mineralien-Tablette, die von den meisten Vitaminen, Mineralen und Spurenelementen ungefähr 100 Prozent der amtlich empfohlenen Richtwerte liefert - in Amerika die sogenannten RDA (Recommended Dietary Allowance). Dies Nahrungsergänzungsmittel kann bei vielen Menschen Wunder wirken, insofern es unvermutete Mängel ausgleicht und insbesondere die Immunkräfte gegen Infektionen stärkt, die für alte Menschen oftmals verheerend sind. Wenn Sie keine anderen Nahrungsergänzungspräparate sonst nehmen, dann nehmen Sie dieses.

Anmerkung: Wählen Sie eine Multivitamintablette mit wenigstens 100 Prozent des amtlich empfohlenen Richtwerts für Vitamine der B-Gruppe einschließlich 400 Mikrogramm Folsäure. Im übrigen sollten Sie auch versuchen, eine Multivitamintablette zu finden, die nicht mehr als 100 Prozent des amtlichen empfohlenen Richtwerts von Eisen enthält – und sogar möglichst weniger, falls Sie eine Frau nach den Wechseljahren oder ein Mann sind. Zuviel Eisen kann Altern fördern.

2. Vitamin E: Von diesem lebenswichtigen Antioxydans-Vitamin kann man aus der Nahrung eigentlich nie genug beziehen, um die Zellen gegen Schäden durch Freie Radikale zu schützen und Herzkrankheiten, Krebs, nachlassende Immunität und andere chronische Krankheiten des Alterns, möglicherweise einschließlich einer Degeneration des Gehirns, abzuwenden. Das Vitamin E ist ein nicht speziell wirksames Antioxydans, das die Zellen insgesamt und allgemein gegen Oxydationsschäden schützt. Die meisten handelsüblichen Multivitamintabletten enthalten nicht mehr als 30 Einheiten - nicht genug, um die

Zellen gegen vorzeitiges Altern zu schützen. Falls Sie nicht eine Multivitamintablette mit besonders hohen Dosierungen gegen Altern entdecken, benötigen Sie extra Vitamin-E-Tabletten, damit Sie sich die tägliche Dosis von 100 bis 400 IE zuführen.

3. Vitamin C: Das Vitamin C ist eines von den unerläßlichen General-Antioxydanzien, die Sie für Ihre Körperzellen brauchen, um viele Altersgebrechen hinauszuschieben. Menschen, die besonders viel Vitamin C bekommen, einiges davon mittels Präparaten, leben erwiesenermaßen etwas länger. Die meisten Spezialisten empfehlen Vitamin C in Dosierungen von mindestens 500 bis 1000 Milligramm täglich - und mehr, wenn Sie wünschen. Dafür braucht man fast immer eine extra Vitamin-C-Tablette. Die gewöhnlichen Multivitamintabletten enthalten nur 60 Milligramm Vitamin C.

4. Beta-Carotin: Beta-Carotin gehört - mit Vitamin E und Vitamin C - zum Triumvirat der Antioxydans-Hauptelemente. Die drei wirken synergetisch zusammen, um die oxydationshemmende Aktivität der Zellen hochzuhalten. Sie können sehr hohe Mengen Beta-Carotin in dunkelorangefarbenen Gemüsen und Früchten sowie in dunkelgrünen Gemüsen mit Blättern finden. Für manche Menschen ist das vielleicht ausreichend. Viele Antioxydans-Forscher nehmen jedoch zur Absicherung gegen Altern selbst täglich ein Präparat mit 10 bis 15 Milligramm Beta-Carotin.

Vorsicht: Achten Sie streng darauf, daß Sie Tabletten mit Beta-Carotin und nicht einfach Vitamin A kaufen. Es gibt nur wenige Multivitamintabletten mit hochdosiertem Beta-Carotin. Sie werden wahrscheinlich ein spezielles Beta-Carotin-Präparat kaufen müssen.

5. Chrom: Hier ist das Einnehmen eines Zusatzpräparates entscheidend, weil es praktisch unmöglich ist, in der Nahrung die erforderliche Menge Chrom zu finden, um die schädlichen Veränderungen des Alterns abzuwenden. Multivitamintabletten enthalten normalerweise gar kein oder nur sehr wenig Chrom. Sie brauchen deshalb wahrscheinlich eine spezielle Chrom-Tablette zusätzlich. Die empfohlene Menge: 200 Mikrogramm täglich.

6. Selen: Selen wird als potentieller Wirkstoff gegen Krebs, Herzerhalter und seit kurzem auch als Unterdrücker von Viren betrachtet - den Aids-Virus einbegriffen. Die Multivitamintabletten enthalten normalerweise nicht genug Selen. Deshalb brauchen Sie wahrscheinlich eine spezielle Selen-Tablette zusätzlich. Empfohlene Dosis gegen Altern: 50 bis 200 Mikrogramm täglich.

Vorsicht: Selen ist in hochdosierter Form toxisch.

7. Kalzium: Wenn Sie nicht große Mengen von Milch und Milchprodukten essen oder trinken, ist es schwierig, genügend Kalzium zu bekommen, um den Schwierigkeiten des Alterns zu entkommen. Die empfohlene tägliche Menge für die meisten Erwachsenen: mindestens 1000 Milligramm. Frauen nach den Wechseljahren brauchen 1500 Milligramm zusammen mit 200 bis 600 IE Vitamin D. Sie müssen ein spezielles Kalzium-Präparat zusätzlich kaufen. Mit einer Multivitamintablette bekommen Sie nicht genügend Kalzium.

8. Zink: Dieses Mineral ist für ein adäquates Funktionieren des Immunsystems unerläßlich, wenn man älter wird. Es kann das Nachlassen der Immunkräfte aufgrund altersbedingter körperlicher Veränderungen rückgängig machen. Empfohlene Mengen: 15 bis 30 Milligramm täglich. Viele Multivitamintabletten enthalten 15 Milligramm. Hochdosiert kann Zink Immunfunktionen unterdrücken und auch andere schädliche Wirkungen haben.

9. Magnesium: Anscheinend leiden die meisten Amerikaner an Magnesium-Mangel. Magnesium kann gegen Herzkrankheiten helfen, vor allem gegen Rhythmusstörungen und Herzinsuffizienz durch Blutstauung. Bei Tieren hilft Magnesium auch zur Vorbeugung von Zellschäden durch Freie Radikale. Mit Multivitamintabletten bekommt man normalerweise täglich 25 Prozent des amtlich empfohlenen Richtwerts. Es könnte sich empfehlen, pro Tag zusätzlich eine spezielle Magnesium-Tablette mit 200 bis 300 Milligramm einzunehmen, falls Sie keine sehr stark magnesiumhaltige Nahrung zu sich nehmen.

10. Co-Enzym Q-10: Dieses generell wirksame Antioxydans ähnlich dem Vitamin E wird mittlerweile von Antioxydans-Forschern gerühmt. Bei Labortieren erhält es die Jugendkräfte. Man nimmt an, daß es eine besonders anregende Wirkung auf Herzmuskelzellen ausübt. Es wird in Europa und in Japan seit langem zur Behandlung von Herzinsuffizenz verwendet. Man findet es in verschiedenen Formen von Tabletten und Kapseln. Grunddosis gegen Altern: täglich 30 Milligramm – und mehr, falls man an Herzstörungen oder anderen kardiovaskulären Problemen leidet.

Zehn elementare Tabletten fürs Jungbleiben

Im folgenden ist aufgeführt, was die meisten gesunden Erwachsenen gemäß neuestem Forschungsstand pro Tag brauchen, um das Altern zu stoppen:

- Eine Multivitamintablette mit ungefähr 100 Prozent der amtlich empfohlenen Richtwerte für die meisten Vitamine, Minerale und Spurenelemente
- Vitamin E (100 bis 400 IE)
- Vitamin C (500 bis 1500 Milligramm)
- Beta-Carotin (10 bis 15 Milligramm)
- Chrom (200 Mikrogramm)
- Kalzium (500 bis 1500 Milligramm)
- Zink (15 bis 30 Milligramm)*
- Selen (50 bis 200 Mikrogramm)
- Magnesium (200 bis 300 Milligramm)
- Co-Enzym Q-10 (30 Milligramm)

Anmerkung: Man findet normalerweise ausreichende Mengen von alternshemmenden Vitaminen der B-Gruppe einschließlich Folsäure in Multivitamintabletten. Es ist jedoch möglich, daß Sie aus besonderen gesundheitlichen Gründen zusätzlich Tabletten mit Vitamin B in höherer Dosierung benötigen.

Wichtig: Diese Mengen sind in Spektren angegeben. Wieviel Sie brauchen, ist von Ihrem individuellen Befinden abhängig. Sie sollten sich vor dem Fehler hüten zu glauben, daß »mehr« immer auch »besser« bedeutet. In manchen Fällen könnte eine hohe Dosis toxisch und schädlich wirken. Sie sollten zur Sicherheit einen Arzt konsultieren, bevor Sie einzelne dieser Nahrungsergänzungsmittel in hoher Dosierung einnehmen, wenn Sie sich in medizinischer Behandlung befinden oder schwanger sind oder wenn Sie gesundheitliche Probleme haben. Solche Präparate und Medikamente können wechselseitig reagieren und dadurch nachteilige Wirkungen erzeugen.

* 15 Milligramm Zink sind in vielen Multivitamintabletten enthalten.

Weitere Nahrungsergänzungsmittel gegen das Altern

Die folgenden Stoffe sollte man berücksichtigen, wenn man mittleren Alters (40 bis 50) oder älter ist oder Symptome von Krankheiten aufweist, die spezifisch mit Altern zusammenhängen.

B-Vitamine: Sie sind viel wichtiger, als man bislang geahnt hat, um geistigem Verfall, Herzkrankheiten und Krebs vorzubeugen. Sie bekommen recht gute Dosierungen gegen das Altern in Multivitamintabletten. Im allgemeinen reichen sie aus. Um ganz sicherzugehen, besonders wenn Sie über 40 Jahre alt sind oder spezifische Gesundheitsprobleme haben, die mit einem Mangel an B-Vitaminen zusammenhängen, könnten Sie aber möglicherweise höhere Dosierungen brauchen, die nur in speziellen Tabletten erhältlich sind.

Ginkgo: Man sollte diesen Pflanzenzusatz nach Bedarf nehmen, um den Blutkreislauf in allen Gefäßen, insbesondere aber in Gehirn, Herz und Gliedern zu verbessern. Basis-Dosis für Menschen mit aus Altersgründen beeinträchtigten Funktionen: eine 40-Milligramm-Tablette dreimal täglich.

Glutathion: Das oxydationshemmende Glutathion hilft gut zu vermeiden, daß oxydierte Fettarten aus der Nahrung in den Verdauungstrakt und den Kreislauf gelangen. Glutathion stärkt die Zellen im Verdauungstrakt und baut Barrieren auf gegen Fett, das Freie Radikale erzeugt. Eine Tablette mit 100 Milligramm Glutathion pro Tag sollte als Schutz ausreichen. Nehmen Sie Glutathion während der Mahlzeiten.

Glutamin: Glutamin ist eine Aminosäure, die man in hoher Dosierung einnehmen sollte - bei Streß, während einer Krankheit oder aus spezifischen Gründen wie Schwäche oder Muskelverfall. Manche Spezialisten nehmen gegen das Altern jedoch eine tägliche Dosis von 2000 bis 8000 Milligramm.

Fischölkonzentrat in Kapseln: Falls Sie keinen Fisch essen, entspricht eine tägliche Dosis von 1000 Milligramm einer Kombination von gesättigten und ungesättigten Fettsäuren, wie in der Beschriftung bezeichnet, der Menge von Omega-3-Fettsäuren in ungefähr 100 Gramm Lachs, Sardinen oder Makrelen. Denken Sie daran, außerdem Vitamin E zu nehmen. Sie sollten Fischkapseln nur nach Beratung mit einem Arzt einnehmen, wenn Sie irgendein Problem mit der Blutgerinnung oder Blutungen haben oder koagulationshemmende Mittel einnehmen.

Knoblauchpräparate: Wenn Sie keinen Knoblauch essen - und selbst, wenn Sie welchen essen -, sollten Sie als generelle Dosis gegen Altern täglich drei bis sechs Kapseln Knoblauchpulver oder -extrakt nehmen.

L-Karnitin: Wenn Sie Angina, Herzrhythmusstörungen oder milde Anzeichen von Herzinsuffizienz haben, könnten Sie - unter ärztlicher Aufsicht - L-Karnitin, eine Aminosäure, nehmen. Zur Behandlung von Herzinsuffizienz bei Blutstauung sind Dosierungen von 1000 bis 2000 Milligramm täglich verwendet worden.

Die Ernährungsstrategie gegen das Altern

Im folgenden wird aufgeführt, was Sie essen und was Sie nicht essen sollten, um die besten Chancen zu haben, ein hohes Alter in guter Verfassung zu erreichen.

1. Essen Sie Obst und Gemüse: Von allem, was Sie zur Hinauszögerung des Alterns unternehmen können, ist dies das Allerwichtigste. Denn mit Obst und Gemüse bekommen Sie sowohl die größten Mengen wie das größte Spektrum von Antioxydanzien. Essen Sie soviel Obst und Gemüse unterschiedlichster Art wie eben möglich - mindestens fünf Portionen pro Tag. Damit führen Sie Ihrem Blut im Kampf gegen Freie Radikale einen gleichmäßigen Strom von Antioxydanzien zu, bereits bekannte und andere, die als solche erst noch identifiziert werden müssen. Wenn Sie ganz früh damit anfangen - in der Kindheit -, nehmen Sie vielen physiologischen Änderungen (wie etwa verstopften Arterien) und Zellschäden gleich die Spitze, bevor sie sich akkumulieren können und vorzeitiges Altern verursachen. In der Lebensmitte ist der Antioxydans-Schutz von Obst und Gemüsen entscheidend, um zu verhindern, daß Sie in Degenerationskrankheiten des Alterns abrutschen. Sogar im hohen Alter liefern Obst und Gemüse Ihren Zellen noch die Munition, um den Fortgang der Schäden aufzuhalten, die Krankheiten und frühen Tod bewirken.

2. Essen Sie Fisch: Sie sollten wöchentlich mindestens zwei- oder dreimal Fisch essen. Alle Arten von Fisch sind gut. Aber fettreicher Fisch wie Lachs, Makrele, Sardinen, Thunfisch und Hering enthalten Omega-3-Fettsäuren, die das Altern am besten hemmen.

3. Trinken Sie Tee: Von allen Getränken nützt Tee am meisten gegen Altern. Tee ist voller Antioxydanzien.

4. Essen Sie Sojabohnenspeisen: Wenn es Ihnen nicht möglich ist, einmal pro Tag ein Sojabohnenprodukt zu essen, dann richten Sie es so ein, daß es Ihnen mindestens zwei- oder dreimal pro Woche gelingt. Sojabohnen enthalten viele Antioxydanzien und andere Substanzen, denen man ganz besondere Wirkkraft gegen bestimmte Krebsarten zuschreibt.

5. Schränken Sie die Kalorienzufuhr ein: Führen Sie sich nur so viele Kalorien zu, als Sie für richtiges Wachstum und eine optimale Ernährung brauchen. Wenn Sie nach Erreichen des Erwachsenenalters die Kalorien reduzieren und Ihr Gewicht niedriger als »normal« halten können, dann haben Sie viel größere Aussichten, Ihre Jugend zu bewahren und länger zu leben. Bei Kindern und Heranwachsenden, bei älteren Menschen oder Kranken sollten die Kalorien nicht gedrosselt werden. Sie brauchen eine größere Kalorienmenge, um sich mit Nährstoffen zu versorgen.

6. Schränken Sie den Konsum von ungesunden Fetten ein: Meiden Sie zellschädigende Fette, wie sie etwa in Fleisch und Milchprodukten vorkommen, ganz besonders aber mehrfach ungesättigte Fette und die teilweise gehärteten Fette in Margarine, vielen Pflanzenölen und haltbar gemachten Lebensmitteln. Verwenden Sie nur Olivenöl, Canola-Öl und andere einfach gesättigte Öle, wie Macadamia-Nuß-Öl.

7. Seien Sie sparsam mit Fleisch: Essen Sie weniger oder kaum Fleisch, und bereiten Sie es auf eine Weise zu, die der Erzeugung Freier Radikale so gut wie möglich entgegenwirkt.

8. Wägen Sie das Pro und das Kontra von Alkohol ab: Trinken Sie keine übermäßigen Mengen Alkohol. Er ist eine Brutfabrik von Freien Radikalen. Falls Sie überhaupt trinken, dann mäßig und vorwiegend Wein, vor allem Rotwein wegen seiner verschiedenen Antioxydanzien aus Trauben – aber nicht mehr als ein oder zwei Gläser pro Tag.

9. Schränken Sie den Genuß von Süßigkeiten ein: Essen Sie nicht zu große Mengen Zucker oder andere Kohlehydrate einschließlich Fruktose. Sie steigern das Insulin im Blut, schaden Arterien und fördern möglicherweise Krebs und andere degenerative Krankheiten.

10. Essen Sie Knoblauch: Er ist einer der ältesten und geachtetsten Träger verschiedener Antioxydanzien. Bemerkenswerte Forschungen an Tieren und Menschen deuten darauf hin, daß er Krebs, Arterienverstopfung und möglicherweise auch ein altersbedingtes Zurückgehen der Gehirntätigkeit verhindert. Eine rohe oder gekochte Knoblauchzehe pro Tag ist gegen Altern eine geeignete Menge.

Fragen

Wer hat einen Mangel an Antioxydanzien? Jeder, der für vorzeitiges Altern, Leiden oder Sterben an chronischen Erkrankungen anfällig ist, das verhütet, hinausgezögert oder rückgängig gemacht werden kann durch das Einnehmen oder Essen spezifischer organischer chemischer Stoffe. Das ist in unserer modernen Gesellschaft praktisch jeder, da wir alle viel schneller altern, als der Ablauf der Zeit verlangt.

Wann sollten Sie damit anfangen, altershemmende Präparate zu nehmen? Sofort, ganz gleich, wie alt Sie sind, auch mit achtzehn. Wie Dr. Denham Harman von der University of Nebraska sagt: »Altern beginnt mit der Empfängnis.« Sie haben mindestens sieben, acht oder sogar neun Jahrzehnte, vorbeugend oder heilend gegen Zellschäden anzugehen, die zu vorzeitigem und unnötigem Altern führen. Sicher, es ist besser, von früh an Nahrungsmittelergänzungen gegen Altern einzunehmen. Wie etliche Forschungen dokumentieren, schützt ein Einnehmen über fünfzehn Jahre hinweg mehr, als wenn es nur über ein Jahr erfolgt. Aber es ist besser, irgendwann im Leben damit anzufangen als nie. Vitamine und Minerale haben bei älteren Leuten die Immunität wiederbelebt, »Senilität« rückgängig gemacht und vorbeugend viele Knochenbrüche und angeblich irreversible Gebrechen sogar bei alten Menschen über achtzig verhütet.

»Ich finde es vernünftig, besonders auf die Ernährung achtzugeben und nahrhaftere Kost zu essen, *bevor man ein hohes Alter erreicht*«, betont der renommierte Antioxydans-Forscher Dr. Jeffrey Blumberg von der Tufts University. Seine Theorie lautet: Wenn man ein Phänomen wie das Nachlassen der Immunität bei älteren Erwachsenen durch Änderungen der Ernährungsweise hinausschieben oder rückgängig machen kann, dann macht die Annahme Sinn, daß wir altersmäßige Veränderungen verlangsamen können, indem man in den mittleren Jahren für eine relativ hohe Zufuhr der entsprechenden Nährstoffe sorgt.«

Wie steht's mit Kindern? Als Absicherung gegen Vitamin- und Mineralien-Defizite und schlechte Ernährung können Kinder eine einzige Vitamin-Mineralien-Tablette pro Tag nehmen. Manche Spezialisten sind der Auffassung, daß Kinder, die früh im Leben mit Antioxydanzien »vorbereitet« werden, später weniger durch vorzeitiges Altern und Alterskrankheiten gefährdet sind. Im Lichte der Theorie, die Altern als Folge der Tätigkeit von Freien Radikalen erklärt, und nach Ergebnissen von Tierexperimenten erscheint das plausibel. Da die Wirkung von Antioxydanzien auf heranwachsende Kinder jedoch bisher praktisch unerforscht ist, scheuen die meisten Experten davor zurück, Kindern Nahrungsergänzungsmittel in hoher Dosierung zu verschreiben. Andererseits ist erwiesen, daß viele Kinder an Defiziten von gewöhnlichen Vitaminen leiden und deshalb für Kindheitsinfektionen und andere Krankheiten anfällig sind. Solchen Mängeln kann eine einzige Tablette pro Tag vorbeugen, die ungefähr 100 Prozent der amtlich empfohlenen Richtwerte für Vitamine und Minerale enthält.

Zwei vernünftige Ausnahmen:

- ► Alternde Knochen: Neueste Forschungen haben ergeben, daß der richtige Zeitpunkt des Eingreifens unmittelbar und während der Pubertät ist, wenn man sich fürs spätere Leben solide Knochen sichern will. So kann beispielsweise das Einnehmen von Kalziumpräparaten besonders junge Mädchen gegen Knochenbrüchigkeit und -schwund im Alter absichern.
- ► Brustkrebs: Überraschenderweise werden die Voraussetzungen für Brustkrebs in den jüngeren Lebensjahren einer Frau gelegt – zwischen 14 und 25 Jahren. Es gibt Hinweise darauf, daß eine krebshemmende Ernährung mit viel Obst, Gemüse und Antioxydanzien im späteren Jugend- und frühen Erwachsenenalter zur Vorbeugung von späterem Brustkrebs entscheidend sein könnte.

Wie steht's mit schwangeren Frauen? Das Einnehmen von Vitaminen und besonders von Folsäure während der frühen Schwangerschaft – selbst bevor Sie wissen, daß Sie schwanger sind – kann gegen Geburtsfehler wie *Spina bifida*, eine unvollkommene Fusion von Gehirn und Rückenmark, vorbeugend wirken. Alle Frauen in gebärfähigem Alter sollten deshalb täglich mindestens 400 Mikrogramm Folsäure nehmen. Diese Menge ist in einer Multivitamintablette enthalten.

Doch welche Nahrungsergänzungsmittel *während* der Schwangerschaft genommen werden sollten, ist eine Frage, die unter Wissenschaftlern mit einiger Sorge diskutiert wird. Die meisten Geburtshelfer-Gynäkologen empfehlen für die Zeit während der Schwangerschaft ein Mutterschaftsvorsorge-Multivitamin-Mineralien-Präparat. Es ist bekannt, daß Retinol-Vitamin A (im Unterschied zu Beta-Carotin) während der Schwangerschaft schädlich wirken könnte und deshalb nicht genommen werden sollte. Bei Antioxydans-Präparaten wie Beta-Carotin, Vitamin C und Vitamin E müßten nach Aussage von Dr. Jeffrey Blumberg von der Tufts University, einer Autorität auf dem Gebiet der Antioxydans-

Forschung, Dosierungen bis zu 400 IE Vitamin E, 1000 Milligramm Vitamin C und 15 Milligramm Beta-Carotin für schwangere Frauen so positiv und gefahrlos sein wie für alle Frauen. Theoretisch müßte es auch dem Fötus guttun, in der Gebärmutter Antioxydanzien ausgesetzt zu sein. In Experimenten mit Tieren hat sich gezeigt, daß Nachkommenschaft dann tendenziell länger lebt.

Da jedoch noch kein Datenmaterial über Wirkungen auf den menschlichen Fötus vorliegt, ist unbekannt, in welcher Dosierung Antioxydanzien wie andere Wirkstoffe gegen Altern vorteilhaft oder schädlich sein können, betont Dr. Denham Harman, ein führender Wissenschaftler auf dem Gebiet der Erforschung der Freien Radikale. Er empfiehlt schwangeren Frauen eine Ernährung mit viel Obst und Gemüsen, die reich an Antioxydanzien sind. Gleichzeitig mahnt er aber zur Vorsicht und rät, *keine* Megadosen von verschiedenen Vitaminen, Mineralien, Nährstoffen, Kräutern und anderen Nahrungsmittelergänzungssubstanzen einzunehmen – es sei denn auf ärztlichen Rat.

Alle schwangeren Frauen sollten Ihren Arzt fragen, welche Substanzen und wieviel davon sie einnehmen sollten.

Und wenn Sie in medizinischer Behandlung sind? Hören Sie nicht auf, konventionelle Medikamente und/oder ersatzweise Antioxydanzien oder andere Nahrungsergänzungsmittel zur Behandlung eines spezifischen Gesundheitsproblems einzunehmen – außer auf Rat Ihres Arztes. In manchen Fällen kann das Einnehmen gewisser Zusatzpräparate es am Ende ermöglichen, die Medikamente in geringerer Dosis zu nehmen oder sogar ganz absetzen. Eine solche Entscheidung darf jedoch immer nur nach Beratung mit Ihrem Arzt oder anderen professionellen Gesundheitsberatern getroffen werden. Es können auch Wechselwirkungen zwischen Zusatzpräparaten und spezifischen Medikamenten stattfinden. Falls Sie in Behandlung sind, sollten Sie deshalb Ihren Arzt aufsuchen, bevor Sie irgendwelche zusätzlichen Präparate einnehmen.

Entsprechen die Präparate den Angaben? Vitamin-Präparate werden in Amerika inzwischen nicht mehr per Gesetz durch die Food and Drug Administration überwacht. Viele Horrorgeschichten kursierten, die die Vermutung nahelegten, Vitamin-Präparate seien seither unter Standard und enthielten nicht die wirksamen Bestandteile, die auf dem Etikett angegeben werden, und lösten sich außerdem im Körper nicht richtig auf. Nach einem Bericht im Septemberheft (1994) der Zeitschrift *Consumer Reports* hat die amerikanische Consumers Union jedoch 84 Nahrungsergänzungsmittel-Präparate getestet – Multivitamin-Mineralien-Tabletten wie Präparate mit nur einem Wirkstoff. Bei dieser Überprüfung haben praktisch alle Präparate positiv abgeschnitten. Die Consumers Union hat die Richtlinien der U.S. Pharmacopeia (USP) angelegt. Die USP als unabhängige Organisation legt die Maßstäbe für die Produktion von Vitaminen und Mineralien fest, die von den Herstellern freiwillig übernommen werden.

»Mit einer einzigen Ausnahme enthielten alle Multivitamin-Mineralien-Tabletten und Präparate mit nur einem Wirkstoff, die wir getestet haben, die auf dem Etikett angegebenen Mengen und lösten sich innerhalb eines vertretbaren Zeitraums auf«, schloß der Bericht im *Consumer Report*.

Die Consumers Union stellte außerdem fest, daß billigere Vitamin- und Mineral-Präparate genau so wirksam sind wie die teuren.

Andere Tips: Kontrollieren Sie immer das Verfallsdatum der Präparate und nehmen Sie sie nach diesem Zeitpunkt nicht mehr ein. Die Präparate sollten an einem kühlen, trockenen Ort wie beispielsweise im Küchenschrank aufbewahrt werden. Um eine optimale Absorption zu erzielen, sollten Sie die Präparate zu den Mahlzeiten und nicht auf leeren Magen nehmen. Ein wenig Fett ist nötig, um die beste Nutzung der fettlöslichen Stoffe wie Carotin, Vitamin A, Vitamin E und Vitamin D zu erreichen. Manche Multi-Tabletten setzen die Dosis in zeitlich versetzten Teilmengen frei. Das ist gut so, weil dem Körper auf diese Weise den ganzen Tag über gleichmäßig Vitamine zugeführt werden.

Ein letztes Wort: Selbstverständlich gibt es gegenwärtig keine endgültigen und abschließenden Antworten auf die Frage, wie sich Altern hinauszögern läßt. Zu diesem frühen Zeitpunkt weiß niemand, wie weit sich der Rahmen stecken läßt, wenn es darum geht, Jugend und Vitalität zu bewahren und zurückzugewinnen. Was die für das Verhüten von Altern optimale Dosierung von Wirkstoffen betrifft, so können die Wissenschaftler einfach keine präzisen Angaben machen. Sie können nur eine Skala empfehlen, die auf den gegenwärtig besten, jedoch unvollständigen Forschungen basiert. Da es sich um überhaupt den ersten Versuch der Menschheit handelt, den Altersprozeß durch Ernährung und Nahrungsergänzungsmittel zu verlangsamen, tendieren die ersten praktischen Empfehlungen zu Vorsicht und Mäßigung, um keine unangemessenen Wagnisse einzugehen. Sie könnten sich als zu zurückhaltend erweisen.

Aber sie bieten Ihnen die aufregendsten, aussichtsreichen Erkenntnisse der Wissenschaft, damit Sie etwas für sich tun können, um den Alternsprozeß hier und heute zu stoppen – ein Glücksspiel, das besser ausgehen könnte, als bei allen anderen überhaupt möglich ist: mit einem längeren Leben, weniger Leiden, Krankheit und Gebrechen und mehr Glück und Freude am Leben.

Anhang

Danksagung

Als Autorin dieses Buches trage ich Ideen weiter, die insgesamt eine Zusammenschau des gegenwärtigen Denkens zahlreicher Wissenschaftler darstellen. Fast zwei Jahrzehnte lange habe ich als Medizinjournalistin das Privileg genossen, den Strom neuer Theorien und Forschungen anzapfen zu dürfen: über die Bedeutung von Antioxydanzien, Freien Radikalen und sonstigen Elementen in der Nahrung; über gesundheitsfördernde Komplementärsubstanzen – und jetzt zum größten Gesundheitsproblem des Menschen überhaupt: dem Altern. Die Forscher, mit denen ich während dieser Zeit in Kontakt stand – es sind Tausende –, haben auf diesem Wissensgebiet durch ihre Beiträge die Erkenntnisse vorangebracht, welche zu meinem Buch geführt haben.

Einige, die von größtem Einfluß auf die Forschung und die Entwicklung der in diesem Buch vorgestellten Ideen gewesen sind, möchte ich besonders hervorheben. Manche von ihnen kannte ich noch nicht, als ich mit dem Schreiben des Buches begann. Andere befanden sich schon seit Jahren in meinem Rolodex.

Zu Beginn meiner Recherchen für dieses Buch tauchte der Name von Dr. Denham Harman in Schriften zum Thema Freie Radikale und Altern immer und überall wieder auf – heute ist er allgemein als Begründer der Theorie vom Altern als bedingt durch Freie Radikale anerkannt. Vor vierzig Jahren stellte er diese Theorie als erster auf; seit damals nimmt er – wie auch seine Frau Helen – Ergänzungspräparate ein, und die beiden sind lebende Beweise dafür, daß seine bahnbrechenden Ideen und Forschungen richtig sind. Ihm schulden wir alle großen Dank, da uns dank seiner Entdeckungen und Lehren einige Leiden des Alterns erspart bleiben können.

Und obwohl sie im Text nicht immer ausdrücklich als Quelle angeführt werden, sind andere zu erwähnen, denen die Wissenschaft und dieses Buch wesentliche Erkenntnisse über das Altern und alternsbezogene Krankheiten verdanken: Dr. John Weisburger hat mich – zuerst während seiner Zeit beim National Cancer Institute und neuerlich bei der American Health Foundation – kontinuierlich über die komplexen Zusammenhänge von Antioxydanzien und Karzinogenen aufgeklärt; Dr. Mary Enig, vormals in der Forschung an der University of Maryland tätig, die bereits 1980, praktisch vor allen andern, die Gesundheitsrisiken von mehrfach ungesättigten Fettarten und Trans-Fettsäuren erkannte; Dr. Dean Jones, ein Erforscher von Glutathion an der Emory University, der mir voller Geduld die vielen Eigenschaften dieses wirkkräftigen antioxydierenden Wirkstoffes erschlossen hat; Dr. William Lands, der heute den National Institutes of Health angehört und mich die chemischen und gesundheitlichen Aspekte der Fettsäuren Omega-3 und Omega-6 gelehrt hat. Und wo wären wir ohne die vielen Wissenschaftler der Harvard School of Public Health und des U.S. Department of Agriculture's Human Nutrition Research Center on Aging an der Tufts University? Sie haben viele bahnbrechende Arbeiten geleistet für ein Verständnis von Zusammenhängen zwischen Nährstoffen, Gesundheit und Altern. Zu nennen sind hier insbesondere Dr. Charles Hennekens und Dr. Walter Willett in Harvard und an der Tufts University Dr. Simin, Moshen Meydani und Dr. Jeffrey Blumberg. Zu den führenden Pionieren in der Erforschung von Freien Radikalen, Antioxydanzien, Altern und altersbedingte Krankheiten zählen auch Dr. Bruce Ames und Dr. Gladys Block von der University of California, Berkeley, sowie Dr. Roy Walford an der UCLA, dessen Untersuchungen und öffentliche Verlautbarungen viel zum Verständnis des Alterns und von altersbezogenen Erkrankungen beigetragen haben.

Mein Dank gebührt auch den Wissenschaftlern, die Teile dieses Buches vor dem Erscheinen überprüft haben.

Ich danke meiner Verlegerin Gladys Justin Carr, deren Weitsicht dieses Buch möglich gemacht hat, und meinem literarischen Agenten Raphael Sagalyn – einen besseren, fürsorglicheren, penibleren und begeisterteren literarischen Agenten kann man sich als Autor gar nicht wünschen. Und für die Mithilfe bei der Gestaltung von Inhalt und Form des Buches während des Schreibens auch diesmal wieder Dank an meine langjährige ideale Lektorin und Freundin Thea Flaum.

Quellen- und Literaturverzeichnis

Ein Großteil des Materials dieses Buches stammt aus persönlichen Gesprächen mit Forschern, aus Abhandlungen, die auf wissenschaftlichen Kongressen vorgestellt wurden, aus Computer-Abfragen medizinischer Datenbanken mit Abstracts, aus medizinischen Nachrichten in generellen wie Spezialzeitschriften wie auch aus wissenschaftlichen Berichten in Forschungsorganen. Es ist unmöglich, mehr als nur einen kleinen Teil der Veröffentlichungen auf diesem Gebiet zu berücksichtigen.

Im folgenden werden einige der wichtigen Berichte aufgeführt, die die Theorie vom Altern aufgrund des Einwirkens der Freien Radikale stützen und untersuchen, wie Antioxydanzien, Vitamine und andere natürliche Substanzen dazu beitragen können, altersbedingte Veränderungen zu verzögern und umzukehren.

Die Artikel sind im wesentlichen in medizinischen Bibliotheken zu finden. Im Falle mehrerer Autoren wird jeweils nur der erste Name genannt.

Alkohol und Wein

Beilin, L. J. Alcohol and hypertension. *Clinical and Experimental Hypertension – Theory and Practice* 1992, A14 (1&2): 119–38.

Criqui, M. H. Does diet or alcohol explain the French paradox? *The Lancet* 1994; 344 (8939–8940): 1719–23.

Doll, R. Mortality in relation to consumption of alcohol: 13 years' observations of male British doctors. *British Medical Journal* 1994; 309 (6959): 911–18.

Frankel, E. N. Inhibition of oxidation of human low density lipoprotein by phenolic substances in red wine. *The Lancet* 1993, February 20; 341: 454–57.

Kinsella, J. E. Possible mechanisms for the protective role of antioxidants in wine and plant foods. *Food Technology* 1993, April: 85–89.

Klatsky, A. L. Epidemiology of coronary heart disease – influence of alcohol. *Alcoholism Clinical and Experimental Research* 1994; 18 (1): 88–97.

Marmot, M. G. Alcohol and blood pressure: the INTERSALT study. *British Medical Journal* 1994; 308 (6939): 1263.

Ridker, P. Association of moderate alcohol consumption and plasma concentration of

endogenous tissue-type plasminogen activator. *Journal of the American Medical Association* 1994; 272 (12): 929–33.
Witteman, J. C. Relation of moderate alcohol consumption and risk of systemic hypertension in women. *American Journal of Cardiology* 1990, March 1; 65 (9): 633–37.

Altern, Freie Radikale und Antioxydanzien

Agarwal, S. DNA oxidative damage and life expectancy in houseflies. *Proceedings of the National Academy of Sciences* 1994; 91 (25): 12332–35.
Ames, B. N. Oxidants, antioxidants, and the degenerative diseases of aging. *Proceedings of the National Academy of Sciences* 1993; 90 (17): 7915–22.
Carney, J. M. Aging and oxygen-induced modifications in brain biochemistry and behavior. *Annals of the New York Academy of Sciences* 1994; 738: 44–53.
–. Brain antioxidant activity of spin traps in Mongolian gerbils. *Methods of Enzymology* 1994; 234: 523–26.
Harman, D. Free radical theory of aging: History. In *Free Radicals and Aging*, eds. I. Ement and B. Chance. Basel: Birkhäuser Verlag, 1992.
–. The aging process: Major risk factor for disease and death. *Proceedings of the National Academy of Sciences* 1991; 88: 5360–63.
–. Aging: Prospects for further increases in the functional life span. *Age* 1994; 17: 119–46.
Rusting, R. L. Why do we age? *Scientific American* 1992; 267 (6): 130.
Skolnick, A. A. Brain researchers bullish on prospects for preserving mental functioning in elderly. *Journal of the American Medical Association* 1992; 267 (16): 2154.
Smith, C. D. Excess brain protein oxidation and enzyme dysfunction in normal aging and in Alzheimer disease. *Proceedings of the National Academy of Sciences* 1991, December 1; 88 (23): 10540–43.
Walford, R. L. The clinical promise of diet restriction. *Geriatrics* 1990; 45(4): 81–83, 86–87.
Young, S. Against ageing; scientists search for ageing mechanism. *New Scientist* 1993, April 17; 138 (1869): S10.

Beta-Carotin

Comstock, G. W. Serum retinol, beta carotene, vitamin E and selenium as related to subsequent cancer of specific sites. *American Journal of Epidemiology* 1992, January 15; 135 (2): 115–21.
Garewal, H. S. Emerging role of beta-carotene and antioxidant nutrients in prevention of oral cancer. *Archives of Otolaryngology Head Neck Surgery* 1995; 121 (2): 141–44.

Gaziano, J. M. The role of beta-carotene in the prevention of cardiovascular disease. *Annals of the New York Academy of Sciences* 1993, December 31; 691: 148–55.

–. Antioxidant vitamins and coronary artery disease risk. *American Journal of Medicine* 1994, September 26; 97 (3A): 18S–21S.

Hoffman, R. M. Antioxidants and the prevention of coronary heart disease. *Archives of Internal Medicine* 1995, 155 (3): 241–46.

Knekt, P. Serum antioxidant vitamins and risk of cataract. *British Medical Journal* 1992, December 5; 305 (6866): 1392–94.

Manson, J. E. Antioxidants and cardiovascular disease: a review. *Journal of the American College of Nutrition* 1993, August; 12 (4): 426–32.

Mayne, S. T. Dietary beta carotene and lung cancer risk in U. S. nonsmokers. *Journal of the National Cancer Institute* 1994, January 5; 86 (1): 33–38.

Phillips, R. W. B-carotene inhibits rectal mucosal ornithine decarboxylase activity in colon cancer patients. *Cancer Research* 1993; 53: 3723–25.

Prabhala, R. H. Influence of beta-carotene on immune functions. *Annals of the New York Academy of Sciences* 1993, December 31; 691: 262–63.

Prince, M. R. Beta-carotene accumulation in serum and skin. *American Journal of Clinical Nutrition* 1993, February; 57 (2): 176–81.

Schroeder, D. J. Cancer prevention and beta carotene. *The Annals of Pharmacotherapy* 1994, April 28: 470–71.

Street, D. A. Serum antioxidants and myocardial infarction. *Circulation* 1994; 90: 1154–61.

Chrom

Abraham, A. S. The effects of chromium supplementation on serum-glucose and lipids in patients with and without noninsulin dependent diabetes. *Metabolism* 1992; 41 (7): 768–71.

Anderson, R. A. Supplemental-chromium effects on glucose, insulin, glucagon and urinary chromium losses in subjects consuming controlled low-chromium diets. *American Journal of Clinical Nutrition* 1991; 54: 909–16.

–. Recent advances in the clinical and biochemical effects of chromium deficiency. *Progress in Clinical and Biological Research* 1993; 380: 221–34.

–. Chromium, glucose tolerance and diabetes. *Biological Trace Element Research* 1992; 32: 19–24.

Evans, G. W. Chromium picolinate increases longevity (abstract). *Age* 1992; 15: 134.

Mertz, W. Chromium in human nutrition: a review. *Journal of Nutrition* 1993; 123: 626–33.

Nestler, J. E. Dehydroepiandrosterone: the missing link between hyperinsulinemia and atherosclerosis? *FASEB Journal* 1992; 6: 3073–75.

Press, R. I. The effect of chromium picolinate on serum cholesterol and apolipoprotein fractions in human subjects. *Western Journal of Medicine* 1990; 152 (1): 41–45.
Reaven, G. M. The role of insulin resistance and hyperinsulinemia in coronary heart disease. *Metabolism* 1992; 41: 16–19.

Co-Enzym Q-10 (Ubiquinol)

Baggio, E. Italian multicenter study on the safety and efficacy of coenzyme Q10 as adjunctive therapy in heart failure (interim analysis). *Clinical Investigator* 1993; 71: S145–49.
Coles, L. S. Coenzyme Q-10 and lifespan extension. Paper read at 2nd annual conference on anti-aging medicine and biomedical technology for the year 2010. December 4–6, 1994, Las Vegas, Nevada.
Folkers, K. Heart failure is a dominant deficiency of coenzyme A10 and Challenges for future clinical research on CoQ10. *Clinical Investigator* 1993; 71 (8 Suppl.): S51–54.
–. Therapy with coenzyme Q10 of patients in heart failure who are eligible or ineligible for a transplant. *Biochemical and Biophysical Research Communications* 1992, January 15; 182 (1): 247–53.
Frei, B. Ubiquinol-10 is an effective lipid-soluble antioxidant at physiological concentrations. *Proceedings of the National Academy of Sciences* 1990; 87: 4879–83.
Greenberg, S. Co-enzyme Q10: a new drug for cardiovascular disease. *Journal of Clinical Pharmacology* 1990; 30 (7): 596–608.
Lamperitico, M. Italian multicenter study on the efficacy and safety of coenzyme Q10 as adjuvant therapy in heart failure. *Clinical Investigator* 1993; 71: S129–33.
Langsjoen, P. H. Isolated diastolic dysfunction of the myocardium and its response to CoQ-10 treatment. *Clinical Investigator* 1993; 71 (8 Suppl.): S140–42.
Linnane, A. W. Mitochondrial DNA mutation and the ageing process: bioenergy and pharmacological intervention. *Mutation Research* 1992; 275: 195–208.

Eisen

Nelson, R. L. Body iron stores and risk of colonic neoplasia. *Journal of the National Cancer Institute* 1994; 86 (6): 455–60.
Salonen, J. T. High stored iron levels are associated with excess risk of myocardial infarction in eastern Finnish men. *Circulation* 1992; 86: 803–11.

Fisch, Fleisch und Fette

Burr, M. K. L. Effects of changes in fat, fish and fibre intakes on death and myocardial reinfarctions: diet and reinfarction trial (DART). *The Lancet* 1989; 2: 757–61.

Kromhout, D. The inverse relation between fish consumption and 20-year mortality from coronary heart disease. *New England Journal of Medicine* 1985; 312: 1205–9.

Lands, W. E. Biochemistry and physiology of n-3 fatty acids. *FASEB Journal* 1992; 6: 2530–36.

Sugimura, T. Heterocyclic amines in cooked foods: candidates for causation of common cancers. *Journal of the National Cancer Institute* 1994; 86 (1): 2–4.

Wang Y. Y. Formation of mutagens in cooked foods. V. The mutagen reducing effect of soy protein concentrates and antioxidants during frying of beef. *Cancer Letters* 1982; 16: 179–89.

Weisburger, J. H. Prevention of heterocyclic amine formation in relation to carcinogenesis. In *Mutagens in Food: Detection and Prevention*, ed. H. Hayatsu. Boca Raton, Fla.: CRC Press, 1991.

Willett, W. C. Relation of meat, fat and fiber intake to the risk of colon cancer in a prospective study among women. *New England Journal of Medicine* 1990; 323: 1664–72.

–. Intake of trans fatty acids and risk of coronary heart disease among women. *The Lancet* 1993; 341: 581–85.

Ginkgo-biloba-Extrakt

Allain, H. Effect of two doses of ginkgo biloba extract (EGb 761) on the dual-coding test in elderly subjects. *Clinical Therapeutics* 1993, May–June; 15 (3): 549–58.

Hoffenberth, B. The efficacy of EGb 761 in patients with senile dementia of the Alzheimer type, a double-blind, placebo-controlled study on different levels of investigation. *Human Psychopharmacology* 1994; 9: 215–22.

Huguet, F. Decreased cerebral 5-HT1A receptors during aging: reversal by Ginkgo biloba extract (EGb761). *Journal of Pharmacy and Pharmacology* 1994; 46: 316–18.

Kleijnen, J. Ginkgo biloba for cerebral insufficiency. *British Journal of Clinical Pharmacology* 1992, October; 34 (4): 352–58.

Oyama, Y. Myricetin and quercetin, the flavonoid constituents of Ginkgo biloba extract, greatly reduce oxidative metabolism in both resting and Ca(2+)-loaded brain neurons. *Brain Research* 1994, January 28; 635 (1–2): 125–29.

Schneider, B. Ginkgo biloba extract in peripheral arterial diseases. Meta analysis of controlled clinical studies. *Arzneimittelforschung* 1992, April; 42 (4): 428–36.

Glutathion

Aw, T. Y. Intestinal absorption and lymphatic transport of peroxidized lipids in rats: effect of exogenous GSH. *American Journal of Physiology* 1992, November, 263: G665–72.

Johnston, C. *American Journal of Clinical Nutrition* 1993; 58: 103–5.

Jones, D. P. Glutathione in foods listed in the National Cancer Institute's Health Habits and History Food Frequency Questionnaire. *Nutrition and Cancer* 1992; 17 (1): 57–75.

Julius, M. Glutathione and morbidity in a community-based sample of elderly. *Journal of Clinical Epidemiology* 1994; 47 (9): 1021–26.

Kaleric, T. Suppression of human immunodeficiency virus expression in chronically infected monocytic cells by glutathione, glutathione Ester and N-acetylcysteine. *Proceedings of the National Academy of Sciences* 1991, February 1; 88.

Lang, C. A. Glutathione deficiency occurs in 77 % of hospitalized subjects of various ages. *Gerontologist* 1990; 30: 39A.

–. Blood glutathione: a biochemical index of life span enhancement in the diet restricted Lobund-Wister rat. In *The Effects of Dietary Restriction on Aging and Disease in the Germ-free and Conventional Lobund-Wister Rat*, ed. D. L. Snyder. New York: Alan R. Liss, 1988.

Meydani, S. N. In vitro glutathione supplementation enhances interleukin-2 production and mitogenic response of peripheral blood mononuclear cells from young and old subjects. *Journal of Nutrition* 1994; 124 (5): 655–63.

Ritchie, J. P. Correction of a glutathione deficiency in the aging mosquito increases its longevity. *Proceedings of the Society for Experimental Biology and Medicine* 1987; 184: 113–17.

Shigenaga, M. K. Oxidative damage and mitochondrial decay in aging. *Proceedings of the National Academy of Sciences* 1994; 91: 10771–78.

Kalzium

Barger-Lux, M. J. The role of calcium intake in preventing bone fragility, hypertension and certain cancers. *Journal of Nutrition* 1994; 124: 1406S–11S.

Chapuy, M. C. Vitamin D3 and calcium to prevent hip fractures in elderly women. *New England Journal of Medicine* 1992; 327: 637–42.

Garland, C. Dietary vitamin D and calcium and risk of colorectal cancer: a 19-year-prospective study in men. *The Lancet* 1985; 2: 307–9.

Hatton, D. C. Dietary calcium and blood pressure in experimental models of hypertension. A review: *Hypertension* 1994, April; 23 (4): 513–30.

McCarron, D. A. Calcium nutrition and hypertensive cardiovascular risk in humans. *Clinical Applied Nutrition* 1992; 2 (4): 45–66.

Sowers, J. R. Calcium metabolism and dietary calcium in salt sensitive hypertension. *American Journal of Hypertension* 1991; 4: 557–63.

Knoblauch

Amagase, H. Impact of various sources of garlic and their constituents on 7 12-dimethylbenz(a) anthracene binding to mammary cell DNA. *Carcinogenesis* 1993; 14 (8): 1627–31.

Kiesewetter, H. Effects of garlic coated tablets in peripheral arterial occlusive disease. *Clinical Investigator* 1993; 71 (5): 383–86.

Makheja, A. Antiplatelet constituents of garlic and onions. *Agents Actions* 1990; 29 (3–4): 360–63.

McMahon, F. G. Can garlic lower blood pressure? a pilot study. *Pharmacotherapy* 1993; 13 (4): 406–7.

Phelps, S. Garlic supplementation and lipoprotein oxidation susceptibility. *Lipids* 1993, May; 28 (5): 475–77.

Pressing garlic for possible health benefits. *Tufts University Diet and Nutrition Letter*, September 1994; 12 (7): 3.

Silagy, C. Garlic as a lipid lowering agent – a meta-analysis. *Journal of the Royal College of Physicians, London* 1994; 28 (1): 39–45.

Warshafsky, S. Effect of garlic on total serum cholesterol. A meta-analysis. *Annals of Internal Medicine* 1993; 119 (7 Pt. 1): 599–605.

Magnesium

Altura, B. Magnesium: growing in clinical importance. *Patient Care* 1994, January 15; 130–50.

Nadler, J. L. Magnesium deficiency produces insulin resistance and increased thromboxane synthesis. *Hypertension* 1993, June; 21 (6, Pt. 2): 1024–29.

Rayssiguier, Y. Magnesium and aging. I. Experimental data: importance of oxidative damage. *Magnesium Research* 1993; 6 (4): 369–78.

Seelig, M. S. Interrelationship of magnesium and estrogen in cardiovascular and bone disorders, eclampsia, migraine and premenstrual syndrome. *Journal of the American College of Nutrition* 1993; 12 (4): 442–58.

Witteman, J. Reduction of blood pressure with oral magnesium supplementation in women with mild to moderate hypertension. *American Journal of Clinical Nutrition* 1994; 50: 129–35.

Obst und Gemüse

Block, G. Fruit, vegetables and cancer prevention: A review of the epidemiologic evidence. *Nutrition and Cancer* 1992; 18: 1–29.

–. The data support a role for antioxidants in reducing cancer risk. *Nutrition Reviews* 1992; 50: 207–13.

Giovannucci, E. F. methionine and alcohol intake and risk of colorectal adenoma. *Journal of the National Cancer Institute* 1993; 85: 875–84.

Glynn, S. A. Folate and cancer: A review of the literature. *Nutrition and Cancer* 1994; 22: 101–19.

Patterson, B. H. Fruit and vegetables in the American Diet: data from the NHANES II survey. *American Journal of Public Health* 1990; 80: 1443–49.

Steinmetz, K. A. Vegetables, fruit, and cancer, part I: epidemiology. *Cancer Causes Control* 1991; 2: 325–27.

–. Vegetables, fruit and cancer, part II: mechanisms. *Cancer Causes Control* 1991; 2: 427–42.

Supplement to *The American Journal of Clinical Nutrition.* Proceedings of the second international congress on vegetarian nutrition. May 1994; 59 (5S): 1099S–1262S.

Vegetarianism - Live longer. *British Medical Journal* 1994; 308: 1667–771.

White, R. Health effects and prevalence of vegetarianism. *Western Journal of Medicine* 1994; 160 (5): 465.

Selen

Berr, C. Selenium and oxygen-metabolizing enzymes in elderly community residents: a pilot epidemiological study. *Journal of the American Geriatric Society* 1993; 41 (2): 143–48.

van den Brandt, P. A. A prospective cohort study on selenium status and the risk of lung cancer. *Cancer Research* 1993, October 15; 53 (20): 4860–65.

Comstock, G. W. Serum retinol, beta carotene, vitamin E and selenium as related to subsequent cancer sites. *American Journal of Epidemiology* 1992; 135 (2): 115–21.

Secor, C. L. Variation in the selenium content of individual Brazil nuts. *Journal of food Safety* 1989; 9: 279–81.

Tsang, N. C. Serum levels of antioxidants and age-related macular degeneration. *Documenta Ophthalmologica* 1992; 81 (4): 387–400.

Sojabohnen

Barnes, S. Soybeans inhibit mammary tumor growth in models of breast cancer. In *Mutagens and Carcinogens in the Diet*, ed. M. W. Pariza, New York: Wiley-Liss, 1990.

Carroll K. K. Review of clinical studies on cholesterol-lowering response to soy protein. *Journal of the American Dietetics Associaton* 1991; 91: 820–27.

Messina, M. The role of soy products in reducing risk of cancer. *Journal of the National Cancer Institute* 1991; 83: 541–46.

Santiago, L. A. Japanese soybean paste miso scavenges free radicals and inhibits lipid peroxidation. *Journal of Nutritional Science and vitaminology* 1992; 38: 297–304.

Sirtori, C. R. Soybean protein diet and plasma cholesterol: from therapy to molecular mechanisms. *Annals of the New York Academy of Sciences* 1993; 676: 188–201.

Troll, W. Soybean diet lowers breast tumor incidence in irradiated rats. *Carcinogenesis* 1980; 1: 469–72.

You, W. C. Diet and high risk of stomach cancer in Shandong, China. *Cancer Research* 1988; 48: 3518–23.

Tee

Gao, Y. T. Reduced risk of esophageal cancer associated with green tea consumption. *Journal of the National Cancer Institute* 1994; 86 (11): 855–58.

Hertog, M. Dietary antioxidant flavonoids and risk of coronary heart disease: the Zutphen elderly study. *The Lancet* 1993; 342: 1007–11.

Sato, Y. Possible contribution of green tea drinking habits to the prevention of stroke. *Tohoku Journal of Experimental Medicine* 1989; 157 (4): 337–43.

Serafini, M. Red wine, tea and antioxidants. *The Lancet* 1994; 344: 626.

Shibata, A. A prospective study of pancreatic cancer in the elderly. *International Journal of Cancer* 1994, July 1; 58 (1): 46–49.

Sohn, O. S. Effects of green and black tea on hepatic xenobiotic metabolizing systems in the male F344 rat. *Xenobiotica* 1994; 24 (2): 119–27.

Yang, C. S. Tea and cancer. *Journal of the National Cancer Institute* 1993; 85 (13): 1038–49.

Vitamin B: Folsäure, B_6, B_{12}

Healton, E. B. Neurological aspects of cobalamin deficiency. *Medicine* (Baltimore) 1991, July; 70 (4): 229–45.

Heimburger, D. C. Localized deficiencies of folic acid in aerodigestive tissues. *Annals of the New York Academy of Sciences* 1992, September 30; 669: 87–95.

Heseker, H. Psychological disorders as early symptoms of a mild-to-moderate vitamin deficiency. *Annals of the New York Academy of Sciences* 1992, September 30; 669: 352–57.
Meydani, S. N. Vitamin B-6 and immune competence. *Nutrition Review* 1993; 51 (8): 217–25.
Selhub, J. Vitamin status and intake as primary determinants of homocysteinemia in an elderly population. *Journal of the American Medical Association* 1993; 270: 2693–98.
Stampfer, M. J. Homocysteine and marginal vitamin deficiency: the importance of adequate vitamin intake: Editorial. *Journal of the American Medical Association* 1993; 270 (22): 2726.

Vitamin C

Block, G. Vitamin C and cancer prevention: the epidemiologic evidence. *American Journal of Clinical Nutrition* 1991; 53: 270S–82S.
Cheraskin, E. Vitamin C: who needs it? *Journal of Naturopathic Medicine* 1993; 4 (1): 81–83.
Enstrom, J. E. Vitamin C intake and mortality among a sample of the United States population. *Epidemiology* 1992; 3: 194–202.
–. Vitamin C intake and mortality among a sample of the United States population: new results. In *Biological Oxidants and Antioxidants*, ed. Lester Packer. Stuttgart: Hippokrates Verlag, 1994.
Feldman, E. B. Ascorbic acid supplements and blood pressure – a four week pilot study. *Annals of the New York Academy of Sciences* 1992; 669: 342–48.
Frei, B. Ascorbate is an outstanding antioxidant in human blood plasma. *Proceedings of the National Academy of Sciences* 1989; 86: 6377–81.
Jacques, P. Effects of vitamin C on high density lipoprotein cholesterol and blood pressure. *Journal of the American College of Nutrition* 1992; 62: 252–55.
King, G. Rate of excretion of vitamin C in human urine. *Age* 1994; 17: 1–6.
Newton, H. M. The cause and correction of low blood vitamin C concentrations in the elderly. *American Journal of Clinical Nutrition* 1985; 42 (4): 656–69.

Vitamine – oxydationsverhütende und generelle Wirkungen gegen Altern

Blot, W. J. Nutrition intervention trials in Linxian, China: supplementation with specific vitamin/mineral combinations, cancer incidence, and disease-specific mortality in the general population. *Journal of the National Cancer Institute* 1993; 85 (18): 1483–92.

Blumberg, J. B. Changing nutrient requirements in older adults. *Nutrition Today* 1992, September; 27 (5): 15.

Buying vitamins: what's worth the price? *Consumer Reports* 1994, September: 565–69.

Hensrud, D. D. Antioxidant status, fatty acids and cardiovascular disease. *Nutrition* 1994, March–April; 10 (2): 170–75.

Lamm, D. L. Megadose vitamins in bladder cancer: a doubleblind clinical trial. *Journal of Urology* 1994; 151 (1): 21–26.

Manson, J. E. A prospective study of antioxidant vitamins and incidence of coronary heart disease in women. (Abstract) *Supplement to Circulation* 1992; 84: 4, II 546.

Meyer, F. Lower ischemic heart disease incidence and mortality among vitamin supplement users in a cohort of 2,226 men. 2nd international conference: Antioxidant vitamins and beta-carotene in disease prevention. (Abstract p. 61.) October 10–12, 1994, Berlin.

Riemersma, R. A. Risk of angina pectoris and plasma concentrations of vitamins A, C, and E and carotene. *The Lancet* 1991, January 5; 337 (8732): 1–5.

Russell, R. M. Vitamin requirements of elderly people: an update. *American Journal of Clinical Nutrition* 1993, July; 58 (1): 4–14.

–. Changes in gastrointestinal function attributed to aging. *American Journal of Clinical Nutrition* 1992, June; 55 (6 Suppl.): 1203S–7S.

Seddon, J. M. The use of vitamin supplements and the risk of cataract among US male physicians. *American Journal of Public Healt* 1994; 84: 788–92.

Sperduto, R. D. The Linxian cataract studies. *Archives of Ophthalmology* 1993; 111: 1246–53.

Vitamin E

Gey, K. F. Inverse correlation between plasma vitamin E and mortality from ischemic heart disease in cross-cultural epidemiology. *American Journal of Clinical Nutrition* (suppl.) 1991; 53: 326S–34S.

Jialal, I. The effect of dietary supplementation with alpha-tocopherol on the oxidative modification of low density lipoprotein. *Journal of Lipid Research* 1992; 6: 899–906.

–. The effect of a-tocopherol supplementation on LDL oxidation and vitamin E: a dose response study. *Arteriosclerosis, Thrombosis and Vascular Biology* 1995; 15 (2): 190–98.

Mayne, S. T. Dietary beta carotene and lung cancer risk in U. S. nonsmokers. *Journal of the National Cancer Institute* 1994; 86 (1): 33–38.

Meydani, M. Vitamin E. Health benefits. *The Lancet* 1995, January 21; 345 (8943): 170–76.

Rimm, E. B. Vitamin E consumption and the risk of coronary heart disease in men. *New England Journal of Medicine* 1993; 328: 1450–56.

Stampfer, M. J. Vitamin E consumption and the risk of coronary disease in women. *New England Journal of Medicine* 1993; 328: 1444–49.

Zink

Boukaiba, N. A physiological amount of zinc supplementation: effects on nutritional, lipid, and thymic status in an elderly population. *American Journal of Clinical Nutrition* 1993; 57: 566–72.
Chandra, R. K. Excessive intake of zinc impairs immune responses. *Journal of the American Medical Association* 1984; 252: 1443–46.
Fabris, N. Biomarkers of aging in the neuroendocrine-immune domain. Time for a new theory of aging? *Annals of the New York Academy of Sciences* 1992; 663: 335–48.
Grasso, G. Restorative effect of thymomodulin and zinc on interferon-gamma production in aged mice. *Annals of the New York Academy of Sciences* 1992; 673: 256–59.
Kaminski, M. S. Evaluation of dietary antioxidant levels and supplementation with two commercial formulas. *Journal of the American Optometric Association* 1993; 64 (12): 862–70.
Prasad, A. S. Zinc deficiency in elderly patients. *Nutrition* 1993; 9: 218–24.

Bücher zum Thema

Bliznakov, Emile G., M. D., and Hunt, Gerald L. *The Miracle Nutrient Coenzyme Q10.* New York: Bantam Books, 1986.

Canfield, Louise M. *Carotenoids in Human Health.* New York: Annals of the New York Academy of sciences, Volume 691, 1993.

Carper, Jean. *Food - Your Miracle Medicine.* New York: Harper-Collins, 1993.

-. *The Food Pharmacy.* New York: Bantam Books, 1988.

Cheraskin, Emanuel, M. D. *Vitamin C: Who Needs It?* Birmingham, Ala.: Arlington Press & Company, 1993.

Garland, Cedric, and Garland, Frank, with Ellen Thro. *The Calcium Connection.* New York: Fireside, 1989.

Hausman, Patricia, M. S. *The Right Dose.* Emmaus, Penn.: Rodale Press, 1987.

Hayflick, Leonard. *How and Why We Age.* New York: Ballantine Books, 1994.

Littarru, Gian Paolo. *Energy and Defense: Facts and Perspectives on Coenzyme Q10 in Biology and Medicine.* Rome, Italy: Casa Editrice Scientifica Internazionale, 1994.

Messina, Mark, Ph. D.; Messina, Virginia, R. D.; Setchell, Kenneth, D. R., Ph. D. *The Simple Soybean and Your Health.* Garden City, N. Y.: Avery Publishing Group, 1994.

Shabert, Judy, M. D., R. N., and Ehrlich, Nancy. *The Ultimate Nutrient Glutamine: The Essential Nonessential Amino Acid.* Garden City Park, N. Y.: Avery Publishing Group, 1994.

Tyler, Varro E., Ph. D. *Herbs of Choice.* Binghamton, N. Y.: Pharmaceutical Products Press, 1994.

Walford, Roy L. *The 120-Year Diet.* New York: Pocket Books, 1986.

Sachregister